The Water Workout Recovery Program

물속에서 하는 부상회복운동

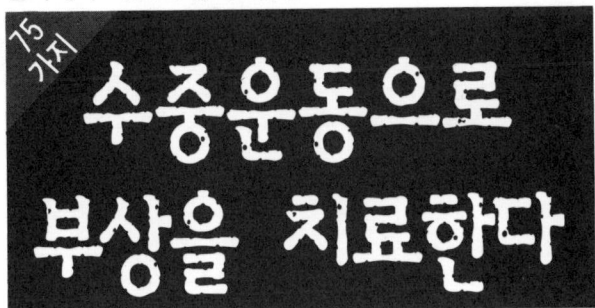

75가지 수중운동으로
부상을 치료한다

로버트G 왓킨스, 빌 블러, 패트리셔 라브록 공저 /
박종석 옮김 /안병철(의학박사·삼성스포츠단 부장)감수

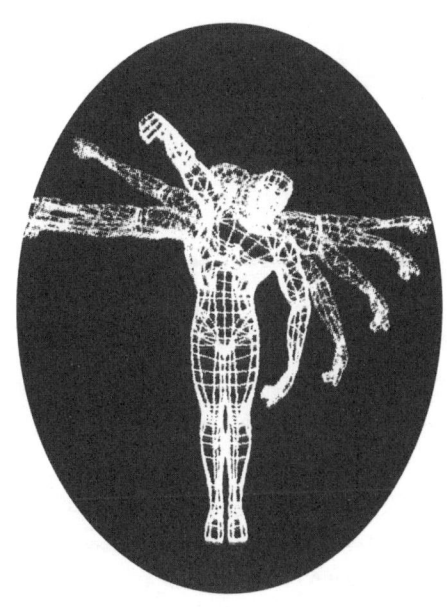

동도원

The Water Workout Recovery Program
by
Robert G. Watkins, M.D., Bill Buhler, and Patricia Loverock
Copyright © Robert G. Watkins, M.D., Bill Buhler, and
Patricia Loverock

Korean edition is published by arrangement with
Contemporary Books, Inc, through Shin Won Agency Co., Seoul, Korea
Translation Copyright © 1996, by Dong Do Won Publishing Co.

물의 특성을 이용한 부상 회복 운동

인간은 태아 때부터 양수 속에서 보호를 받으면서 성장을 하여 물과는 아주 친숙한 관계에 있기 때문에 물 속에서는 아늑함과 편안함을 느낀다. 따라서 물은 일상 생활에서의 피로를 푸는 가장 중요한 수단이기도 하다.

물 속에서의 경쟁 스포츠인 수영이 생기면서 어느 때부턴가 많은 사람들은 물 속에서 하는 운동은 수영이 전부인 것처럼 인식하게 되었고, 수영을 못하는 사람들은 자연히 물을 기피하는 현상이 되어 버렸다. 그러나 물 속에서의 운동은 수영뿐만 아니라 다양한 형태의 수중 운동이 있다. 이 수중 운동은 머리를 물 속에 담글 필요가 없고 육상에서의 운동과 같이 매우 다양하여 운동 효과도 탁월할 뿐만 아니라 안전하고 누구나 쉽게 할 수 있다는 특징이 있다.

수중 운동의 특징은 물의 특성에서 온다. 물 속에서는 부력이 작용함에 따라 거의 무중력에 가까운 상태가 되어 체중에 의한 중력의 영향을 거의 받지 않는다. 그러나 공기 중의 무중력 상태와는 달리 물 속에서는 물의 저항이 있기 때문에 바로 이 물의 저항을 이용하여 충분한 운동 효과를 낼 수 있는 것이다.

또 다른 물의 특성 중 하나는 수압이다. 수중 운동은 보통 가슴 정도의 깊이에서 운동을 하는 것이 보통이라 크게 수압을 느낄 정도는 아니지만 순환계와 호흡계를 보다 활발하게 자극시키는 역할을 한다.

또한 물의 저항은 신체에 맛사지 역할을 하여 근육을 보다 부드럽게 자극하고 피부의 혈액순환을 촉진한다.

물 속에서의 운동 효과는 얼마든지 우리의 의지에 의해 조절할 수 있다. 즉 힘의 속도를 증가시키면 자연스럽게 물의 저항도 커지게 되어 효과가 커지는 것이다. 따라서 물 속에서의 운동 방법만 익히면 자기 나름대로 얼마든지 다양한 프로그램을 만들 수도 있다.

그 동안 수영 이외의 수중 운동이 국내에 간헐적으로 소개되어 왔다. 그러나 이 책은 각 인체의 부상 부위별로 부상의 원인, 당하기 쉬운 부상 종류, 치료 방법들을 다양하고 재미있는 수중 회복 훈련 프로그램으로 제시하는 국내 최초의 책이다.

이 책에서 소개하는 수중 운동 프로그램은 특히 수술 후의 재활이나 일반 재활 과정에서 반드시 권하고 싶은 운동이다. 화려한 운동복이나 신발, 그리고 고가의 장비없이 거의 맨몸으로 물 속에서의 유희 그 자체가 훌륭한 재활 운동이 될 수 있다. 또한 이 운동은 단지 부상자만을 위한 프로그램이 아니라 노약자나 임산부, 요통 환자 또는 운동을 처음 시작하는 사람에게도 아주 좋은 운동이다.

1996년 5월
의학박사 삼성 스포츠단 부장 안병철

물이야말로 운동 선수들에게는 하나님이 주신 최상의 선물이다

80년대 들어서 야구와 축구로 시작된 우리나라의 프로 스포츠는 90년대에 이르러서는 볼링 등의 스포츠에까지 프로화의 물결이 거세게 몰아치고 있다.

프로가 생겨나기 이전에만 해도 우리 스포츠계에선 주먹구구식의 몸 관리와 훈련이 관행처럼 이루어졌던 시절이 있었다. 대부분의 아마추어 야구는 보름간의 일정으로 치러졌다. 길어야 보름 정도의 대회 일정이지만 연일 경기를 치러내는 선수들에게 온전한 몸을 유지하기란 쉬운 일이 아니었다. 그러나 아마추어 경기 방식의 특성상 대회가 끝난 뒤에는 한달 정도의 충분한 휴식 기간을 갖게 되므로 자신의 부상 정도를 확실하게 파악하지 못한 채 그냥 지나쳐 버리는 경우가 많았다.

고등학교나 대학 때까지 이렇게 몸 관리를 해 온 선수들은 계속적으로 경기를 치르는 프로에 뛰어들어서야 자신의 고질적인 크고 작은 부상을 확실하게 파악하게 된다. 이런 이유로 고교나 대학 시절에 청소년 대표 또는 국가 대표로 눈부신 활약을 보이던 선수들이 정작 프로에 들어와서는 재기량에 훨씬 못 미치는 성적을 거듭 보이다가 슬그머니 팬들의 시야에서 사라져 버리게 되는 경우가 종종 생겨나게 된다.

모든 선수들은 지속적인 힘과 기량을 확보하기 위해 많은 양의 훈련을 한다. 이러한 훈련과 시합이 반복되는 과정 속에서 당연히 관절 부위에 서서히 무리가 따르게 된다.

관절 부분의 피로를 풀기 위한 합리적인 훈련 방안은 무엇일까?

많은 스포츠 학자들이 연구한 바에 의하면 관절 부위를 많이 사용하는 선수들에겐 수중 훈련이 가장 합리적이라고 한다. 미국의 수중 운동 요법 전문가로 유명한 브루덴코 박사는 "수중에서는 부력이 작용하여 체중이 10분의 1정도로 가벼워진다. 그렇기 때문에 수중에서는 관절이나 다른 신체 부위에 부담이 없다. 그러면서도 운동 효과는 지상에서보다 4배, 회복 속도는 3분의 1 정도로 단축되어 효과적이다."라고 말하고 있다.

수중에서의 훈련은 관절 부분에 체중의 부담을 주지 않으면서 신체의 모든 부분을 골고루 강화시킬 수 있다는 장점을 가지고 있다. 네 발로 걸어다니는 동물들은 절대로 허리병이 없다. 체중의 부담이 분산되어 관절에 무리가 가지 않는다는 이야기이다. 이러한 이유에서 볼 때 수중 운동으로 체중의 부담을 주지 않으면서 부상을 방지하고 치료한다는 것은 대단히 획기적이고 합리적인 방법이라고 생각한다.

스포츠가 생활의 일부분으로 자리잡아가고 있는 현실을 볼 때 수중 운동이 운동선수들에게만 한정된 분야라고 말할 수만은 없다. 현대병의 근원인 스트레스와 운동 부족, 그로 인한 비만과 생활 리듬의 파괴는 현대를 살아가는 우리 모두에게 심각한 사회 문제로까지 떠오르고 있다. 이를 해결하는 데에 도움이 되는 분야가 있다면 적극적으로 도입하고 활용해야 할 것이다.

수중 운동이야이야말로 이러한 문제를 해소시켜 줄 수 있는 최상의 방법이라고 생각된다. 지금까지 이 분야에 대한 어떠한 연구와 지적도 없었다는 점이 안타까웠던 차에 이렇게 책자로 소개가 된다고 하니 더없이 반갑다. 부상 회복을 위한 수중 운동을 다루는 책으로써 국내에서 처음으로 도입되느니 만큼 그에 대한 기대가 크다. 이 책이 널리 보급되고 수중 운동이 정착되면 각종 스포츠의 코치나 선수, 스포츠를 즐기는 동호인 그리고 건강한 삶을 원하는 모든 평범한 시민들에게 큰 도움이 될 것이라 확신하며 모두에게 권유하고 싶다.

1996년 5월
KBS 야구 해설위원 하일성

우리는 왜 이 책을 쓰게 되었나?

피로를 풀고 건강을 회복하는 데 물을 사용하는 것이 새
로운 개념은 아니다. 로마인들에게는 목욕탕이 있었고 고대
그리스인들에게는 바다가 있었으며, 현대 문명인들에게는

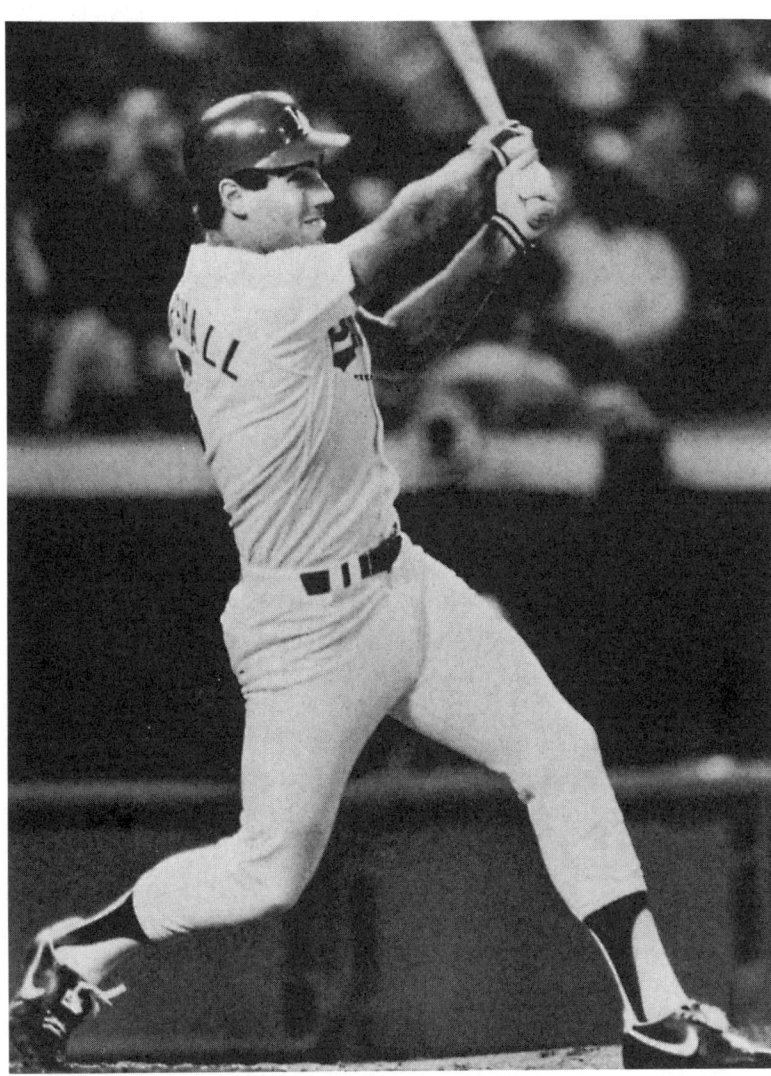

L.A. 다저스 팀의
마이크 마샬은
1987년 시즌 동
안 부상에 시달
렸다. 수중 운동
은, 그의 회복을
촉진시켜 다시
시합에 출전할
수 있게 될 때까
지 좋은 컨디션
을 유지할 수 있
게끔 해 주었다.

정원과 근처에 수영장이 있다.

물이라 하면 수영을 하거나 아이들과 장난을 치거나 또는 공기를 집어 넣은 매트리스에 누워 물 위에 떠다니면서 몸을 바싹 태우는 곳으로 생각하게 된다. 그러나 오늘날 물에 대한 인식은 수중 운동 —— 근육을 강화하고 심장 및 폐를 튼튼하게 해 주는 훈련 —— 즉 신체 건강에 대한 신선한 접근법으로 밝혀지고 있다.

수영장에서 물을 이용하여 부상을 치료한다는 개념은 아주 새로운 것이다. 대략 지난 20년 동안 의사와 물리치료사들은 부상당한 운동선수들에게 그들의 부상이 다 낫게 될 때까지 풀장에서 훈련을 하라는 얘기를 해 오고 있었다. 그러나 그 "훈련"이라는 말의 개념이 실제적으로 규정된 적은 없었다.

어떤 사람들에게는 물 속에서 훈련한다는 것이 그냥 왔다 갔다 헤엄만 치는 것을 뜻하지만 많은 운동선수들은 수영만 하는 것은 따분하면서도 괴로운 것이라 생각한다. 더구나 수영을 못하거나 물을 겁내는 선수들에게 있어 그것은 선택의 문제가 아닌 것이다. 어느 운동선수에게 어떤 특정한 훈련을 지정해 주지 않고 그냥 "풀장을 이용하라"고만 하면, 그 사람은 대체로 수영장에서 두세 번 정도 수영을 하고 나면 그만두어 버리는 것이 보통이다.

이 책은 여러분이 부상에서 완쾌하여 다시 스포츠를 할 수 있게 될 때까지 회복 프로그램을 계속할 수 있도록 도움 —— 목표 및 운동 —— 을 줄 것이다.

이 책에 들어 있는 회복 운동은 선수들과 함께한 경험과 스포츠로 인한 부상에서 회복한 우리 자신들의 경험에 바탕을 둔 것이다. 우리는 풀장을 이용하여 부상에서 회복한 수많은 운동선수들과 대화를 가졌으며, 그들도 우리와 의견을 함께 나누었다.

이들은 L.A. 다저스 팀 소속 27살의 강타자 마이크 마샬에서부터 일에서 오는 긴장을 풀기 위해 친구와 함께 달리기를 즐기는 인기 있는 라디오 P.D인 린지 거레로에 이르기까지 모든 스포츠를 대표하는 선수들이다.

우리는 이런 선수들과 가진 인터뷰와 직업상의 교제를 통해서 수중 회복 운동 프로그램이 확실히 효과가 있다는 사실을 알았으며, 또한 많은 경우에서 회복을 위한 프로그램이 마구잡이식이라는 것도 알았다. 즉 그들이 하는 훈련은 부상을 당한 사람의 동기와 상상에 따라 하는 것이 대부분이었다.

따라서 우리는 이렇게 아무렇게나 하는 수중 운동 프로그램을 배제하기 위해서 수 주 동안의 회복 기간 동안 합리적이고 안전하며, 또한 효과적으로 할 수 있는 훈련 프로그램을 수립할 수 있는 책을 한번 만들어 보고자 했던 것이다.

각 장 끝부분 박스 선 안의
운동 요약과 연습 스케줄이
있는 페이지를 비닐 코팅하여
훈련 현장에서 사용하시면
편리합니다

부상, 깁스가 최선은 아니다!

신체의 혹사, 부적절한 준비 운동,
부적절한 신발 착용, 충격,
왜 수중 회복 프로그램을 따라야 하는가?

부상, 깁스가 최선은 아니다!

지난 25년간 건강에 대한 미국 사람들의 관심은 점점 증가해 왔다. 이러한 경향은 1960년대에 등장한 케네디 대통령이 보여 준 활력과 건강한 신체에 큰 영향을 받아 시작되었는데, 그는 50마일 정도의 하이킹과 운동이 전 미국인들에게 생활의 일부가 되어야 한다고 믿었을 뿐만 아니라 그 자신이 운동을 몸소 함으로써 본보기를 보여 주었다.

그 당시 미국은 10년간의 베이비 붐 시대를 벗어나서 거짓말 같은 전후의 느긋함과 환희와 번영을 구가하고 있었

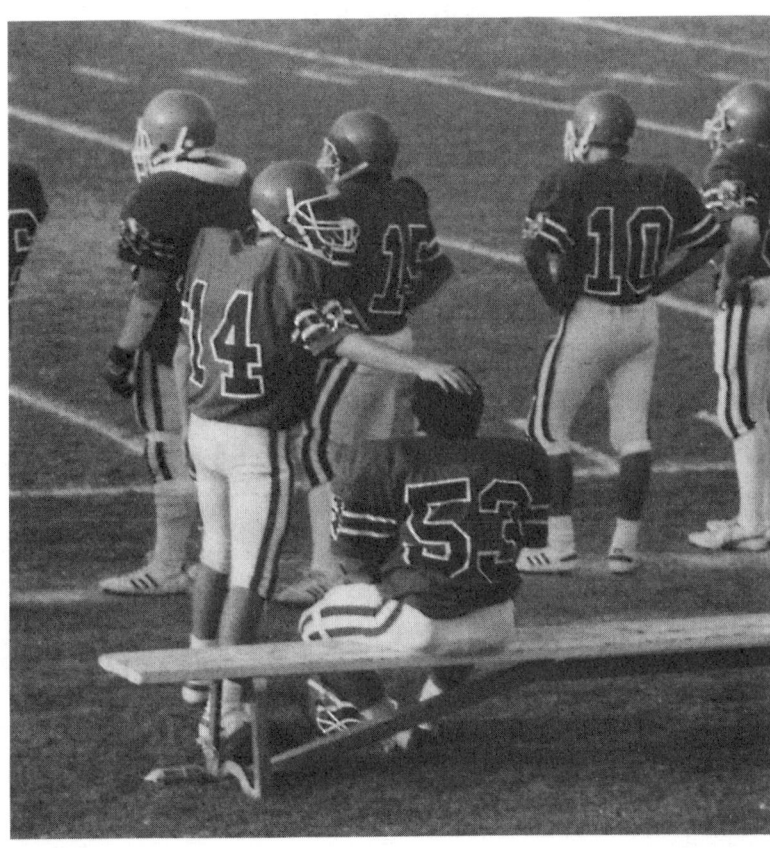

한 동료가 부상당한 선수를 위로하고 있다. 매년 미국에선 고등학교 미식축구에서 600,000건 이상의 부상이 발생하고 있다.

다. 1950년대의 미국인들은 히틀러와 스탈린의 공포로부터 벗어나 안락의자에 깊숙이 들어앉아서 야구시합을 보거나 쌉쌀한 마티니를 마시고 담배를 피우며 전전(戰前)의 원상으로 돌아가고 있었다. 그 당시의 비즈니스맨들은 조깅을 하는 사람들은 아니었으며, 기껏해야 자기 집 잔디를 깎거나 어린이 야구단을 지도하는 정도에 지나지 않아 자신의 건강의 중요성에 대해서는 거의 생각을 하지 않는 편이었다.

바로 이때에 활력이 넘치고 활동적이며 정력적인 케네디 대통령이 등장하여 미국이 건강해지려면 운동을 해야 한다고 역설하였다.

1960년대 후반에 건강의 전도사인 케네쓰 쿠퍼 박사가 "에어로빅"을 출판하자 수백만의 미국인들이 달리기를 시작하였으며, 1980년대에 들어서는 운동은 이제 미국인들 생활의 큰 부분을 차지하게 되었다.

운동을 하게 되면 심장을 비롯한 순환기 계통이 더욱 튼튼해지고 근육도 더욱 발달하게 된다. 그리고 심장병과 뇌졸중 및 암에 대한 위험이 줄어들 뿐만 아니라 체중도 줄게 되어 외모에 대해서 자신감을 갖는 데 도움이 된다. 한편 운동을 일상적으로 하게 되면 스트레스 수치가 낮아져 행복감을 더욱 많이 맛볼 수 있을 것이다.

그러면 운동은 좋기만 한 것인가? 거의 그렇다고 할 수 있지만 꼭 그런 것만은 아니다. 운동을 하다 보면 예측할 수 없는 부상 위험이 뒤따르기 때문이다.

스포츠 및 신체의 건강과 관련된 부상은 사람들의 활동 범위가 넓어짐에 따라 함께 증가되어 왔다. 매년 미국에서 스포츠와 관련하여 발생하는 부상 건수가 얼마나 되는지 정확히 알기는 어렵지만 그 숫자는 족히 수백만은 될 것이다. 전미 육상 트레이너협회에 따르면, 매년 백만 명의 고등학교 학생들이 운동 중에 부상을 입는 것으로 보고 있다.

고등학교 미식축구의 경우만 해도 부상으로 인해 연간 600,000시간 이상의 "시간 손실"—운동선수가 최소 하루는 출장을 못하게 되는 정도의 부상——을 보고 있으며, 여자 농구 경기의 경우에도 1986~87시즌 동안 대략 126,000건의 부상 건수를 기록하였다. '전국 전자 부상 감시 시스템'이라 부르는 프로그램에 참여하고 있는 병원을 대상으로 한 어느 연구에서는 1985년도에 이들 병원에서 치료한 스포츠 관련 부상 건수를 약 1,400,000건으로 추정하였다.

왜 이런 수백만 건의 부상이 발생하는가? 이 물음에 대해서는 스포츠에 참가하는 주위 친구들을 한번 살펴보면 그 해답을 쉽게 찾을 수 있을 것이다.

다음 사항들은 여러분이나 여러분의 친구들이 운동 중에 다치게 되는 가장 일반적인 원인 몇 가지를 보여 주고 있다.

신체의 혹사

"혹사에서 오는 부상"은 짧은 시간에 너무 무리하게 운동을 하는 데서 발생한다. 이는 종종 건강을 위한 활동이나 스포츠를 새로 시작하는 것에 들떠서, 몸이 강도 높은 신체 활동에 적응할 수 있는 충분한 시간을 갖지 않은 초보자들에게 자주 발생하는데 이때는 몸이 운동으로 인해 받게 되는 충격이나 스트레스에 익숙해져 있지 않음으로 해서 고장이 나게 되는 것이다. 즉 근육이 뒤틀리거나 골절상을 입거나 인대가 파열되게 되는데 이는 시간을 갖고서 운동의 강도를 점진적으로 높여 가지 않기 때문이다.

또한 이렇게 신체를 혹사하는 데서 생기는 부상은 갑자기 연습량을 늘리는 운동기의 선수들——예를 들어 일주일에 달리는 거리를 30마일에서 50마일로 늘리는 달리기 선수——에게도 발생한다.

부적절한 준비 운동

여러분의 몸은 그 기능을 최대로 발휘하기에 앞서 수 분 정도 천천히 풀어 줄 필요가 있다. 이것은 몸을 좀더 다이내믹하게 움직이기 위한 준비단계로 몇 가지 간단한 스트레칭을 한 후 10분 가량 걷거나 뛰기만 하면 되는데 운동을 하는 많은 사람들은 준비 운동하는 것을 귀찮게 생각한다.

그들은 발가락만 조금 까딱거려보는 정도로만 하고는 곧장 테니스 코트나 소프트볼 게임에 뛰어들어서 강한 백핸드(스트로크)를 구사하거나 1루로 공을 던지기 위해 손을 내뻗는다. 이렇게 갑자기 근육에 무리를 주면 탈이 나기 마련이다.

근육이나 힘줄, 인대 등이 터지게 되면 그 사람은 몇 분간의 가벼운 준비 운동으로 피할 수도 있었던 일을 회복하는데 수 주일이 필요한 문제에 봉착하게 되는 것이다.

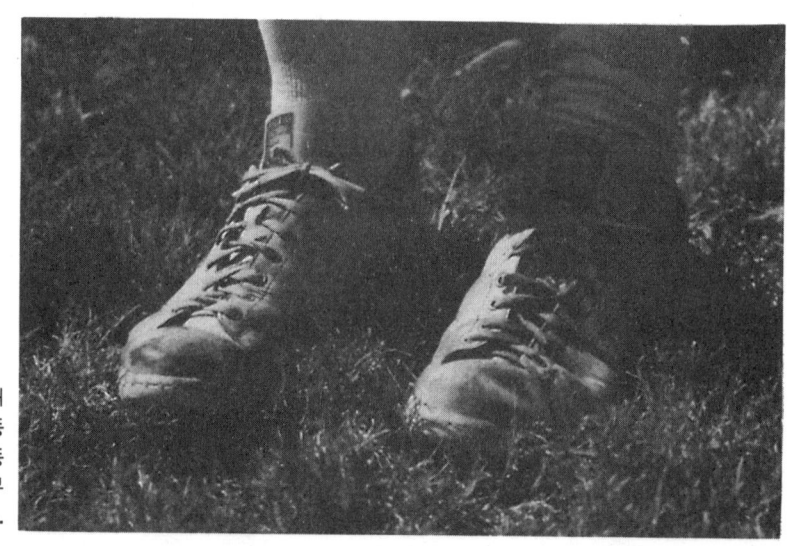

이와 같이 오래되고 해진 운동화를 신고 운동을 하게 되면 부상을 입기 쉽다.

부적절한 신발 착용

운동시에 발은 직접 그 운동의 영향을 받게 된다. 적절한 운동화를 신으면 야구에서 홈플레이트로 쇄도할 때나 미식축구에서 오른쪽으로 홱돌아 라인배커를 피하거나 또는 농구에서 리바운드 점프 후 딱딱한 플로어로 떨어질 때 몸의 균형을 잘 잡게 해 준다.

여러분이 신고 있는 신발은 부상에 대한 예방의 최일선에 있는 것이다. 그럼에도 우리들 중 과연 얼마나 여기에 대해 생각해 보는가? 지금 신고 있는 오래된 신발이 조금밖에 닳아 보이지 않아서 여전히 그것을 신고 수십 마일을 더 달릴 수 있다고 생각하고 있지 않은가? 그러나 아니다. 어떤 스포츠를 하든간에 자신의 발을 적절히 지탱해 주는 운동화를 착용해야만 한다.

적절한 운동화는 자신이 가지고 있는 스포츠 보호 기구 중에서 가장 중요한 것이다.

충격

상대 선수나 장비에 부딪치게 되면 부상을 입게 되리라는 것은 자명하다. 아이스하키 시합에서 보드에 부딪치거나 미식축구, 야구 그리고 농구 시합 등에서 상대 선수와의 충돌 등이 부상을 입게 되는 가장 잦은 원인들인데 이런 일은 언제나 일어나는 것이며, 또 종종 크게 다치기도 한다.

이런 류의 부상은 언제나 일어나기 마련이지만 적절히 치료하기만 하면 빠른 시일 안에 시합에 다시 출전할 수 있다. 수중 회복 운동은 스포츠로 인한 부상을 입고 난 뒤에 건강을 회복하는 방법 중 가장 좋은 것 가운데 하나—그러나 이해도는 가장 낮은—이다.

왜 수중 회복 프로그램을 따라야 하는가?

여러분이 건강한 몸매를 가꾸기 위해 열심히 운동을 해 왔고 또 자신이 하고 있는 스포츠를 진정 사랑하는 경우, 부상으로 인해 갑자기 활동을 할 수 없게 되어 버린다는 것은 정말 낙심천만한 일이 될 수가 있다. 부상을 입게 되면 여러분은 정상적인 건강한 상태를 유지하고자 뭔가를 하고 싶어할 것이며, 또한 하루 빨리 육상에서 하는 훈련 프로그램에 다시 참가하길 바랄 것이다. 이런 경우에 여러분이 수중 훈련을 하게 되면 이 두 가지 목표를 동시에 달성할 수 있게 될 것이다(몸과 함께 마음을 바로잡는 문제는 제3장에서 논의될 것이다).

건강을 잃는 것은 얻는 것보다 그 속도에 있어 두 배나 더 빠르다. 예를 들어 여러분이 두 달 동안 운동을 해 왔는데 그만 발목을 삐어 버렸다고 하자. 이때 회복 기간 동안 아무런 신체 활동을 하지 않는 경우, 여러분은 4주 정도 지나면 운동을 처음 시작했을 때의 상태로 돌아갈 수 있다. 그러나 만약 발목을 심하게 삐었다면 ─이것이 가장 흔한 스포츠 부상이다─ 부기가 가라앉고 육상에서 통증없이 훈련을 할 수 있게 되기까지에는 그 이상의 시간이 걸릴 수 있다.

이런 경우에 풀장은 여러분에게 중요한 대안을 제공해 준다. 물 속에서 발목에 통증을 느끼지 않으면서 훈련을 할 수 있으며, 몸의 컨디션을 유지하고 근육을 튼튼하고 정상적인 상태로 유지하는 것이 가능하게 되어 실질적으로 삔 발목의 회복을 촉진할 수 있게 된다.

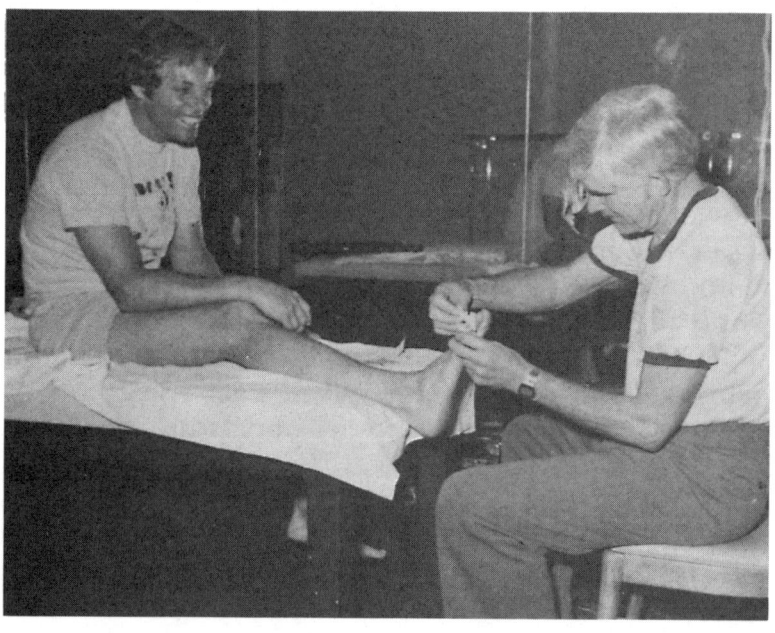

전 L.A. 다저스 팀의 J.쟌스턴이 빌 블러로부터 치료를 받고 있다. 빌의 수중 회복(훈련) 프로그램은 부상을 당한 선수들에게 있어서는 일상적인 운동의 일부다.

Why workout in water?

왜 물 속에서 훈련을 하는가?

1. 여러분의 의사와 상의한다
2. 수영을 못하는 사람도 가능하다
3. 물에 들어가기 전에 해야 할 일

왜 물 속에서 훈련을 하는가?

　풀장이나 호수 또는 바다에 뛰어들 때의 상쾌한 느낌은 물 속에서 운동할 때 맛볼 수 있는 즐거움 가운데 하나이다. 물은 우리 몸에 닿으면 마음을 가라앉히고 느긋하게 해 주는 효과를 나타내며 동시에 원기를 한층 북돋워 준다. 그러나 물 속에 있을 때 맛볼 수 있는 이런 즐거움은 물을 완벽한 운동 장소로 만들어 주는 것의 일부분에 불과하다.

　관절 및 근육 그리고 뼈와 관련한 문제에 있어서라면 물은 사실상 위험이 전혀 없는 운동 환경이라 할 수 있는데, 이것이야말로 수영이 7,260만 명의 미국인이 즐기고 있는 최고 인기 스포츠가 된 이유이다.

　여러분이 물 속에 잠기게 되면 몸무게는 지상에 있을 때보다 약 10분의 1 정도로 가벼워진다. 만약 여러분의 몸무

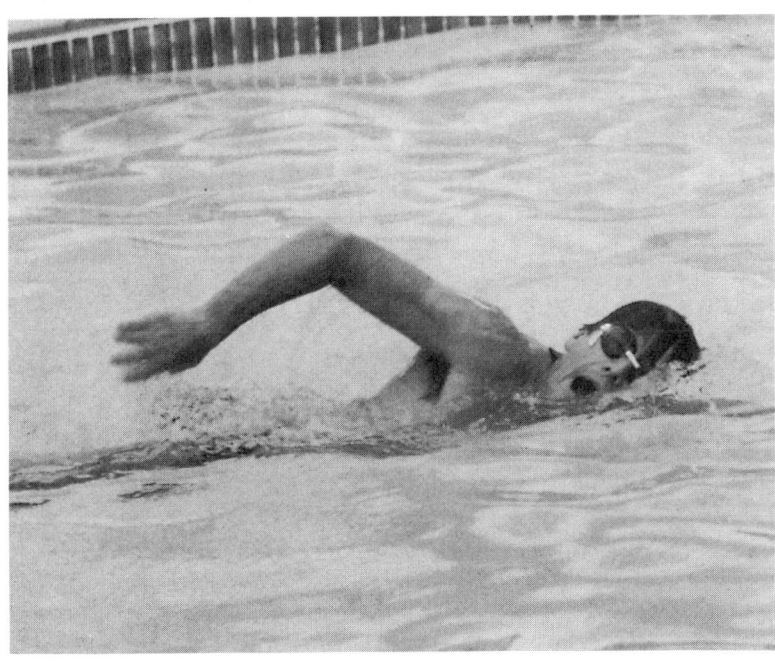

수영은 관절, 근육 및 뼈에 스트레스를 주지 않는 건강을 위한 활동의 하나이다. 이런 이유로 수영은 7.260만의 사람들이 즐기고 있는 미국에서 가장 인기 있는 운동이 되고 있다.

게가 물 바깥에서 70kg인 경우 물 속에서는 단지 7kg밖에 나가지 않게 된다. 물은 우주 여행을 떠나지 않고도 얻을 수 있는 중력 제로에 가깝다. 우주 왕복선에 탑승하는 우주 비행사들은 30피트(9.144m) 깊이의 물 속 훈련을 통하여 우주 왕복선의 장비 조작법을 익힌다.

이 책에 등장하는 수중 운동 모두가 9m 이상의 물 속에서 이뤄지는 것은 아니지만 그렇다고 해서 여러분이 물의 도움과 부력의 혜택을 누리지 못한다는 뜻은 아니다. 목이나 가슴 깊이의 물 속에서도 몸무게는 육상에 있을 때의 일부 정도밖에 나가지 않는다. 이러한 부력의 덕택으로 여러분은 육상에서보다 훨씬 더 빨리 운동을 시작할 수 있게 된다.

물이 부상 부위의 근육 및 관절 그리고 뼈를 받쳐주므로 물 바깥에서 운동할 때 생기는 충격 스트레스는 전혀 없다. 이런 이유 때문에 부상 부위의 운동 — 부상 부위를 강화하거나 회복시키는 것 — 은 물 속에서 보다 더 안전하게 할 수 있으며, 또한 수중 회복 훈련이 의사나 물리치료사들에게 많은 인기를 끌고 있는 것이다.

10년 전만 해도 의사들은 부상을 당한 운동선수들에게 부상이 나을 때까지 몇 주간 쉬라고들 일렀으나 이제는 그냥 쉬면서 가만히 있기만 하는 것은 부상 치료에 있어 가장 해로운 일이 될 수도 있다는 사실을 알고 있다.

근육이 위축되거나 약해지면 운동선수는 몸의 컨디션을 잃게 되어 종종 낙심을 하거나 불안해지게 된다. 대부분의 부상의 경우에는 정상적인 운동이 불가능한데 이 경우 수중 운동은 완벽한 대안이 될 수 있다. 올바른 수중 운동 프로그램을 시행하게 되면 부상 부위에 대한 혈액순환을 촉진시켜서 부상을 빨리 낫게 해 주며, 운동선수의 신체 컨디션을 고도로 유지하여 회복 기간 동안에 적극적인 태도를 갖게 해 준다.

물은 위험이 없는 웨이트 트레이닝 시설이다. 물 속에서 몸을 움직이게 되면 물이 그 움직임에 저항을 하여 근육의 힘

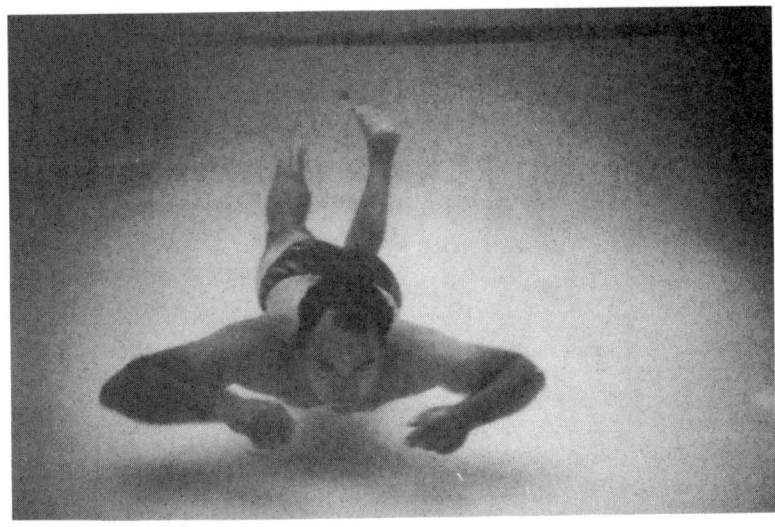

키가 약 2m 정도
인 이 사람은 몸
무게가 육상에서
는 104kg이지만
물 속에 들어가
면 몸무게는 약
10.4kg 정도밖에
나가지 않는다.

을 좀더 들여야 하는데 이 저항의 정도는 빨리 움직일수록 더
증가하게 된다. 그러므로 처음 운동을 배우기 시작할 때는
조심스러우면서도 느린 방법으로 동작을 취하기 바란다. 좀
더 힘을 쓸 수 있게 되어 동작의 속도를 높이게 되면 그에
따라 여러분의 근육에 작용하는 물의 저항도 증가해 간다.

1. 여러분의 의사와 상의한다

의사로부터 여러분의 부상을 치료받은 경우에는 발에 물
을 적시기 전에 먼저 그 의사와 수중 회복 프로그램에 대해
의논하라. 의사가 어떤 동작들은 삼가하라고 할지도 모르지
만 그것이 곧 훈련을 할 수 없다는 뜻은 아니며 부상 부위에
다시 힘이 붙어 움직일 수 있을 때까지는 일부 운동을 그냥
연기하라는 의미일 뿐이다.

의사의 치료를 받지 않는 경우는 통증 여하에 따라서 하
도록 하며, 만약 운동을 해서 아프면 훈련을 중지한다. 여러
분은 육상에서 통증없이 운동을 할 수 있기 훨씬 이전에 수
중 회복 프로그램을 시작할 수 있을 것이며, 우리가 제시하

는 운동의 진도를 따라 하게 되면 별 불편함은 없을 것이다.

그러나 어떤 운동을 해서 아프다면 여러분은 아직 운동을 할 수 있는 준비가 안 되어 있는 것이다. 움직일 때 계속 아프다거나 다치고 나서 일주일 이상 쉬었는데도 통증이 계속되면 스포츠 의학을 전공한 의사의 진찰을 받기 바란다.

2. 수영을 못하는 사람도 가능하다

운동선수들 중에도 수영을 못하는 사람들이 의외로 많다. 그들 중 일부는 물에서 운동하는 것을 아주 싫어한다. 그러나 이런 사람들 중 많은 사람들이 수중 회복 훈련 프로그램을 성공적으로 해냈다.

빌 블러(Bill Buhler)는 발에 물을 적시기를 싫어하는 L.A. 다저스 팀 소속 선수들을 몇 명 지도한 적이 있는데 그들은 물 속에 그냥 들어가 있기만 해도 불안해 하는 사람들이었다. 이런 운동선수들에게 빌은 다음과 같은 조치를 취했으며, 아주 성공적인 결과를 얻었다.

1. 인명구조요원이 있는 풀장에서 훈련을 한다.

여러분을 구해 줄 수 있는 훈련된 사람이 가까이 있다는 것을 알게 되면 좀더 안심이 된다.

2. 혼자서 훈련하지 말고 함께 수영할 수 있는 사람을 찾아서 한다.

함께 간 사람에게 자신이 수영을 못한다거나 물 속에서는 겁이 많아서 그들의 도움이 필요할지도 모른다는 사실을 주지시킨다.

3. 풀장의 얕은 곳에서 운동한다.

수중 달리기나 자전거 타기를 제외하고는 수중에서 하는 모든 운동은 얕은 곳에서 한다. 단, 이 두 운동들도 풀장 바닥에 닿더라도 부상이 악화되지만 않는다면 가슴 깊이의 물 속에서 걷기나 달리기 등으로 대체할 수 있다.

4. 얕은 곳에서도 물에 뜨는 기구를 착용하라.

물에 뜨게 되면 자신감을 갖게 되고 조절을 잘 할 수 있게 된다. 수상스키 벨트나 조끼 또는 특별히 고안된 고무조끼 (13장 참조) 등은 모두 훌륭한 기구들이다. 물에 뜨는 기구를 착용하면 팔다리를 자유롭게 움직일 수 있다. 물에 대해 좀더 자신감을 갖게 되면 깊은 곳에서만 아니면 물에 뜨는 기구를 착용할 필요가 없다. 그러나 처음 몇 번 훈련을 하는 동안은 계속 착용하기 바란다.

5. 첫날은 운동을 하는 것보다는 얕은 곳에서 그냥 왔다 갔다 하는 것으로 시작하라.

이때 자신의 트레이닝 파트너가 자신감과 용기를 북돋워 주며 곁에 있어야 한다. 긴장이 풀리고 걷는 것이 편안하게 느껴지면 운동을 해보라. 대부분의 운동선수들은 한두 번 정도 걷는 운동을 하고 나면, 통증없이 움직여지고 동작이 가능한 데서 맛보게 되는 일순간의 환희가 물에 대한 공포심을 압도해 버린다는 사실을 발견하게 된다.

물에 대한 두려움을 느끼게 되더라도 당황해서는 안 된다. 많은 다른 사람들도 똑같이 느끼며, 이 점에 있어서는 메이저 리그 선수들조차도 마찬가지이다. 그 사람들도 이런 단계를 거쳐서 공포심을 극복할 수 있었으며, 신체 건강을 계속 유지하여 그들의 스포츠 세계로 보다 빨리 복귀할 수 있게 해 준 수중 회복 훈련 프로그램을 계속하였던 것이다.

3. 물에 들어가기 전에 해야 할 일

풀장의 형태, 수온 그리고 심지어는 여러분이 입은 수영복도 수중 훈련의 성공 여부에 상당한 영향을 미칠 수 있다.

여기에서 제시하는 몇 가지 지침들을 따른다면 풀장에서 하는 회복 프로그램을 좀더 편하고 즐거운 것으로 만들어 줄 것이다.

풀장

올림픽 경기용에서부터 뒤뜰에 있는 각양각색의 풀장에 관계없이 바깥쪽 가장자리는 얕고 안쪽은 깊게 되어 있기만 하면 어떤 규모의 풀장을 사용해도 좋다.

그러나 작은 풀장의 경우는 바닥의 경사를 점검해 보아야 하는데 가슴 깊이께에서 바로 서게 되는 지점은 바닥이 평평해야 한다. 때로 작은 규모의 풀장은, 바닥이 안쪽 깊은 곳으로 급경사를 이루고 있는 형태가 많다. 이런 곳에서는 비스듬한 바닥에 제대로 발을 붙이고 있기가 어렵기 때문에 운동을 하는 데 부적격하다.

만약 여러분이 이용하기에 편리하고 훈련에 적합하게 설계된 풀장을 발견하게 되면 자신의 스케줄을 짤 수 있도록 이용 가능한 시간을 메모해 놓기 바란다. 그렇게 하고 난 뒤에 자신의 취향에 맞는 다른 풀장을 하나 더 알아 놓으면 항상 이용하던 풀장이 문을 열지 않는 날에는 미리 알아 둔 다른 풀장을 이용할 수 있기 때문에 운동을 쉬지 않아도 된다.

수온

풀장에서 훈련하는 데 가장 쾌적한 수온은 27.8℃～28.9℃ 사이이다. 보통 25.6℃ 보다 차가운 물은 상쾌하기는 하지만 너무 차서 훈련을 즐겁게 할 수가 없으며, 또 32.2℃를 넘게 되면 너무 뜨거우므로 풀장의 수온이 25.6℃～32.2℃ 사이가 되는 곳을 찾아보기 바란다.

수영복

　　스타일은 인생에서 많은 부분을 차지한다. 편안함도 이런 점에서는 마찬가지인데 수중 회복 운동시 입을 수영복은 실용적인 디자인의 것이어야 한다.

　　여자용의 경우는 원피스로 되어 몸에 착 달라붙는 스타일이 가장 좋다. 삼각팬티 스타일, 엉덩이가 비어져 나오는 다른 스타일의 수영복이나 비키니 수영복은 운동을 하는 동안 자꾸 비뚤어지기 때문에 부적당하다.

　　남자들은 운동하면서 내려가는 일이 없도록 허리 부분에 튼튼한 탄성 고무줄이 들어 있는 것이나, 끈이 달려 있는 것을 입는 것이 좋다.

　　수영복의 섬유 재질은 가벼우면서도 물기가 빨리 마르는 것이어야 한다. 폴리에스테르 제품은 가장 질기면서도 염소 성분에 대해서도 강해 수영복 재질로 가장 적합하다. 라이크라 스판덱스 수영복은 폴리에스테르보다 더 가볍고 편안하기는 하지만 염소 성분에 약해서 빨리 해지는 경향이 있다. 또한 면제품, 특히 폴리에스테르가 섞인 것은 편안하고 질기지만 늘어나서 헐거워지기 쉽다.

　　어쨌든 어떤 섬유 재질로 된 수영복이라도 훈련이 끝난

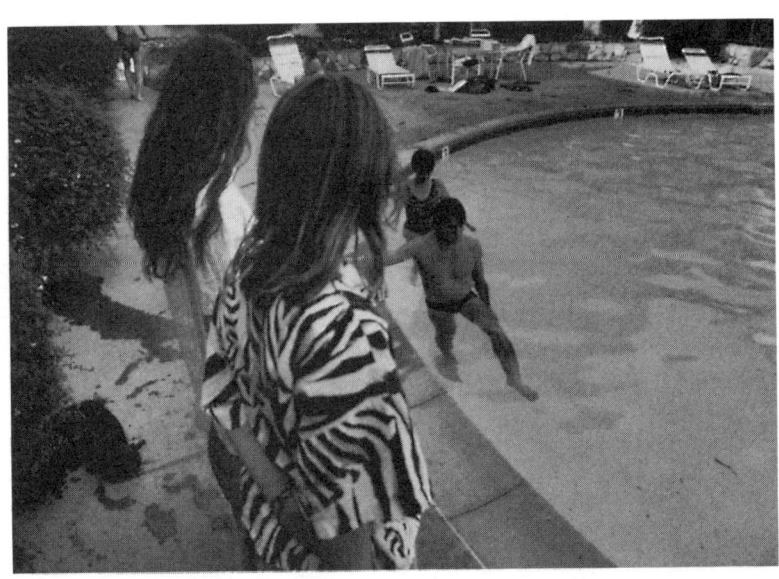

호기심 많은 구경꾼들, 특히 어린이들은 여러분의 수중 운동 프로그램에 관해 물어 볼 것이다. 그러나 그들의 질문이 훈련하는 데 방해가 되지 않도록 하라.

후 약한 세제에 담궈 빨고 제조 회사의 취급 표시 라벨에 적혀 있는 지시 사항을 자세히 읽어 본다면 좀더 오래 입을 수 있을 것이다.

주의 끌기

풀장에서 수중 훈련을 하게 되면 다른 사람들의 주의를 끌게 된다는 사실은 경험을 통해 알 수 있다.

사람들은 여러분이 무엇을 하고 있는지, 그리고 왜 하는지를 물어 볼 것이다. 그러면 사실 그대로 "무릎을 다쳐서 치료하려고 풀장에서 운동을 좀 하고 있는 중입니다."라고 간단하게 얘기해 주면 그들의 호기심을 충분히 만족시켜 줄 수 있다.

사람들이 빤히 쳐다보거나 어린이들이 여러분이 운동하는 것을 따라 하더라도 창피해 할 것 없다. 여러분이 진지하게 훈련을 하고 있다는 사실을 알게 되면 단순히 구경꾼에 지나지 않았던 그들도 여러분의 열성에 존경심을 갖게 되어 오히려 용기를 북돋워 줄 것이다. 단, 길게 설명을 하거나 얘기를 나눔으로 해서 여러분의 훈련에 지장을 주지 않도록 해야 한다.

그리고 회복으로 가는 길목에 장애물을 두지 않도록 하라. 풀장 바닥이 별로 안 좋거나 물이 약간 차갑다거나, 또는 수영복이 유행에 뒤떨어진 것이더라도 집에서 그냥 텔레비전을 보기보다는 일단 물 속에 들어가는 것이 중요한 것이다.

선택권은 여러분에게 있다. 오직 여러분만이 좀더 빠른 회복을 위해서 자신이 할 수 있는 모든 것을 다할 것인지, 아니면 길고 고통스러울 수도 있는 다른 회복 방법을 받아들일 것인지를 결정할 수 있다.

제 3 장

Fixing the Mind and the Body

몸과 마음을 바로잡기

몸과 마음을 바로잡기

L.A. 다저스 팀의 렌 마트젝은 부상으로 시달리던 1987 년 시즌에 대해 이렇게 말했다.

"나는 내가 원하거나 필요로 할 때 훈련이나 연습을 할 수 없게 되면 아주 풀이 죽어 버리는 그런 사람이죠. 여러분들도 공연을 못하게 된다거나, 운동선수가 다쳐서 시합을

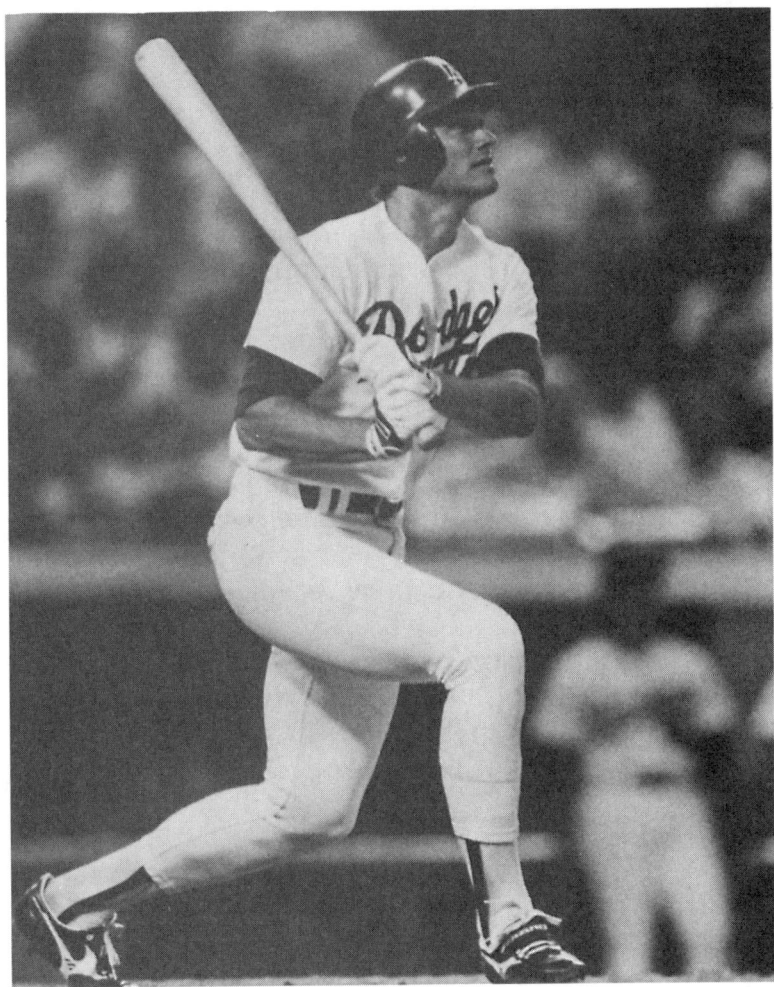

L.A. 다저스 팀의 렌 마트젝이 1987년 시즌 초에 타격을 하고 있다. 발의 부상으로 그는 그해 대부분을 벤치에서 보냈다. 그러나 그는 빌 블러가 창안한 매일매일의 수중 운동 프로그램으로 육체적, 정신적 건강을 유지하였다.

못 뛰는 등, 하기로 되어 있는 어떤 것을 못하게 될 때는 아주 괴로운 시간이 되는 거죠."

4월말경 마트젝은 왼쪽 다리의 통증이 가시지 않고 계속되는 것을 느꼈으나 그는 팀의 트레이너에게 언급할 가치조차 없다고 여겼다. 다른 많은 선수들과 마찬가지로 그도 아픈 데가 좀 있어도 경기를 하는 데 익숙해져 있었던 것이다.

며칠 후인 4월 30일, 피츠버그 파이어릿과의 시합 도중에 그는 늘 하는 점프 캐치를 했다. 이때 운동화 스파이크가 운동장에 깔린 인조 잔디 바닥에 꼬여 넘어지게 되었다. 운동장에서 절뚝거리게 되자, 그는 아까 공을 잡을 때 발이 과도하게 밀렸다는 것은 알았으나 실은 족저근막(足底筋膜), 즉 발바닥에 늘어서 있는 결합조직이 찢어졌던 것이다.

그 결과 마트젝은 1987년 시즌을 상대팀 투수 대신 의사와 맞닥뜨리게 되었고, 회복하는 데 많은 시간을 보내고 또 몇 주 동안을 실의에 빠져 지내게 되었다. 특히 그 시즌에 팀의 성적이 썩 좋지 않았던 탓에 더그아웃에 앉아서 팀이 시합하는 것을 지켜보기란 더 힘이 들었다.

"날마다 여러분의 팀 동료나 친구가 야간 경기에 나가서 열심히 뛰긴 하지만 성적은 별로 좋지 않은 걸 그냥 앉아서 지켜본다는 것은 괴로운 일이죠. 동료들을 보면 마음이 아픕니다. 자신을 생각해 봐도 그렇고. 저는 여러분이 생각할 수 있는 여러 가지 감정을 다 경험하였죠."

부상에서 오는 심리적인 고통은 육체적 고통을 당하는 것만큼이나 힘들 수 있다. 어떤 선수들의 경우, 특히 선수생활을 마감해 버리는 큰 부상에 시달리는 선수들에게 있어서는 심리적인 타격이 육체적인 타격보다 훨씬 더 크다.

그러나 부상으로 인한 정신적인 괴로움을 겪어 보기 위해서 굳이 메이저 리그 선수까지 될 필요는 없다. 만약 여러분이 어떤 스포츠나 건강을 위한 활동에 열중하고 있는데 갑자기 그것을 할 수 없게 되면 어느 정도의 정신적 적응 과정을 거치게 될 것이다.

부상에 대한 정서적 반응을 어떻게 처리하느냐에 따라 회복하는 데 큰 차이가 생길 수 있다. 스포츠 심리학자들은 부상당했을 때 여러분이 느끼게 되는 것에는 예측가능한 일정한 패턴이 있다고 말한다. 부상에 대한 이런 정서적 반응을 이해한다면 여러분이 그것을 좀더 쉽게 처리하는 데 도움이 될 것이다.

어느 날은 아주 기분이 침체되어 울어 버릴 수도 있고, 또 어느 날은 화가 나서 목발을 방에다 내동댕이쳐 버릴 수도 있다. 그러나 이런 반응은 자연스러운 것이며, 또 정상적이라는 사실을 알아야 한다. 수많은 운동선수들이 이 같은 감정의 동요를 똑같이 경험해 왔던 것이다.

1. 부상의 정서적 측면

스포츠 심리학자들은 부상에 대한 운동선수들의 정서적 반응은 사랑하는 사람이 죽었을 때 보이는 반응과 비슷하다는 말을 한다.

심리학자인 엘리자벳 쿠블러 로스는 그녀의 책 「죽음과 임종에 관하여」에서 사람이 죽는 것을 볼 때 일어나는 정서의 단계에 대해서 썼는데, 그 반응들은 다음과 같은 순서 — 즉 죽음에 대한 의심, 부정, 고립, 분노, 흥정, 우울 그리고 수용의 순서로 일어난다고 하였다.

여기 여러분이 운동 도중 부상을 입었을 때 이런 과정이 어떻게 작용하는지를 보여 주는 예가 있다.

여러분이 홈으로 슬라이딩을 할 때 무릎 인대가 접질렸다고 하자. 처음에 여러분은 "내게는 이런 일이 생길 수가 없어."라고 중얼거리게 된다 — 이것이 첫 번째 단계 "의심"이다. 그리고는 친구들에게 "아무것도 아니야. 하루나 이틀 지나면 괜찮아질 거야."라고 한다 — 이것은 "부정"이다. 그런 다음에 의사가 심각하다는 진단을 내려서 시합이나 연습에 참가를 못하게 되면 외롭고 쓸쓸해진다 — 이것이 "고립"이다.

그 다음 "어떻게 이런 일이 내게 일어났을까?" 하는 생각을 하면서 초조해지고, 자신과 주위 사람들에게 화를 내게 된다——이것은 "분노"다. 며칠 회복을 위해 쉬고 나서는 의사에게 출전해도 좋다고만 해 주면 시합에서 침착하게 할 것이라는 얘기를 하게 된다——이것은 "흥정"이다. 그러나 의사가 회복 프로그램에 따라 충실히 할 것을 명령하면 여러분은 집에 가서 텔레비전 앞에 앉아 그만 푹 움츠러들게 된다——이것은 "우울"이다.

마지막으로 이런 상태로 며칠 지나고 나면 수 주 동안 물리치료에 자신을 내맡기게 되며, 이렇게 하는 것만이 다시 시합에 나갈 수 있는 유일한 길이라는 사실을 깨닫게 된다——이것이 "수용"이다.

2. 난 그저 시험해 볼 뿐이야

이 모든 단계 중에서 부정의 국면이 가장 위험한 단계이다. 세계적으로 유명한 스포츠 심리학자인 브루스 오길비 박사는 이 책과 관련한 인터뷰에서 부정의 국면에 처해 있는 동안에는 부상을 더 악화시킬 수 있는 일을 할 수도 있다고 말했다.

운동선수들은 통증을 약물로 치료하거나——이런 치료 방법에 대한 위험성에 대해서는 후에 얘기한다——아니면 문제가 그렇게 심각하지 않기를 바라면서 통증을 참아 가며 운동을 할 수도 있을 것이다. 그러나 이런 태도는 훨씬 심각한 부상으로 몰고 갈 수도 있고, 심지어는 영구적인 신체 손상을 초래할 수도 있다.

렌 마트젝도 이제는, 파이어릿 팀과 시합에 들어가기 전에 다저스 팀의 트레이너에게 자기 발의 고질적인 통증에 대한 얘기를 했더라면 좀더 심각한 부상은 면할 수 있었을 것이라는 사실을 인정한다.

부정은 겉으로 보기에는 아무렇지도 않게 자신의 존재를 드러내기도 한다. 예를 들어 여러분이 발목을 삐었다고 해 보자. 아주 안된 일이지만 어쨌든 일주일 동안은 시합에 나 가지 못하다가 다시 시합에 출전하면서는 이렇게 생각할 것 이다. "난 그냥 발목을 시험해 보는 정도로 공을 조금 던지 게 되겠지."라고. 그러나 볼을 잡으려고 손을 뻗으면 발목 이 뒤틀리면서 뇌로 통증이 전달되어 비명을 지르게 될 것 이다. 그러면 여러분의 회복 문제는 또 한 주일, 어쩌면 더 오랜기간 뒤로 미뤄지게 되는 것이다.

"난 그냥 괜찮은지 보려고 시험해 볼 생각이었다."는 말 은 부상을 당한, 그리고 또다시 부상을 당하게 된 선수들에 게서 가장 흔하게 들을 수 있는 한탄의 소리일 것이다. 부상 을 부정한다고 해서 그것을 사라지게 하지는 못하는 것이 다.

3. 대응 전략

부상에서 회복함에 있어 정신적인 고통에 대처하는 데 도 움을 줄 수 있는 것들이 많이 있다. 그 중 이 책에 등장하는 여러 가지 수중 훈련은 훌륭한 출발점이 된다. 이 프로그램 은 여러분에게 운동을 할 수 있게끔 해 준다는 점에서 정신 건강에 좋은 프로그램인데, 이는 움직이지 못한다는 문제가 어떤 부상에 있어서나 사람을 가장 풀이 죽게 하기 때문이 다.

렌 마트젝도 부상당한 발에 도움이 되고, 회복 기간 동안 에 건강을 유지하게 해 줄 수중 회복 프로그램을 한번 해보 지 않겠느냐고 빌 블러가 권유하기 전까지는 정말 참담한 지경에 있었다고 한다. 처음에는 "전 수영을 잘 못해요." 하면서 주저주저했다. 그러자 빌은 물에 뜨는 기구를 주면 서 훈련내내 코치를 해 주었다. 마트젝은 풀장에서 운동과 연습을 할 수 있게 되자 머리가 훨씬 맑아졌고 실지로 기분이 좋아졌다고 했다.

스포츠 심리학자 로버트 J. 로텔라 박사와 스티븐 R. 헤이먼 박사의 말에 따르면 부상이 가져다 줄 수도 있는 정신적 스트레스를 경감시키는 데 도움을 주는 다른 유익한 대응 전략도 있다고 한다. 여러분도 다음에 제시하는 기술을 사용하여 부상 후에 찾아오는 정신적 동요를 막도록 하라.

지식

부상에 관한 솔직하면서도 정확한 정보를 찾아라. 어떤 부상이며, 왜 다쳤는지를 알아야 한다. 만약 수술을 받아야 한다면 수술 절차 및 왜 수술이 필요한지 의사와 얘기해 봐야 한다. 자신의 근육이나 힘줄, 인대 및 관절에 어떤 문제가 생겼는지를 이해하게 되면 걱정스런 마음도 덜게 되고 또 부상의 심각성에 대해서도 빨리 수용하게 될 것이다.

이 책의 각 장에 나와 있는 수중 운동은 여러분이 운동을 하게 될 신체 부위에 관한 생리 현상에 대한 설명을 하는 것으로 시작된다. 그리고 나서 주요 부상에 대한 설명을 하고, 왜 수중 훈련이 여러분의 회복을 촉진하는지를 설명해 준

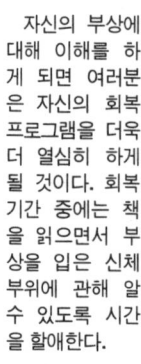
자신의 부상에 대해 이해를 하게 되면 여러분은 자신의 회복 프로그램을 더욱 더 열심히 하게 될 것이다. 회복 기간 중에는 책을 읽으면서 부상을 입은 신체 부위에 관해 알 수 있도록 시간을 할애한다.

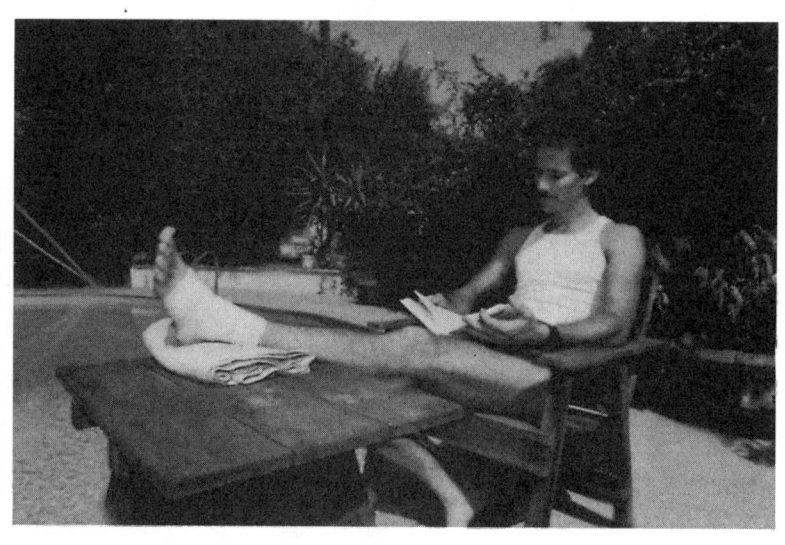

다. 그러므로 자기 자신이 입은 부상에 해당되는 페이지를 찾아 읽기 바란다. 자신의 신체와 다친 부위에 대해 많이 알면 알게 될수록 회복 프로그램을 계속하는 데 더욱더 분발하게 될 것이다.

그러나 여러분이 왜 회복 프로그램을 시행해야 되는지를 이해하지 못한다면 그 회복 프로그램의 진가에 대해 쉬이 의심을 하게 되고 포기하게 된다. 지식은 부정을 하지 않게끔 해 주는 안전 장치이자, 여러분 자신이 회복 프로그램에 대하여 긍정적인 자세를 갖도록 해 줄 것이다.

연상

이것이 효과를 발휘하기 위해서는 자신의 부상에 대해 상세하게 알아야 할 필요가 있다. 수중 회복 훈련이 여러분의 부상에 미치는 긍정적인 효과를 상상해 보라. 치료 과정을 마음 속에 떠올려 보라. 근육이 어떻게 강화되는지 또 뼈와 근육에 가해지는 스트레스가 물 속에서 어떻게 경감되는지를 생각해 보라.

누구에게나 흔히 일어날 수 있는 일이다

여러분은 부상을 당했기 때문에 의지가 약하다거나 신체적으로 부적합하다고 생각해서는 안 된다. 운동 중에 입는 부상은 매년 수백만 건 이상 발생한다. 자신이 스포츠에 참가하지 못하는 데서 좌절감을 느끼거나 화가 나고 실망하게 되는 것은 정상적이며, 또한 있을 수 있는 일인 것이다.

자신과의 대화

회복 프로그램은 여러분이 하는 스포츠 훈련처럼 신나는 일은 아니다. 따라서 불평하기가 쉽다. 그러나 이젠 이런 부정적인 사고를 긍정적인 사고로 변화시켜라. "이것은 페인

트가 마르는 것을 지켜보는 것과 같은 것이지만 난 이 일을
열심히 계속할 거야. 최소한 내가 이 운동을 하게 되면 다시
시합에 나갈 수 있도록 도움을 줄 거야. "라고 생각하라.

　여러분의 마음 속 대화는 성공적인 회복에 아주 중요한
요소이다.

4. 쉬지 말고 계속할 것

　물 속에서 하는 운동은 여러분에게 부상을 입힌 운동을
하는 것만큼의 재미는 없을 것이다. 따라서 그냥 집에 있고
싶다든지, 심지어는 재부상을 입을 위험이 있는 다른 어떤
활동을 하고 싶다는 생각이 들 때가 있을 것이다.

　여기 여러분을 계속 풀장에 붙잡아 두어 회복의 길을 가
도록 해 줄 몇 가지 간단한 방법이 있다.

　1. 훈련 파트너를 찾는다.

　다른 사람과 함께 훈련을 하면 훨씬 재미있다. 믿음직한
사람 한두 명을 찾아서 훈련 파트너로 삼아라. 훈련 파트너
는 호기심 많은 구경꾼들의 시선을 견뎌 낼 수 있게 해 주는
정신적인 반려자가 되어 줄 것이다. 친구는 여러분들에게
용기를 북돋워 주며, 또 당신의 파트너가 당신을 의지하게
되면 여러분은 더욱더 풀장에 가고 싶어하게 될 것이다.

　수영을 못하는 사람은 수영을 할 줄 아는 친구와 함께 운
동을 하거나 아니면 인명구조요원이 있는 풀장에서 운동을
해야 한다.

　훈련을 같이 하는 동료가 꼭 어른이어야 할 필요는 없다.
우리가 인터뷰를 한 많은 운동선수들은 수영을 할 줄 아는
그들의 아이들을 데리고 함께 풀장에 갔다고 한다. 그 곳에
서 선수들은 훈련을 하고 아이들은 그들과 함께 훈련을 하
거나 아니면 물에서 장난을 치고 놀았던 것이다. 아이가 있
는 사람은 누구나 풀장에 데려간다는 약속을 하고 나면 그

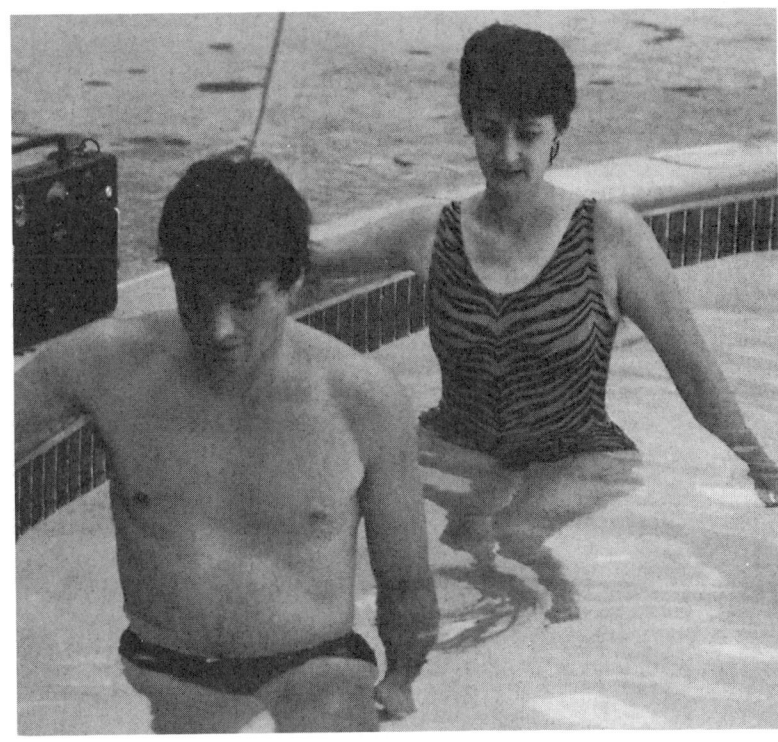

믿음직하고 용기를 북돋워 주는 훈련 파트너는 여러분이 풀장에서 운동을 하도록 동기를 부여해 주며, 특히 자신의 부상에 좌절감을 느끼는 때에 더 도움이 된다.

것을 취소하기가 쉽지 않다는 것을 알고 있을 것이다. 아이들은 풀장에 함께 가는 것을 좋아할 뿐만 아니라 참된 동기를 부여해 주는 훌륭한 파트너인 것이다.

2. 적당한 목표를 설정하라.

부상에서 회복하는 데는 시간이 걸린다. 때로 부상의 호전 정도를 움직일 수 있는 관절의 범위가 몇 분의 일인치 더 늘어난 것으로 측정하거나, 또는 풀장을 두어 번 걸어간 사실 등으로 측정하기도 한다. 그러나 회복하는 데는 몇 주일이 걸릴 수도 있으므로 하루에 많은 진전이 있기를 기대해서는 안 된다. 회복 문제와 자신이 기대하는 호전 상태에 관해 의사와 상의하라.

여러분이 매일하는 운동의 세트 횟수와 반복 횟수 및 부상 부위가 어떻게 느껴지는지를 기록해 나가는 훈련 일지를 써라. 통증 때문에 처음엔 할 수 없었던 운동을 다시 시도해 보았는가? 그런 사실을 기록해 놓고 일주일 지나 다시 시도해 보라. 2~3주 지난 후 자신의 진전 상태를 되돌아보아 호전된 사실을 알게 되므로써 더욱 용기를 얻을 수 있다.

3. 일상적인 관례로 만들어라.

프로그램을 계속해 나가는 한 가지 비결은 그 프로그램을 자신의 스케줄에서 일상적인 한 부분으로 만드는 것이다. 훈련하는 시간을 정해 놓고 꾸준히 해 나간다.

5. 통증에 관한 몇 가지 사항

여러분은 부상 부위에 통증을 일으키는 어떠한 운동도 해서는 안 된다. 그 통증은 주로 부상 부위에서 느껴지기도 하지만 ─ 부상으로 인하여 생기는 것이긴 하지만 ─ 다른 신체 부위에서 느껴지는 감응성 동통 또는 연관통(실제 환부와는 떨어진 곳의 통증)을 경험할 수도 있다. 여러분은 "자신의 통증"의 실체 ─ 부상을 입었던 당시 느꼈던 통증 ─ 를 알아야 하며, 운동을 할 때 느껴지는 통증을 무시해서는 안 된다. 만약 어떤 동작을 했을 때 아픈 경우에는 그 동작은 하지 말아야 한다.

알다시피 새로운 형태의 운동 ─ 수중 회복 프로그램까지도 ─ 을 하게 되면 근육이 당기거나 쑤시게 된다. 움직여 주지 않아서 약화되었을 수도 있는 근육을 사용하게 될 경우, 특히 부상으로 인해 오랫동안 활동을 하지 않은 경우에는 어느 정도의 경직 현상이 생길 것이다.

여러분의 몸이 완벽하게 만들어져 있는 경우라도 새로운 스포츠나 운동을 하게 되면 근육은 새로운 형태로 작용하게 된다. 우리 몸의 근육이 이런 새로운 움직임에 대해 튼튼해지기까지는 시간이 필요하다. 운동을 하고 난 다음날 근육이 당기고 아픈 것은 여러분이 근육을 정상적인 정도를 넘어 혹사하였기 때문이다.

　이렇게 당기고 쑤시는 것은 해로운 것이 아니며, 여러분의 근육을 좀더 튼튼하게 만들고 있다는 것을 의미하는데 이것이 본 프로그램의 핵심이다.

6. 마취성 진통제

　여러분의 고통을 덜고 회복 프로그램의 효과를 고양시키기 위한 방법으로 코데인이나 옥시코돈, 또는 모르핀 같은 마취약물을 사용하는 것은 바람직하지 않다. 이런 것들은 심각한 스포츠 부상에 의해 생기는 장기적인 만성 통증 치료에는 별로 효과적인 것이 되지 못한다.

　원래 우리 몸은 통증을 없애 주는 화학 물질을 스스로 만들어 내는데 마취제는 이러한 화학물질의 생성을 차단하여 신경 조직 내에서 마취제의 약효가 다 떨어지게 되면 우리 몸 속의 신경은 통증에 대항하는 자연 발생적인 방어 체계 없이 무방비 상태로 남게 된다. 그러면 여러분은 통증에 무방비 상태인 신경회로를 갖게 되어 통증을 완화하기 위해서 더 많은 마취제를 필요로 하게 되는 것이다.

　결국 여러분은 극복하기 아주 힘든 마약 중독에 빠져 들수도 있을 뿐더러, 이렇게 되면 운동 중에 입은 부상에도 별다른 도움이 되지 못한다. 고통을 완화하기 위해 오랜 기간에 걸쳐 마취제를 맞고 있는 환자들은 한결같은 소리로 그들은 그 약물을 즐기는 것이 아니라 단지 그런 약이 없이는 고통을 견디지 못하기 때문이라고 말한다.

　또한 마취 약물은 짧은 시간에 너무 많은 운동을 하여 부상을 더욱 악화시킬 수 있는 위험을 증가시키기도 한다. 통증 중추신경이 완전히 차단당하면(통증을 못 느낌으로 해서) 여러분은 몸을 손상시키는 방향으로 움직이게 될 수도 있다. 이에 대한 대안은 많은 마취제를 필요로 할 정도의 상해 상태로 방치해서는 안 된다는 것이다.

만약 만성적인 통증을 느끼고 있다면 의사의 진찰을 받아야 한다. 움직일 때 부상 부위가 아픈 경우 진정으로 움직일 수 있게 되길 바란다면 약을 먹어서는 안 되며, 통증없이 움직일 수 있을 때까지 활동을 중단해야 한다.

이 책에 설명되어 있는 수중 운동은 우리 몸 속에서 저절로 생기는, 통증을 완화시켜 주는 화학 물질의 생성을 활발하게 해 준다. 훈련에 들어가기 전에는 몸의 근육이 당기고 쑤시던 것이 풀장에서 몇 분만 훈련하고 나면 훨씬 기분이 나아지는 것을 직접 체험할 수 있을 것이다.

Planning Your Water Recovery Workout

수중 회복 훈련 계획 세우기

수중 회복 훈련 계획 세우기

다음 몇 페이지에는 이 책에서 가장 중요한 정보들이 실려 있다. 한번 읽고 난 후 다시 한 번 차근차근 읽기 바란다. 여러분의 수중 회복 프로그램에서 가장 의욕을 돋우는 단계는 자신의 훈련 계획을 어떻게 세울 것인가를 아는 단계이다.

다음에 제시하는 가이드라인은 자신의 수중 회복 프로그램의 강도와 진행에 있어서 현명한 결정을 내리도록 해 줄 것이다.

1. 통증을 일으키면 운동을 중지한다

여러분은 어떤 운동을 해야 하는지, 또는 자신의 프로그램에 다른 운동을 추가해도 되는지에 대해서 의문을 가질 수도 있을 것이다. 어떤 운동이 자신에게 알맞은 것인지는 오직 여러분 자신만이 알 수 있다.

여기서 지켜야 할 중요한 규칙은 "통증을 일으키면 운동을 중지한다!"이다. 통증을 느끼면서는 운동을 더 할 수도 없거니와 더 좋아지지도 않는다. 억지로 참고하면 부상만 악화시킬 뿐이다. 통증이란 몸이 스스로 느껴서 운동을 그만두라고 일러주는 일종의 경고인 셈이다.

2. 수중 회복 훈련 시작

여러분이 의사나 트레이너 또는 물리치료사의 치료를 받고 있다면 훈련을 시작하기 전에 이 운동을 그들에게 한번 보여 주고, 여러분이 본 프로그램을 시작할 준비가 되어 있

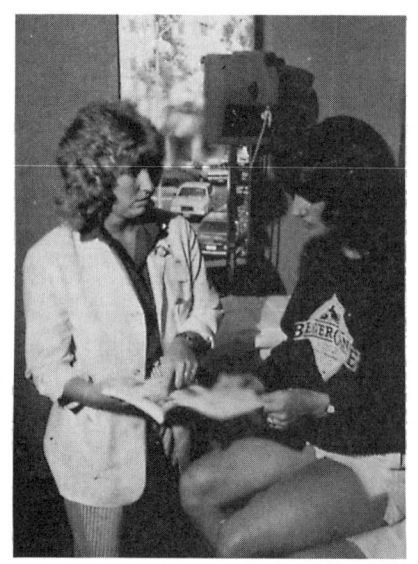

만약 여러분이 의사나 물리치료사의 치료를 받고 있는 중이면 훈련을 시작하기 전에 이 책의 수중 운동 프로그램에 관해서 상의한다.

는지 안 되어 있는지에 대해서 의논해 보기 바란다. 만약 하중을 받고 있지 않을 때—즉 물 속에서—부상 부위에 별다른 통증이 나타나지 않으면 회복 운동을 할 수 있다는 것을 의미한다.

그리고 수술을 받은 경우에도 보통은 깁스를 풀거나 실밥을 제거하고 나면 곧 수중 운동 프로그램을 시작할 수 있다. 그러나 그 이전에 먼저 자신의 의사와 체크를 한번 해봐야 한다.

만일 여러분이 부상을 자가 치료하고 있는 경우에는—많은 스포츠 부상에서 드문 일이 아니다—통증 정도에 따라 운동하도록 한다. 걷기나 달리기 등과 같은 하중을 많이 받는 활동일지라도 물 속에서 운동을 시작할 수 있을 것이다.

그러나 다시 한 번 강조하건대, 이런 운동을 할 때 부상 부위에 통증이 오면 이 프로그램을 시작해서는 안 된다. 이 경우 운동을 멈추고 3~4일 정도 쉬는 게 좋다. 그렇게 며칠 쉬고 나면 초보 단계의 수중 운동을 할 때는 별 통증을 느끼지 않게 될 것이다. 그러나 일주일이 지난 후에도 운동 시 통증이 계속되면 의사의 진찰을 받아야 하는데 가능하면 스포츠 부상 치료 전문의가 좋다.

3. 운동 순서

수중 운동 프로그램은 쉬운 것부터 어려운 것으로 단계를 높여 가는 순서로 구성되었다. 첫 번째 단계는 두 번째 단계보다 부상 부위에 덜 부담스러운 것이며, 두 번째 것은 세 번째 것보다 덜 힘든 그런 식이다.

처음 일주일 동안에는 이 장 끝부분에 소개하는 수중 자전거 타기나 조깅으로 워밍업을 하고 난 뒤에 3가지 운동을 한다. 그러나 "무리하지 말 것!"

여러분의 부상 부위와 관련이 있는 운동을 하게 될 때까지는 일주일에 한 가지 또는 두 가지 운동만을 추가해서 하라. 그러나 명심해야 할 것은 어떤 운동도 통증이 오면 절대로 해서는 안 된다는 것이다.

4. 수중 회복 훈련 프로그램 시행의 지속 시간

본 프로그램은 꼭 6주에서 8주 동안 하도록 계획된 것이다. 그때쯤이면 여러분은 부상도 다 낫고 해서 자기가 하던 스포츠를 다시 하고 싶어할 것이다. 이 책에 있는 여러 가지 운동은 운동을 하다가 부상을 당해서 경기장 밖으로 나가게 된 그날부터 부상에서 회복하고 난 후 다시 운동을 재개하는 날까지의 그 중간에 하는 중요한 중간 단계의 운동이다. 또한 본 프로그램은 또다시 부상을 입지 않도록 하기 위해 해야 하는 점진적인 재건 활동의 일부이다.

일단 말을 꺼낸 이상, 부상당한 많은 운동선수들이 다시 운동에 복귀하고 나서도 계속 수중 훈련을 한다는 사실도 부언해 두고 싶다. 특히 제11장에 있는 유산소 운동은 달리기의 대안으로서 충격을 주지 않는 운동의 유형을 보여 준다. 그렇다고 여러분이 하는 달리기 훈련을 아주 그만두어야 한다는 것은 아니다. 수중에서 달리기 훈련을 하는 운동선수들은 물 속 훈련이 부상당하는 비율을 낮춘다는 사실을 금방 알게 된다.

5. 훈련강도

본 프로그램을 시행할 때 가장 염두에 두어야 할 한 가지
는 바로 "리듬"이다. 물 속에서 팔다리를 움직이는 속도에
의해 여러분이 받는 저항의 정도가 결정된다. 빠르게 움직
이면 근육은 힘을 더 들여야 하고 천천히 움직이면 근육은
조금 이완될 수 있다. 이런 리듬을 바꾸게 되면 여러분이 하
는 훈련의 난이도가 크게 바뀌게 되는 것이다.

분명히 말하건대 훈련은 천천히 움직이는 것으로 시작해
야 한다. 시간이 지나면서 움직이는 속도나 보조를 점차 높
여 갈 수 있으며, 이렇게 함으로써 부상 부위의 힘을 더 증
강시킬 수 있게 된다. 만약 짧은 시간 내에 너무 빠르게 움
직이게 되면 부상 부위에 스트레스를 가하게 되어 몸에 좋
은 정도를 넘어서게 될 위험이 있다.

운동의 초반부 동작은 천천히 하도록 한다. 그렇게 함으
로써 여러분이 운동을 하는데 자신의 몸이 놓여 있어야 할
위치 뿐만 아니라 견뎌 낼 수 있는 수준이 어느 정도인지를
알게 될 것이다.

6. 집중하면서 운동하라

각 운동마다 10회 반복운동을 최대 4세트 실시한다. 1회
반복은 어떤 한 동작을 한 번 완료하는 것이며, 1세트란 쉬
지 않고 그 반복운동을 하는 횟수를 가리킨다. 예를 들어 윗
몸일으키기에서 '10회 반복 2세트'란 의미는 윗몸일으키기
를 쉬지 않고 10회을 하고, 잠깐 쉬고나서 또 10회를 더하
는 것을 말한다.

어떤 운동은 신체의 오른쪽과 왼쪽 부분을 별도로 움직여

야 할 경우도 있는데, 이때는 한 쪽 부분을 10회 반복하고 난 뒤 다른 쪽 부분을 10회 반복한다. 이것이 1세트가 된다 ──여러분이 하는 최대 반복 횟수는 한 쪽 부분당 40회이다 ──각 운동에 대한 설명 부분에서 1회의 반복이 어떻게 이루어지는지를 여러분에게 알려 줄 것이다. 10회 반복을 하고 나면 1세트를 끝낸 것이다.

우리가 각 운동에 있어서 10회 반복하는 것을 최대 4세트만 하라고 권하는 데는 그럴만한 이유가 있다. 우리는 여러분이 물 속에 들어가 있을 때 몸의 위치와 움직임에 정신을 집중하길 바라기 때문이다.

한 가지 운동을 쉬지 않고 너무 많이 반복하다 보면 집중력을 잃게 된다. 그렇게 되면 훈련 기능이 떨어지고 부상에도 좋지 않다. 동작을 해 나가면서 매회의 반복에 대해서 생각해 보고, 아래 질문을 스스로에게 해보기 바란다.

자신의 몸이 올바른 위치에 있는가?

자기 몸의 다른 부분을 운동시킴으로써 자신의 부상에 대한 보상을 하고 있는가?

운동을 하고 있는 동안에 아프지 않은가?

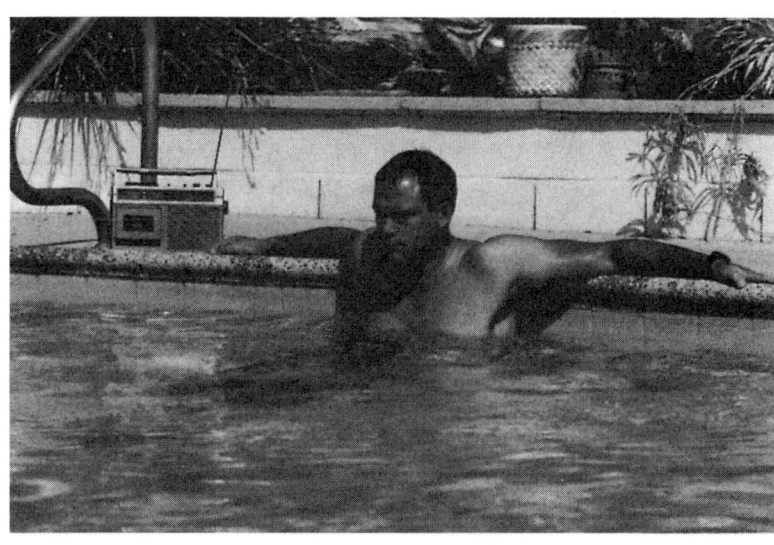

매회의 반복 운동을 하는 동안 바른 자세와 운동 기법을 유지하도록 집중하라. 천천히 조심스럽게 움직일 것.

운동을 함으로써 부상 부위가 좋아지고 있는 것이 느껴지는가?

일단 자신이 10회 반복 4세트를 해낼 수 있으면 동작의 속도를 높여서 운동의 난이도를 높인다. 그러나 여러분의 목표는 언제나 질에 두도록 해야지 양에 두도록 해서는 안 된다. 동작을 얼마나 빨리, 많이 하는가보다는 자신의 폼과 기법에 정신을 집중하라.

7. 신체 양쪽을 모두 움직인다

운동을 할 때는 꼭 부상당한 쪽만이 아니라 신체 양쪽 부분을 다 하도록 하는 것이 중요하다.

오른쪽 다리의 햄스트링이 당기는 듯한 느낌이 들면, 오른쪽 다리와 왼쪽 다리 둘다 움직이도록 해야 한다. 이렇게 하면 근육의 균형을 유지할 수 있게 되어 재부상을 방지하는 데 도움이 될 것이다.

8. 자신의 부상에 대해 이해하라

이 책에서는 각 운동이 등장하는 대목마다 그 첫머리에 동작 중에 사용되는 신체 부위와 그 부위에서 발생하기 쉬운 가장 흔한 부상에 대한 설명이 되어 있다. 우리는 자신의 몸에 대해 많이 알면 알수록 자신이 어떤 특정한 운동을 하는 이유에 대한 이해가 더 쉬울 것이라 믿는다. 이것은 여러분이 자신의 회복 프로그램을 계속하도록 동기를 부여하는 데도 도움이 된다.

스포츠 심리학자들은 부상과 치료 과정 및 회복 프로그램을 실시하는 이유에 대해서 선수 자신이 많이 알게 될수록 회복 프로그램을 충실히 할 가능성이 크다는 결론을 내렸다. 자신이 부상당한 신체에 관한 부분을 몇 페이지만 읽어 보면 여러분은 자신의 부상과 치료 과정에 대해서, 그리고 이 수중 회복 프로그램이 어떻게 여러분에게 도움이 되는지를 이해하게 될 것이다.

9. 훈련 교재는 비닐로 싼다

풀장 주위는 책 뿐만 아니라 다른 것들도 놓아 두는 곳으로는 적당한 곳이 되지 못한다. 풀장 주위에 책을 두면 얼마 안가서 젖고 구겨져서 곧 책을 볼 수가 없게 되어 버릴 것이다. 책을 보면서 운동을 하려면 책을 보호할 수 있겠끔 비닐로 싸라.

각 장 끝부분에 운동에 대한 요약이 되어 있으므로 그 부분과 연습 스케줄이 들어 있는 페이지를 복사하여 비닐백에 넣어 간편하게 휴대한다. 윗부분을 지퍼로 봉할 수 있는 형태의 비닐백이면 아주 좋다. 문구점에 가면 종이를 보호하도록 만들어진 투명비닐 주머니를 쉽게 구할 수 있다.

10. 수중에서의 준비 운동

수중 운동 프로그램을 시작하기 앞서 다음의 준비 운동 가운데 하나를 하도록 한다.

수중 자전거 타기

이 준비 운동은 발, 발목, 무릎, 대퇴(넓적다리), 히프, 엉덩이 및 등 부분에 부상이 있을 때 시행하며, 또한 어깨, 손목, 그리고 팔꿈치 부상의 경우에도 할 수 있다.

수상스키용 벨트나 조끼, 또는 고무조끼 등 물에 뜨는 장비를 착용하고 풀장의 깊은 쪽으로 가서 다리로 원 모양(자전거 운동)을 그리며 부드럽게 움직인다.

손을 찻잔 모양으로 오므리고 하면 머리를 수면 위로 내놓고 있는 것이 한결 쉬워진다. 그리고 천천히 달리기를 하듯이 양팔을 앞뒤로 움직인다.

이때 허리 부분이 굽혀지게 되는 경향이 있는데 그런 때는 몸이 물 속에서 꼿꼿이 유지되도록 신경을 집중하라. 이 동작은 5분간 계속한다.

주 : 회복 과정에 있는 기간 동안 여러분의 유산소 능력 기능은 수중 달리기 프로그램을 시행함으로써 유지할 수 있다. 풀장에서는 지상에서 하는 자신의 훈련 거리나 인터벌 트레이닝보다 두 배를 더 할 수가 있다.

유산소 능력 배양을 위한 수중 훈련에 관한 정보는 11장을 참고하기 바란다.

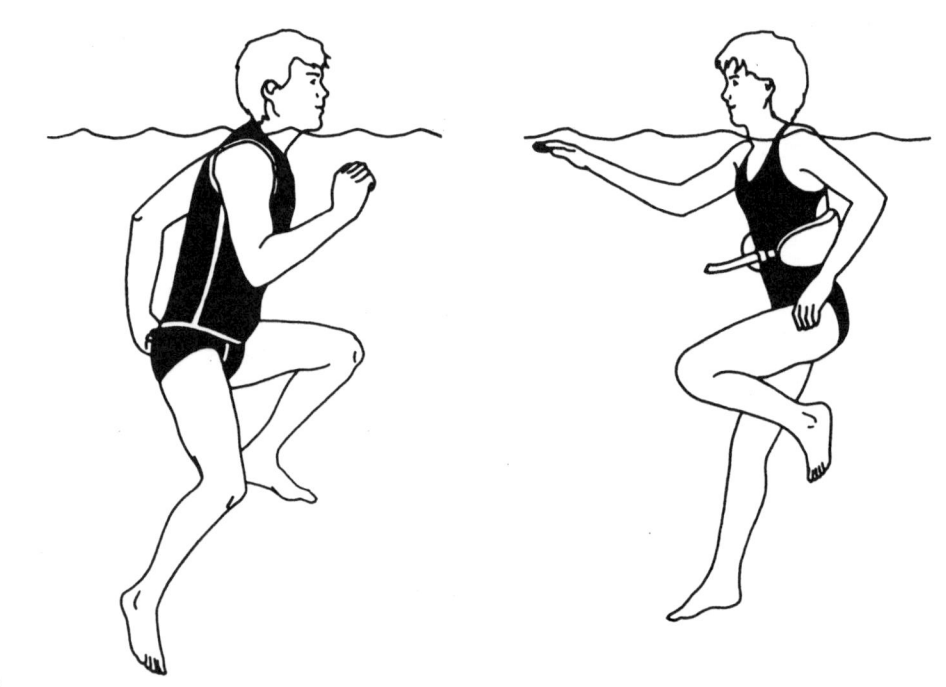

수중 조깅

이 운동은 수중 자전거 타기를 하지 않을 경우에 어깨, 손목 및 팔꿈치 부상에 이용할 수 있다(다소 무게가 실리는 준비 운동이지만 앞에 열거된 신체 부위에는 해를 주지는 않는다).

가슴 깊이의 물 속에 서서 풀장의 한쪽편에서 다른편 쪽으로 천천히 달린다. 이 동작은 5분간 계속한다.

주: 이 준비 운동을 할 때는 운동화를 착용하는 것이 좀더 편안할 것이다.

이제 여러분의 부상 부위를 다루고 있는 대목을 찾아서 자신이 하게 될 운동과 친숙해 지도록 하라.

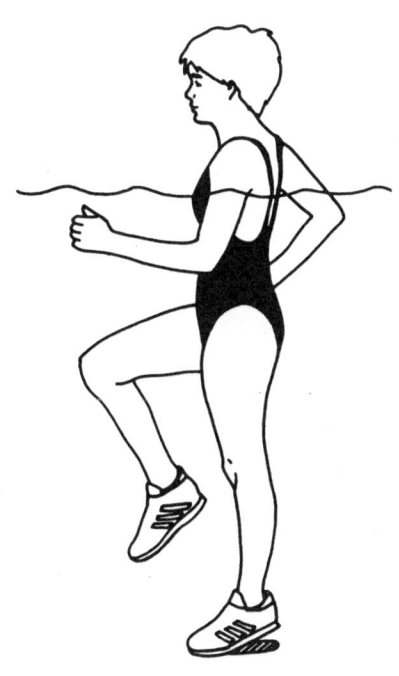

훈련 스케줄

　　본 프로그램은 6주에서 8주 정도 하도록 계획된 것인데
이 기간은 부상에서 회복하는 데 일반적으로 소요되는 시간
이다.

제1~2주
빈　　도 : 일주일에 3일 실시. 훈련하는 날 사이에 최소 하
　　　　　루는 쉴 것.
강　　도 : 수중 준비 운동 및 자신의 부상 부위를 다루고
　　　　　있는 대목에 나와 있는 최초 3가지 운동을 실시
　　　　　할 것.
계속시간 : 각 운동별로 10회 반복운동 2세트 실시.

제3~4주
빈　　도 : 일주일에 5일 실시, 2일 휴식. 연달아 2일은 쉬
　　　　　지 말 것.
강　　도 : 수중 준비 운동 및 1~2주에 했던 3가지 운동에
　　　　　다 매주 2가지 운동을 프로그램에 추가시킬 것.
계속시간 : 각 운동별로 10회 반복운동 3세트 실시.

제5~8주
빈　　도 : 일주일에 6일 실시, 하루 휴식.
강　　도 : 수중 준비 운동 및 4주째에 하던 운동에다 자신
　　　　　의 부상과 관련된 대목에 나오는 동작을 모두 다
　　　　　할 때까지 매주 한두 가지 운동을 추가시킬 것.
계속시간 : 각 운동별 10회 반복운동 4세트 실시.

Feet, Ankles, and Lower Legs

발과 발목 및 하퇴

1. 발, 발목 및 하퇴 부상 치료를 위한 수중 운동
2. 일반적인 발과 발목 및 하퇴의 부상
3. 운동

발과 발목 및 하퇴

세상에서 가장 뛰어난 성능을 가진 자동차라 하더라도 오래되고 닳아빠진 네 바퀴를 달고서는 좋은 성능을 발휘할 수 없는 것과 마찬가지로 가장 뛰어난 운동선수라 할지라도 한 쪽 발이 부상을 입게 되면 그 기량을 발휘하는 것이 극도로 제한된다.

일상적인 활동으로도 우리의 발은 상당한 스트레스를 받게 되는데 만약 여러분이 운동선수라면 발에 주어지는 스트레스와 충격은 몇 배나 증가한다. 알맞은 페이스로 달릴 때도 우리의 발은 체중의 다섯 배 충격을 받게 된다. 인조잔디에서 급히 앞으로 뛰쳐나가거나, 높이뛰기에서 바를 넘기 위해서나, 농구에서 리바운드를 하기 위해 바닥을 박차고 오를 때 발에 가해지는 충격은 믿을 수 없을 정도로 커진다.

이럴진대 운동선수들에게 발 부상이 흔한 일이라는 게 어디 놀랄 만한 일인가?

우리의 한 쪽 발에는 26개의 뼈가 있으며, 이 뼈와 다른 뼈들을 연결해 주는 수많은 인대가 있다. 하퇴(정강이와 종아리)근육은 근육을 뼈에 연결시켜 주는 강한 결합조직인 힘줄에 의해 발목과 발의 뼈에 연결되어 있다.

이렇게 복잡한 구조로 되어 있기 때문에 이 계통에 많은 문제가 생기기도 하지만 이런 각 부분 부분들이 함께 작용하여 발이 제기능을 할 수 있게 해 준다.

땅 위에서 걷는다든지 점프나 달리기 등으로 발에 충격을 가하면 뼈와 인대 그리고 힘줄 등이 미끄러졌다 돌아갔다 하는데 그것은 아주 정교하면서도 충격을 흡수하는 시스템이다. 그러나 이 시스템은 과도하게 사용하거나(장거리 달리기) 부적절한 운동화를 착용하거나 외상 등으로 인해 충격을 받게 되면 고장이 나고 만다.

발목관절은 발을 굴곡(발을 위로 들어올리는 것)하고 신전(발을 아래로 향하게 하는 것)할 수 있게 해 주는 접번관절(경첩관절)이다. 이것은 정강이 부분에 있는 경골(정강이뼈)과 비골(종아리뼈), 발 윗부분에 있는 큰 뼈인 거골(복사뼈)이 만나서 생긴 관절로, 이 세 개의 뼈는 굴절성의 열장이음과 매우 흡사하게 서로 아주 잘 들어맞으며 인대에 의해 제자리에 묶여져 있다.

발목 바로 아래에는 거골이 종골(발꿈치뼈)과 함께 하나의 관절을 이루고 있다. 이 관절은 발이 내측으로 회전하거나 외측으로 회전할 수 있도록 해 주며 발목처럼 인대의 지지를 받는다.

이 두 개의 관절이 발에 있는 뼈들과 함께 발이 최대 범위로 움직이도록 작용을 하는 것이다.

발목의 굴절성 열장이음과 바로 아래에 있는 회전하는 인접관절은 그 관절의 정상적인 동작 범위를 벗어나지만 않으면 별 문제를 일으키지 않는다.

그러나 불행히도 스포츠를 하게 되면 이들 관절은 불안정한 위치에 놓이게 되며, 움푹 패인 곳에 발을 내딛거나, 땅을 딛을 때 발이 뒤틀리게 되는 경우처럼 격심하게 이쪽 저쪽으로 돌아가게 된다. 이렇게 되면 그 뼈 주위의 인대는 늘어나거나 파열되어 발목을 삐게 되는 것이다. 발목 및 발꿈치 주위에는 지지근육이 없어서 그 뼈들을 서로 연결해 주는 인대는 이런 흔하고 고통스런 부상에 항상 직면하게 된다.

정강이뼈인 경골과 비골은 하퇴를 지지해 주는 구조물들로서 이 두 개의 뼈 역시도 우리가 장거리 달리기를 하는 데 있어 발과 한 팀을 이뤄 앞으로 나아나게 하는 역할을 수행한다.

하퇴의 전면에 있는 근육인 장지신근, 장모지신근, 전경골근 및 제3비골근은 발목 윗부분을 지나서 힘줄로 발에 연결되어 있다. 이 근육들이 주로 하는 일은 걸을 때 발이 들어올려지게끔 해 주는 역할을 한다—만약 여러분이 걸음을 옮기려 할 때마다 발을 끌어올리지 못하거나 질질 끌리

게 되면 멀리 갈 수가 없다. 또한 이런 근육 가운데 일부는
발목이 바깥쪽으로 회전하도록 하는 일을 맡고 있다.

　종아리 모양을 동그랗게 해 주는 비복근은 하퇴의 뒷부분
을 구성하고 있는 6개의 근육 가운데 가장 두드러진 근육이
다. 이 종아리 근육이 발목관절을 신전(발을 아래로 향하게
하는 것)하게끔 해서 발가락을 꼿꼿하게 뻗을 수 있게 하는
데, 이런 사실은 왜 발레리나나 체조 선수들의 종아리가 그
렇게 발달했는지를 설명해 주고 있다.

　하퇴의 바깥쪽 근육인 장비골근과 단비골근은 발목을 회

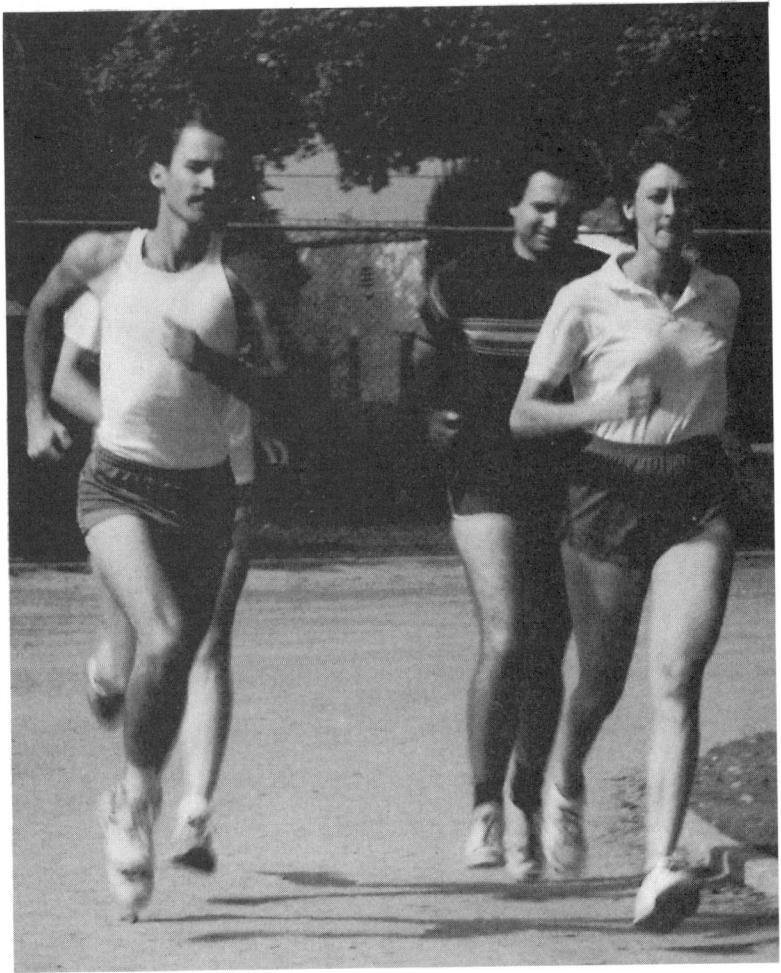

달리기를 하면
발은 자기 몸무
게의 3~5배 정
도의 충격을 받
게 되는데, 이것
이 달리기 운동
에서 발, 발목 및
하퇴 부상이 아
주 흔한 이유 가
운데 하나이다.

내전(안쪽으로 회전하는 것)하도록 해 준다.

하퇴의 뒤와 옆부분에 있는 이런 근육들은 툭 튀어나온 거골(복사뼈)의 주위와 아래 부분에 살짝 붙어서 발에 부착되어 있다. 하퇴근육이 약해지거나 부상을 입게 됐을 때 발의 힘줄에 통증이 느껴지는 이유가 바로 이 때문이다.

1. 발, 발목 및 하퇴 부상 치료를 위한 수중 운동

이 수중 회복 프로그램은 여러분이 체력을 유지하여 이들 부위에 발생한 부상의 회복을 촉진하는 완벽한 방법이다.

어떤 스포츠 의학 전문가라도 발이나 발목 또는 하퇴에 부상을 입은 사람에게 제일 먼저 할 얘기는 발을 쉬게 하라는 말일 것이다. 부상을 당한 부위가 계속 하중을 받는 한은 좋아질 수가 없다.

발을 쉬게 한다는 것은 잠시 목발이나 휠체어를 사용한다는 뜻도 될 수 있지만, 이런 거추장스런 것들을 사용한다 해서 여러분이 풀장을 이용할 수 없다는 것은 아니다. 물 속에서라면 발을 바닥에 딛지 않을 뿐만 아니라 부상 부위에 더 이상 스트레스를 가하지 않고도 체력과 건강을 유지할 수 있는 것이다.

운동선수들은 종종 발목이나 발의 부상이 다른 신체 부위의 부상들만큼 그렇게 심각하지 않다고 여긴다. 그러나 이것은 굉장히 위험한 생각이다. 여러분이 하찮게 여긴 부상이 한 쪽 다리의 역할을 다른 쪽에다 떠넘겨 버리게 되는 절름발이로 만들어 버릴 수도 있기 때문이다. 여러분이 통증을 덜기 위해 걸음걸이를 바꾸게 되면 무릎, 넓적다리, 히프, 심지어는 등에 통증이 오거나 부상을 입을 수도 있다. 의사가 부상이 치료될 때까지 발을 쉬게 하라고 말하는 이유가 이 때문이다.

물 속에서, 특히 이 책에서 보여 주는 것처럼 발을 바닥에 닿지 않고 운동을 할 때 부상 부위를 더 많이 훈련할 필요가

없으며, 신체의 양쪽을 똑같이 사용하여 더 이상 부상당할
위험을 제거하기 바란다.

2. 일반적인 발과 발목 및 하퇴의 부상

이 프로그램에 등장하는 운동은 다음과 같은 발과 발목
및 하퇴의 부상을 회복시키고, 그와 관련된 근육을 강화하
도록 계획된 것이다.

족저근막염(종거踵距)

족저근막은 발을 지탱해 주는 시스템의 일부로서 발바닥
을 죽 따라 종골(발꿈치뼈)로 이어져 들어가는 섬유질의
결합조직이다. 족저근막을 과도하게 쓰게 되면 종골에 부착
되어 있는 곳에서 염증을 일으키게 되는데 부상이 진행되면
통증은 발바닥 전체로 확대될 수 있다.

충분한 휴식 시간을 갖지 않고 너무 많은 거리를 달리는
마라톤 선수나 달리는 거리를 갑자기 늘리는 사람에게 족저
근막염이 걸리기 쉽다.

골 좌상

이 부상은 대개 부적절한 운동화가 그 발단이 되는데 발
에 있는 작은 뼈들의 주위를 싸고 있는 층은 돌이나 다른 조
그맣고 딱딱한 물체를 밟았을 때 염증을 일으키게 된다.

골 좌상은 현재 하고 있는 스포츠를 중지하여 발뼈에 가
해지는 압박을 제거하지 않으면 수 주 동안 계속될 수도 있
다.

족저 신경종(모르톤 신경종)

신경종이란 신경섬유 주위에 생기는 종양인데, 이 경우의
종양은 신경에 가해지는 계속적인 압박으로 인하여 발가락
사이에 생긴다. 이런 압박은 단거리 선수들이 신는 경기용
스파이크 슈즈같이 너무 딱 맞는 신발을 착용한 데서 생길
수도 있다. 만약 발이 지나치게 안쪽으로 돌아가면(회내전)
달릴 때에도 압박을 받는다.

휴식을 취한다거나 보조기구나 특별히 제작한 신발 끼우
개 등과 같은 조심스런 조치를 취해도 통증이 가시지 않으
면 그 종양을 제거하기 위해 수술이 필요할 수도 있다.

발뼈의 스트레스 골절

보통 달리기 같은 것을 함으로써 발을 계속적으로 쿵쿵
울리게 되면 발의 뼈에 조그만 골절이 생길 수도 있다. 이런
부상에서 가장 많이 다치는 부위는 엄지발가락뼈(중족골)
이다.

골절을 당하게 되면 스포츠를 중단해야 하는데 특히 달리
기나 점프 등을 포함하는 연습은 골절이 다 나을 때까지 중
단해야 한다. 이 부상의 경우 의사는 목발이나 깁스를 하게
할지도 모른다.

종자골염 및 종자골 스트레스 골절

종자골은 인대를 통해서 다른 뼈로 연결을 해 주는 역할
을 하기보다는 힘줄의 안쪽에 자리잡고 있는 것들이다. 종
자골은 엄지발가락 밑에 있는 힘줄에 있는 것으로, 이것들
은 우리가 앞으로 뛰쳐나가거나 점프를 할 때에 우리의 체
중을 분산시키는 역할을 한다.

뼈 주위에 있는 힘줄은 과도하게 사용하면 염증을 일으킬
수 있는데 이는 종자골염으로 알려져 있는 그 상태를 말하

며, 계속되는 스트레스도 골절을 일으킬 수도 있다. 체조 선수나 무용수들은 계속해서 발의 모지구(母趾球)로 바닥을 딛기 때문에 종자골에 지속적인 스트레스를 주게 되어 이런 부상을 입기가 쉽다.

외측, 내측 발목 염좌

스포츠에서 가장 흔한 부상으로 모든 발목 염좌의 약 80퍼센트는 바깥쪽(측면)에서 발생한다. 이는 발목 관절 구조상 발이 안쪽으로 돌아가는 것보다도 바깥쪽으로 돌아가는 것이 더 쉽게 되어 있기 때문이다. 어설프게 발을 바닥에 딛게 되면 발목이 돌아가게 될 수도 있는데 이때 우리의 발은 발목 관절의 동작 범위를 훨씬 넘어서 바깥쪽으로 돌아가게 되어 발목 바깥쪽의 뼈에 붙어 있는 인대가 늘어나거나 파열되는 것이다.

관절 안쪽에 있는 인대가 늘어나거나 파열되는 내측 염좌는 외측 염좌보다는 훨씬 드물지만 내측 염좌가 더 심각할 수가 있다. 발목을 안쪽으로 트는 데는 많은 힘이 든다. 예를 들어 최대 속도로 달리는 축구 선수나 야구 선수가 갑자기 발을 힘차게 딛고 방향을 틀 때, 신발 밑창에 달려 있는 고무 창이나 스파이크는 잔디에 박혀 있는데 다리는 계속해서 선수가 움직이는 방향으로 나아가려 한다면, 발은 단단히 박힌 상태에서 발목이 안쪽으로 돌아가도록 힘이 주어지게 된다.

이런 경우에는 인대가 긴장하거나 파열될 뿐만 아니라 그 주어진 힘으로 인해서 비골(종아리뼈) 끝부분이 골절될 수도 있다. 삔 발목은 운동장으로 복귀하기 전에 완전하게 치료를 해야 한다. 만약 대수롭지 않게 그냥 넘겨 버리면 관절이 영원히 불안정하게 될 위험이 있다.

이 장에서 보여 주는 운동으로 하퇴근육을 강화하면 앞으로 발생할지도 모르는 염좌를 방지하는 데 도움이 될 것이다.

아킬레스건염

아킬레스건은 우리 몸에서 가장 크고 튼튼한 힘줄로서 종아리에 있는 비복근을 종골(발꿈치뼈)에 연결해 준다. 다리에 있는 큰 종아리 근육이 굳어지면 — 이는 장거리 선수와 높이뛰기 선수들에게서 많이 발견된다 — 활동할 때 생기는 스트레스가 힘줄로 옮겨간다.

근육과 달리 힘줄은 그렇게 많이 늘어날 수가 없기 때문에 그 수용 능력 이상의 힘을 받으면 극히 미세한 파열 현상이 일어난다. 힘줄은 특히 훈련을 시작하는 최초의 몇 분 동안에 염증을 일으키게 되어 쑤시게 된다.

또한 힘줄을 둘러싸고 있는 결합조직 초(鞘)에서도 파열이 일어날 수 있는데 이것도 통증과 염증을 유발한다.

이 부상은 초기 단계에서 차단하는 것이 중요하다. 만약 이것을 무시해서 힘줄이나 초(鞘)가 계속 파열이 되면 반흔조직이 생겨서 결국 여러분은 그 손상된 부위를 고치기 위해서 수술을 필요로 하게 될 것이다. 이 부상은 혹사로 인해서 발생하므로 충분한 휴식을 취하면 증상이 사라지지만 훈련량을 갑자기 늘린다면 통증이 재발할 것이다.

수중 운동을 하면 여러분은 건강한 몸을 유지할 수 있게 되어 힘줄 부상이 낫는 동안에도 힘을 기를 수가 있다.

정강이 스플린트

이것은 스포츠를 처음 시작하는 많은 사람들이 한번쯤은 겪는 것으로 하퇴의 앞쪽에 있는 근육, 특히 경골(정강이뼈) 가까이 있는 근육이 쑤시고 당기는 통증을 말한다.

통증은 근섬유나 이들 근육을 뼈에 연결해 주는 결합조직의 미세한 파열에 의해 생기는 것이며, 파열은 짧은 시간에 너무 많은 운동을 하기 때문에 발생한다. 이것이 열성적인 운동 초보자들이 정강이 스플린트를 겪게 되는 이유이다.

많은 거리를 달리는 달리기 선수들과 장시간 수업을 받는 에어로빅 선수들이 이 부상을 입기 쉽고, 특히 이런 사람들이 몇 년 간 별 운동을 하지 않다가 갑자기 운동 시작하게 되면 이 정강이 스플린트를 겪게 되기가 쉽다. 그런고로 여러분은 연습량을 줄이고 하퇴의 근육을 강화해야 할 필요가 있다. 이 책에 있는 수중 훈련을 하면 부상을 악화시키는 일 없이 건강을 향한 길을 계속 갈 수 있도록 하는 데 도움이 될 것이다.

아킬레스건의 파열

고질적인 아킬레스건염은 힘줄을 아주 약화시켜서 사실상 파열시켜 버릴 수 있다. 이것은 보통 장딴지 근육에 갑작스럽고 강한 수축현상이 있고 난 뒤에 발생하며, 여러 해 동안 아킬레스건이 쑤시는 증상을 가진 나이 든 선수들은 이 부상에 시달릴 수가 있다.

테니스를 할 때 포핸드로 공을 치려고 팔을 뻗거나 농구에서 슛을 하려고 점프를 할 때 힘줄이 파열될 수 있다. 아킬레스건이 파열될 때 "퍽" 하는 소리를 들을 수 있는데, 이렇게 되면 더 이상 그 힘줄이 장딴지 근육에 붙어 있지 않는다. 아킬레스건은 파열될 때 별 통증이 없기 때문에 발가락 끝으로 서는 게 불가능하다는 것을 깨닫게 될 때까지는 자신이 부상을 입고 있다는 사실을 모르고 있을 수도 있다.

힘줄을 다시 연결하기 위해서는 수술이 필요하다. 이런 부상은 대체로 수술 후 관리도 아주 주의를 요하기 때문에 수중 훈련을 시작하기 전에 반드시 의사와 상의를 해야 하며, 한동안은 조급하게 서두르지 말고 느긋하게 해야 할 것이다.

하퇴의 스트레스(피로) 골절

훈련 스케줄에서 훈련량을 점진적으로 조금씩 늘려 가지 않고 달리기나 점프 등을 너무 많이 해서 혹사하게 되면 하퇴에 있는 뼈에 가느다란 골절이 생길 수가 있다. 이런 골절이 가장 흔하게 발생하는 곳이 경골이지만 때로는 비골에, 특히 처음 달리기를 시작하는 초보자들의 경우에 잘 발생한다.

운동을 할 때 뼈는 응력을 처리하도록 밀도가 증가하게 된다. 그 증가되어 가는 과정은 시간이 좀 걸리는데 만약 뼈가 활동 수준에 맞도록 채 조절도 되기 전에 뼈에 너무 많은 응력을 가하게 되면 피로 골절이 생기는 것이다.

처음에는 이 부상을 뼈 표면의 조그만 부위가 쑤시는 정도로서 알게 되지만 높은 수준의 활동을 계속하게 되면 골절은 그 크기에 있어서도 커지게 되고, 결국은 스포츠를 중단해야만 한다. 확실한 최선의 조치는 피로 골절을 조기에 포착하여 훈련량을 줄이는 것이다.

수중 운동은 뼈에 더 이상의 응력을 가하는 일없이 하퇴의 힘을 유지하는 데 도움을 줄 것이다. 피로 골절이 아직 작은 상태에 머물러 있을 때 여러분이 그것을 포착하기만 하면 단 며칠 동안의 수중 훈련으로도 뼈가 낫고 튼튼해지는 데 충분하지만, 그렇지 않은 경우는 회복하는 데 수 주 동안의 휴식이 필요하게 될 것이다.

비복근 파열

이 부상은 중년 선수들, 특히 이전의 부상으로 인해서 장딴지 근육이 당기거나 약화된 사람들 사이에서 흔한 부상이다.

테니스 코트에서 포핸드로 치려고 팔을 뻗을 때처럼 땅에 발이 단단히 고정된 상태에서 다리를 갑자기 쭉 펴는 경우에 발생한다. 큰 장딴지 근육이 파열되면 그 손상된 조직을 치료하기 위해서 수술이 필요할지도 모르며, 그 파열의 정도에 따라 회복하는 데는 수 주일이 걸릴 수도 있다.

이 경우 여러분은 깁스를 풀거나 또는 의사가 가벼운 운동을 해도 된다고 할 때에야 비로소 수중 회복 훈련을 시작할 수 있다. 너무 일찍 시작하게 되면 재부상을 당할 위험이 있으므로 주의해야 한다.

3. 운동

관절, 특히 부상 부위에 통증을 일으키는 운동은 절대 삼
가하고 제4장에 나와 있는 훈련지침을 따른다.

준비 운동

수중 자전거 타기(53페이지 참조).

비접촉 동작(발을 바닥에 닿지 않고 하는 운동)

1번 운동에서 5번 운동까지는 풀 가장자리에 앉아 다리
를 물에 담그고 할 수 있으며, 풀장 안으로 들어가는 계단에
앉아서나 또는 풀장 얕은 쪽에서 플라스틱으로 된 의자나
우유상자 등에 앉아서도 할 수 있다. 만약 서 있거나 걸을
때 또는 달리기를 할 때 부상 부위가 아픈 경우에는 비접촉
동작으로써 수중 운동을 시작하도록 하라.

1. 발 돌리기

강화되는 신체부위 : 발(단지신근, 내족저굴근) ;
하퇴의 전면과 측면(전경골근, 장지신근, 장모지
신근, 장비골근, 단비골근) ; 장딴지(후경골근, 장
지굴근, 장모지굴근, 비복근, 가자미근).

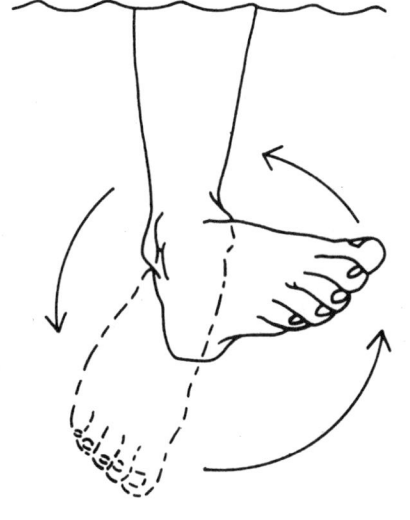

풀 가장자리에 앉아 다리를 물 속에 담근다. 왼발을 시계 방향
으로 천천히 돌린다. 이때 발목관절로만 움직인다.

한번 돌리는 것이 1회 반복하는 것이다. 시계방향으로 5회 돌
린 후 시계 반대방향으로 5회 돌린다. 그 다음 오른쪽 발로 반복
하는데 이것이 1세트이다.

2. 발목 굴곡운동 및 신전운동

강화되는 신체부위 : 발(단지신근, 내족저굴근) ; 하퇴의 전면과
측면(전경골근, 장지신근, 장모지신근, 장비골근, 단비골근) ; 장
딴지(후경골근, 장지굴근, 장모지굴근, 비복근, 가자미근).

풀 가장자리에 앉아 다리를 물에 담근다. 오른쪽 발의 발가락
을 바닥 쪽으로 향하게 곧게 뻗는다. 그리고 나서 수면 위로 향하
게 구부린다.

이것이 1회 반복이다. 오른쪽 발로 열 번하고 나서 왼쪽 발로
열 번하는 것이 1세트이다.

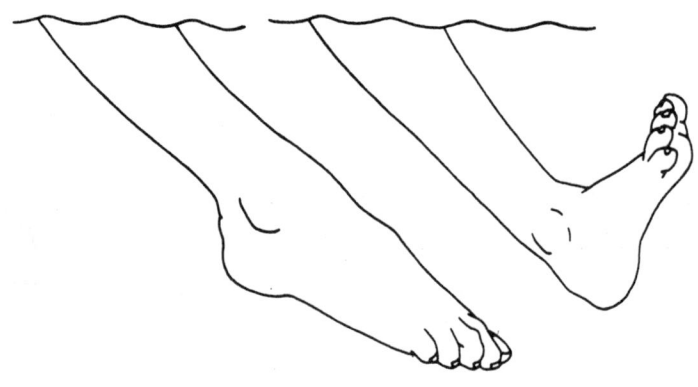

3. 글자쓰기

강화되는 신체부위 : 발 (단지신근, 내족저굴근) ; 하퇴의 전면과
측면 (전경골근, 장지신근, 장모지신근, 장비골근, 단비골근) ; 장
딴지 (후경골근, 장지굴근, 장모지굴근, 비복근, 가자미근).

풀 가장자리에 앉아 다리를 물 속에 담근다. 오른쪽 엄지발가
락을 이용하여 물 속에서 알파벳의 처음 10자 ─ A부터 J까지
─ 를 쓴다.

이때 하퇴를 고정시켜 움직이지 말 것. 발로 글자를 쓸 때 슬관
절 (무릎관절)이나 고관절 (둔부관절)을 사용하지 말고 발목관절
만 사용한다.

글자 한 자 쓰는 것이 1회 반복이다. 그리고 나서 다른 쪽 발로
반복한다. 오른쪽 발로 10자 쓴 후 왼쪽 발로 10자 쓰는 것이 1
세트이다.

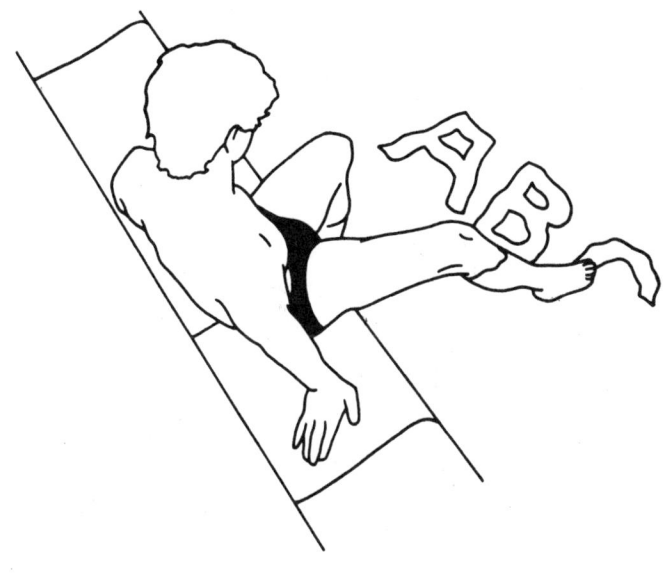

4. 축구공 차기

강화되는 신체부위 : 하퇴의 전면(전경골근, 장지신근, 장모지신근) : 대퇴전면(사두근) : 대퇴후면(햄스트링).

풀 가장자리에 앉아 다리를 물 속에 내린다. 양쪽 발을 몸 쪽으로 구부려서 약간 안쪽으로 튼다. 발을 이 위치에 두고 한 쪽 다리를 앞쪽으로 천천히 차고나서 다른 쪽 다리도 같이 한다. 다리를 앞으로 내찰 때 발과 하퇴는 물 속에 있도록 해야 한다. 내찬 발은 수면 바로 아래 지점까지 올린다.

각 다리를 한번 차는 동작이 1회 반복이다.

주의 : 이 동작을 할 때, 발목을 삐었을 경우는 발을 구부린 상태에서 실시한다. 만일 발차기를 할 때 발이 물 속에서 이리저리 놀게 되면 삔 부위의 인대를 악화시킬 수도 있다. 이렇게 굽힌 채 하면 물의 저항을 높이게 되는데 이것은 장딴지 전면근육의 힘을 증가시켜 준다.

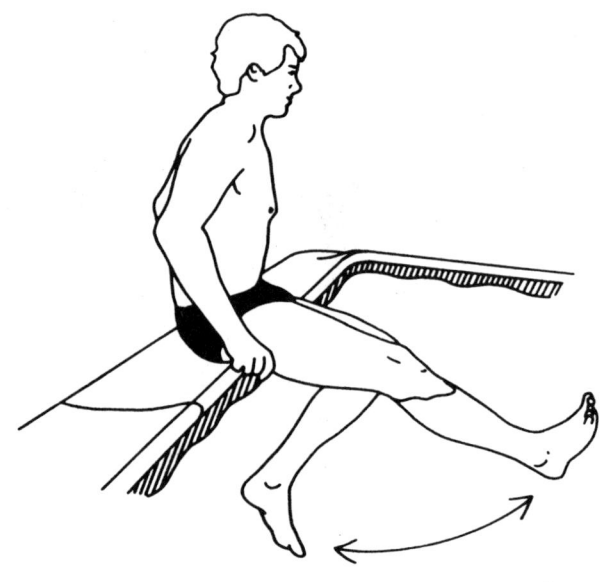

5. 다리펴고 차기

강화되는 신체부위:히프(장요근, 봉공근, 대퇴근막장근) ; 대퇴
내측(장내신근, 단내전근, 대내전근, 대퇴박근, 치골근) ; 대퇴후
면(햄스트링) ; 엉덩이(대둔근).

여러분이 이용하는 풀장에 계단이 있으면 엎드린 자세로 물에
떠서 두 손으로 계단을 잡는다. 풀장에 계단이 없으면 그림에서
보는 것같이 한 손으로 풀장 가장자리를 잡고 다른 쪽 손은 풀장
벽면에 대고 몸을 떠받친다. 히프로부터 다리를 차는데 이때 무
릎은 곧게 편 채로 해야 하며, 왼쪽 다리와 오른쪽 다리를 번갈아
한다.

한 쪽 다리를 한번 차는 것이 1회 반복이다.

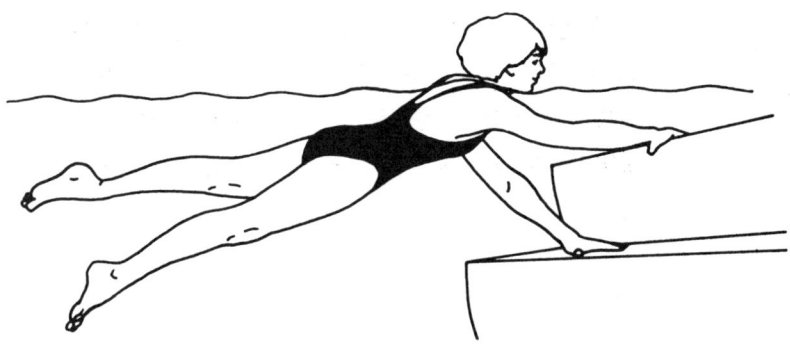

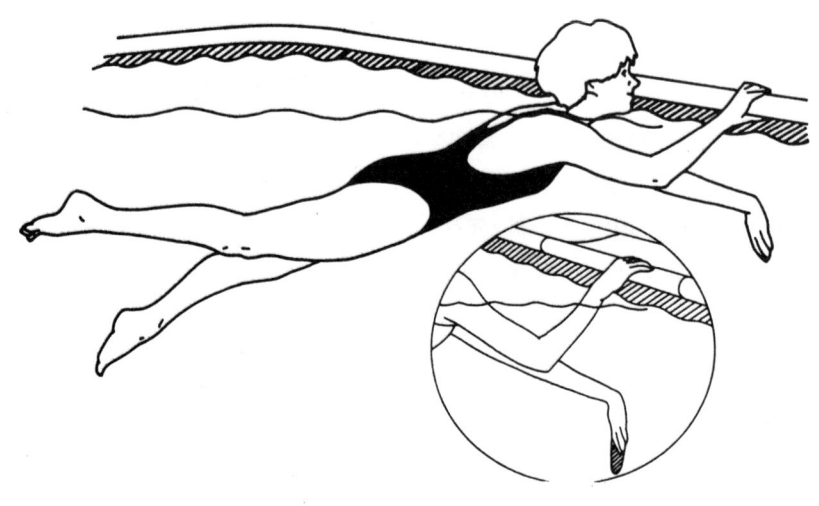

주 : 발, 발목 또는 하퇴 부분의 부상이나, 특히 통증 때문에 부
상 부위를 조심해야 하는 경우에는 다리와 히프의 모든 근육이
약화될 수 있다. 이 운동을 하면 부상 부위에 압박을 주는 일이
없이 다리와 히프 및 둔부의 근육을 튼튼하게 유지할 수 있게 해
준다.

6. 다른 형태의 축구공 차기

강화되는 신체부위 : 하퇴의 전면(전경골근, 장지신근, 장모지신근) ; 대퇴전면(사두근) ; 대퇴후면(햄스트링).

양쪽 발에 물갈퀴를 신고 풀장 가장자리에 앉아 두 다리를 물 속에 담근다. 한 쪽 다리를 천천히 차고, 그 다음 다른 다리를 찬다. 이때 수면에 가까워지는 발은 발목을 구부려서 물갈퀴를 수면 쪽으로 올리고, 풀 바닥을 향하는 발은 발목을 펴서 물갈퀴를 바닥 쪽으로 내린다.

각 다리를 한번 차는 것이 1회 반복이다.

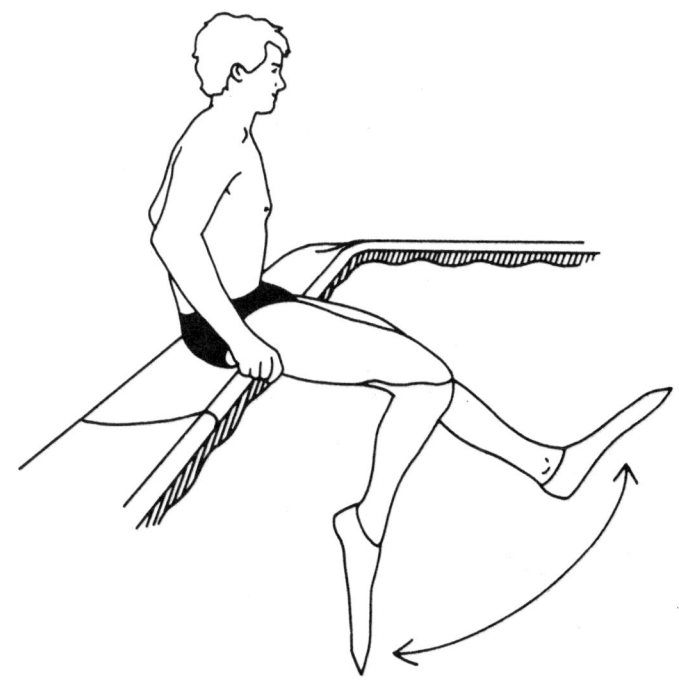

접촉 운동(발을 바닥에 닿고 하는 운동)

부상이 나아감에 따라 앞에서 등장한 운동을 계속하면서
다음에 소개되는 무게가 실리는 운동을 추가할 수 있다.

7. 수중 걷기

강화되는 신체부위 : 대퇴전면(사두근) ; 대퇴후면(햄스트링) ; 장
딴지(비복근, 가자미근, 후경골근, 장모지굴근, 장지굴근) ; 엉덩
이(대둔근) ; 히프(장요근, 봉공근, 대퇴근막장근).

가슴 깊이 물 속에 선다. 풀장 한 쪽 편에서 다른 쪽으로 천천
히 걷는다. 한 쪽 다리로 한걸음 내딛는 것이 1회 반복이다.

주 : 걸을 때 신발을 신고하면 부상 부위를 지탱하는 힘을 증가
시켜 주고 풀장 바닥을 딛는 충격을 완화해 준다.

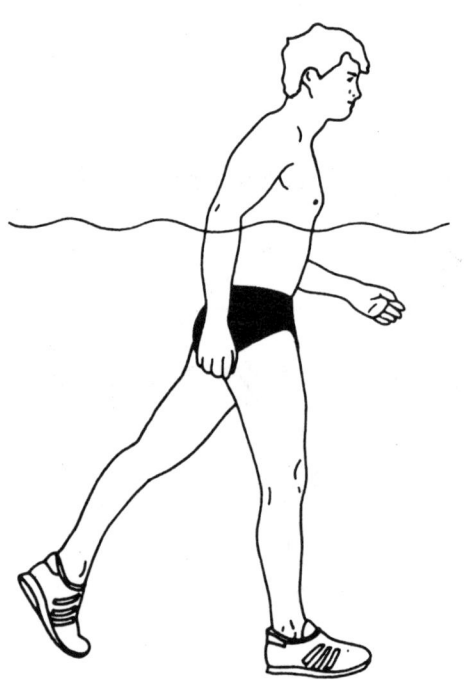

8. 양발꿈치 들어올리기

강화되는 신체부위 : 발(내족저굴근) ; 장딴지(비복근, 가자미근, 후경골근, 장모지굴근, 장지굴근).

가슴 깊이 물 속에 선다. 풀 가장자리를 향하여 서서 풀 가장자리를 잡는다. 몸을 꼿꼿이 세운 상태에서 양쪽 발꿈치를 천천히 들어올렸다 내린다. 양발꿈치를 한번 들어올리는 것이 1회 반복이다.

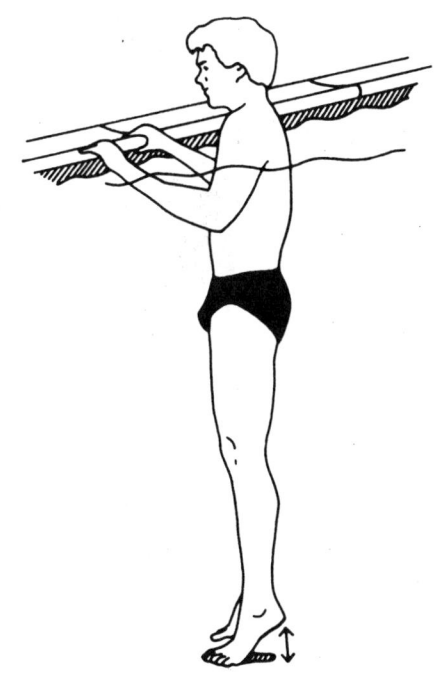

9. 한 쪽 발꿈치 들어올리기

강화되는 신체부위 : 발 (내족저굴근) ; 장딴지 (비복근, 가자미근, 후경골근, 장모지굴근, 장지굴근).

가슴 깊이 물 속에 선다. 풀 가장자리를 향하여 서서 풀 가장자리를 잡는다. 오른쪽 다리로 딛고 서서 발꿈치를 천천히 올렸다 내린다. 한 쪽 발꿈치를 한번 들어올리는 것이 1회 반복이며, 오른쪽 다리로 열 번 하고 나서 왼쪽 다리로 열 번하는 것이 1세트이다.

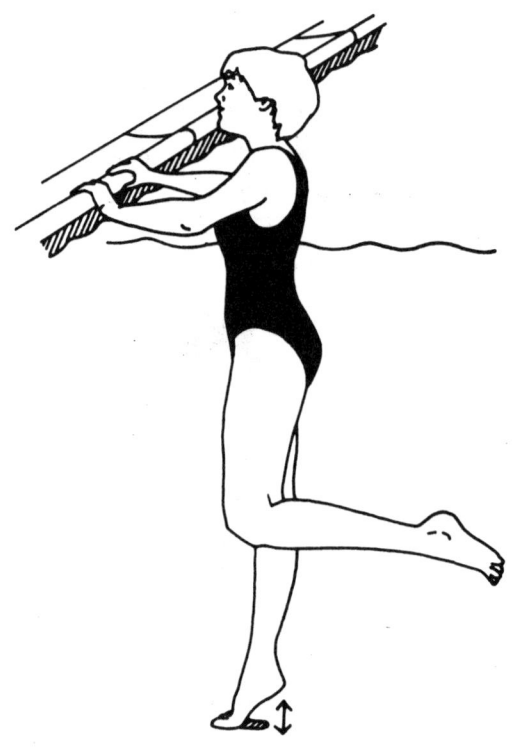

10. 한 쪽 발로 뛰기

강화되는 신체부위 : 발 (내족저굴근) ; 장딴지 (비복근, 가자미근,
후경골근, 장모지굴근, 장지굴근) ; 대퇴전면 (사두근) ; 대퇴후면
(햄스트링).

목 깊이 또는 가슴 깊이 물 속에서 왼쪽 다리로 딛고 선다. 풀
한 쪽에서 다른 쪽으로 깡충깡충 뛰어간다. 한번 뛰는 것이 1회
반복이며, 왼쪽 다리로 열 번하고 나서 오른쪽 다리로 열 번하는
것이 1세트이다.

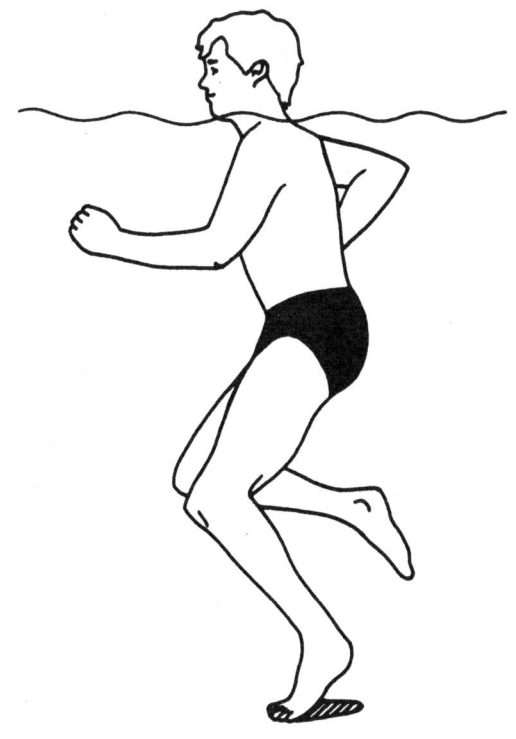

발과 발목 및 하퇴

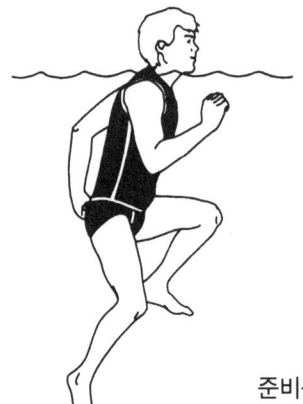
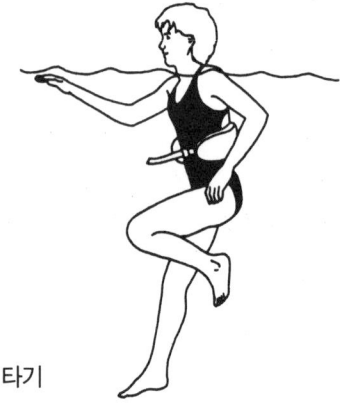

준비운동 : 수중 자전거 타기

비접촉 운동

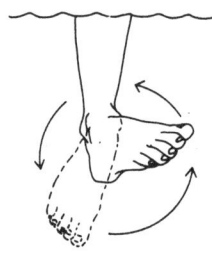

1. 발 돌리기

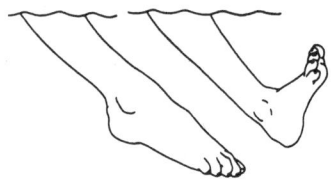

2. 발목 굴곡운동 및 신전운동

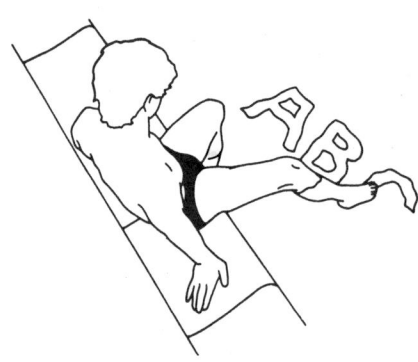

3. 글자쓰기

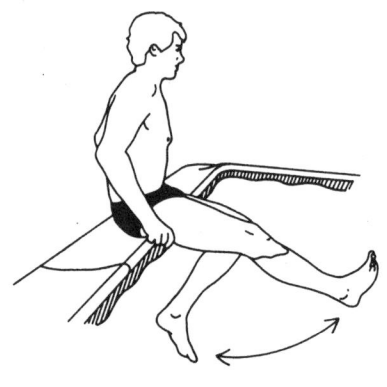

4. 축구공 차기

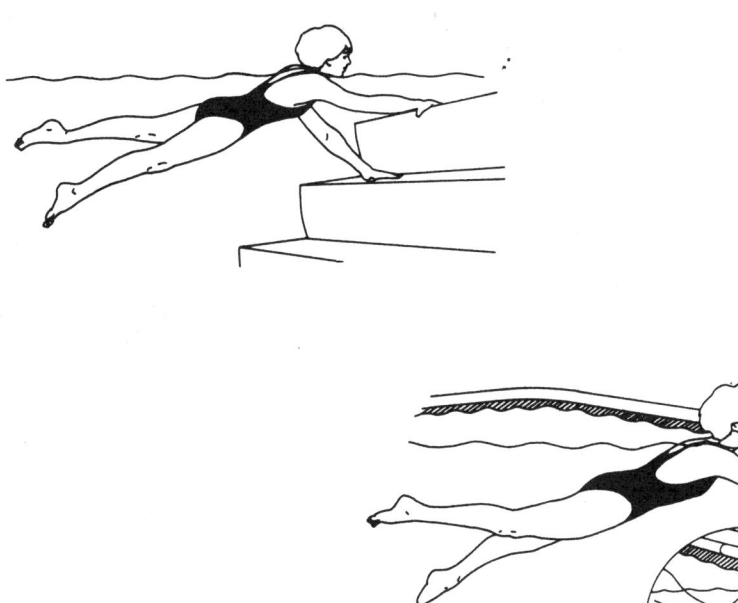

5. 다리펴고 차기

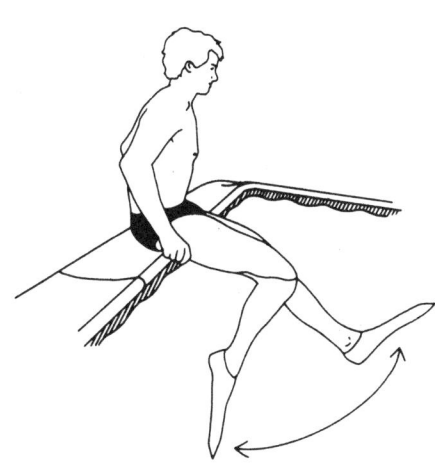

6. 다른 형태의 축구공 차기

접촉 운동

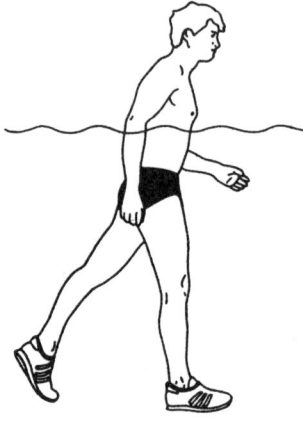

7. 수중 걷기

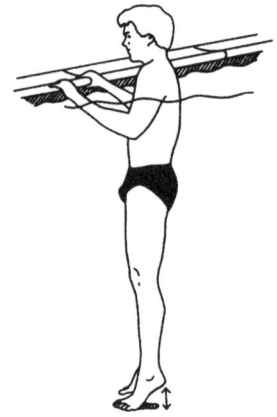

8. 양발꿈치 들어올리기

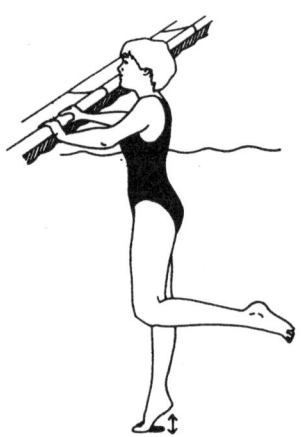

9. 한 쪽 발꿈치 들어올리기

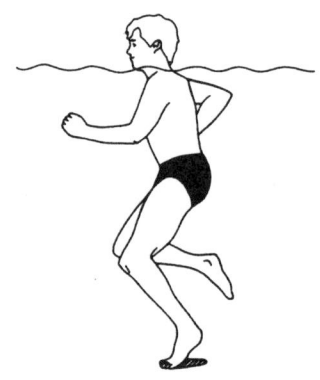

10. 한 쪽 발로 뛰기

훈련 스케줄

제1~2주

빈　　도 : 일주일에 3일. 한 번 훈련하고 나면 최소 하루는 쉴 것.

강　　도 : 수중 준비 운동 및 이 장에 나오는 최초 3가지 운동.

계속시간 : 각 운동별로 10회 반복운동 2세트.

제3~4주

빈　　도 : 일주일에 5일. 연달아 이틀은 쉬지 말 것.

강　　도 : 수중 준비 운동 및 1~2주에 한 최초 3가지 운동 외에 매주 2가지 운동을 프로그램에 추가할 것.

계속시간 : 각 운동별로 10회 반복운동 3세트.

제5~8주

빈　　도 : 일주일에 6일. 하루 휴식.

강　　도 : 수중 준비 운동 및 4주째에 한 운동 외에 이 장에 소개한 모든 동작을 다할 때까지 매주 한 가지 또는 두 가지 운동을 추가할 것.

계속시간 : 각 운동별로 10회 반복운동 4세트.

제 6 장

Knees

무릎

무릎은 하퇴부에 있는 두 개의 뼈, 즉 경골(정강이뼈)과
비골(종아리뼈)이 넓적다리 쪽에 있는 커다란 대퇴골을 만
나는 지점에서 앞뒤로 굽혀지는, 아주 잘 만들어진 접번관
절(경첩관절)이다.

만약 우리가 무릎에 대해서 평생동안 부드럽게 경첩 동작
만을 하길 요구한다면 전혀 문제될 것이 없다. 그러나 우리
의 무릎은 미식축구 경기에서의 태클이나 아이스하키 경기
에서 공격 저지를 할 때면 측면부에 꽝하고 부딪히기 일쑤
고, 일상적인 달리기를 할 때도 쿵쿵 울리면서 계속 구부러
졌다 퍼졌다 하는 운동을 반복하게 된다. 또한 야구 경기에
서 슬라이딩 할 때는 무릎은 최대로 구부러진 상태로 들어
가게 된다. 이럴진대 무릎이 우리 신체에서 가장 부상을 많
이 입는 부위로 명성을 떨치고 있는 것도 놀랄 일이 아닌 것
이다.

무릎 부상은 거의 모든 스포츠에서 여러분을 무력하게 만
들어 버리는 부상 가운데 제1순위를 차지하고 있다. 그러나
복잡하게 되어 있는 무릎 관절을 한번 보게 되면 왜 그렇게
탈이 많이 나는지를 이해하는 데 도움이 될 것이다.

무릎에 있는 세 개의 큰 뼈는 아주 튼튼한 인대조직에 의
해 서로 묶여 있다. 그 인대 가운데 가장 크고 두드러지는
것이 무릎 양측에 있는 외측 측부 인대와 내측 측부 인대이다.

이 튼튼한 외측 측부 인대와 내측 측부 인대는 무릎이 좌
우로 지나치게 많이 움직이지 않도록 막아 주는 역할을 하
며, 전후 십자 인대는 무릎을 앞뒤로 안정시켜 주는 역할을
맡고 있다. 이 십자 인대는 각각 반대쪽의 경골과 대퇴골의
측면에 연결되는데 이 둘은 무릎 안쪽 관절의 중심부 근처
에서 서로 교차한다.

무릎에 있는 뼈들은 뼈와 슬개골 후면을 둘러싸고 내막

사이에 위치하고 있는, 결합조직으로 이루어진 패드 같은 연골에 의해 충격을 흡수한다.

신문의 스포츠 면에는 언제나 이런저런 선수가 무릎연골이 파열되었다는 기사가 실리는데 연골이 관련되어 있으면 대부분의 경우, 뼈와 뼈 사이에 자리잡고 있는 두 개의 패드, 즉 내측 아니면 외측 반월연골의 이상이다. 스포츠 활동으로 인해 뼈가 닳아빠지지 않도록 해 주는 완충장치 역할을 하는 것이 내측 및 외측 반월연골인데 너무나 빈번히, 무리하게 남용을 하는 것이 파열의 원인이 되고 있다.

사두근 힘줄은 무릎 전면을 가로질러 대퇴근육을 슬개골과 연결한다. 슬개골 하부는 슬개건에 의해서 하퇴의 경골(정강이뼈)에 연결된다. 슬개골은 종자골(힘줄과 뼈가 마주치는 곳에서 힘줄을 보강하고 있는 식물종자 모양의 뼈)인데, 이는 신체의 다른 어떤 뼈에도 부착되어 있지 않다는 것을 뜻한다.

이 슬개골은 사두근 힘줄 안쪽에 자리잡고 있다. 이와 같이 별난 자리에 있으므로 해서 무릎이 훌륭한 기계공학적 운동을 하는 데 있어서 슬개골이 아주 중요한 역할을 할 수 있는 것이다.

슬개골은 우리가 일생 동안 받게 되는 갖가지 충격과 타박을 막아 주는 방패와도 같은 역할을 하며 관절 내부를 보호해 주고 있다. 그러나 가장 중요한 역할은 사두근 힘줄의 각을 크게 해 주고 또 그렇게 하는 데 있어 관절 부위의 대퇴근육이 발휘하는 힘의 양을 증가시켜 준다는 점이다.

축구공을 차려고 다리를 펼 때 사두근 근육의 수축은 대퇴부로부터 사두근 힘줄을 따라서 슬개골 및 경골까지 전달된다. 이런 도르레 시스템의 각이 커짐에 따라서 우리는 슬개골의 차는 힘을 더욱 강하게 할 수 있는 것이다.

이런 경첩동작은 슬신근과 슬굴근이라 불리는 근육에 의해 조절된다. 우리가 의자에 앉거나 쪼그리고 앉을 때처럼 무릎을 굽힐 때가 무릎을 굴곡하는 것이며 대퇴후면에 있는 일단의 큰 근육군인 햄스트링이 주로 이런 무릎굴곡 동작을 담당한다. 무릎신전은 공을 찰 때나 배구공을 스파이크하려고 뛰어오를 때처럼 다리를 쭉 펼 때 일어나는 동작으로서 대퇴전면에 있는 사두근이 무릎신전을 담당하는 슬신근이다.

1. 수중 운동과 무릎

무릎과 관련하여, 여러분이 수중 회복 프로그램을 실시하려고 고려 중일 때 기억해야 할 가장 중요한 것은 무릎은 하중을 받는 관절이며, 보호가 그렇게 썩 잘되는 곳이 아니라는 사실이다. 정위치에 있도록 붙들어 주는 근육이나 힘줄로 둘러싸인 고관절이나 견관절과는 달리 무릎에 있는 뼈나 결합조직은 스포츠로 인한 부상을 방지해 주는 방어선의 최전방에 있는 것들이다.

무릎 부상을 입게 되면 하중을 받는 모든 동작은 고통스러워서 여러분은 그런 동작을 하지 않으려 할 것이다. 무릎 부상으로 대퇴근육이 심한 위축 현상을 보이는 것은 이 때문이다. 그것은 너무나 통증이 심하여 관절이 조금의 굴곡이나 신전도 할 수 없게 만들어 버리게 된다.

수중 운동은 하중을 받는 운동이 아니므로 훨씬 견디기가 수월하며, 물의 부력이 있기 때문에 관절에 가해지는 스트레스를 없게 해 주어 햄스트링 및 사두근을 강화할 수 있게 해 준다. 이렇게 하면 이들 근육에 있는 힘줄이 근육을 무릎에 있는 뼈에 연결을 시켜 주는 역할을 하므로 관절을 더욱 안정시켜 주게 된다.

무릎의 굴곡근육과 신전근육이 강화되면 될수록 무릎관절에 재부상을 입을 가능성이 줄어들게 될 뿐만 아니라 관절 부위의 비근육 부분에 대한 소모 정도도 줄어들게 된다. 사실 많은 무릎 부상도 대퇴에 있는 햄스트링과 사두근만 튼튼하면 피할 수 있다.

2. 일반적인 무릎 부상

다음의 부상에서 공통되는 점은 이들 부상이 회복될 때까지는 여러분이 하는 스포츠를 계속할 수 없게 하거나 아니면 종종 불가능하게 만들어 버린다는 것이다. 이 말은 곧 여러분이 하는 스포츠를 중지하고 좀 쉬어야 할 필요가 있다는 것을 의미하는데 조금 쉰다는 것이 수 주일이 될 수도 있다.

이 장에 등장하는 수중 운동은 일반적인 무릎 부상에서 회복하는 데 도움을 줄 것이다.

연골 연화증

슬개골의 후면에 자리하고 있는 연골은 무릎관절을 과도하게 쓰게 되면 일부 부위에서 염증을 일으키거나 실제로 닳아 없어져 버릴 수도 있다. 이 부상은 단거리 육상 선수들에게 흔한 부상이다.

우리가 무릎을 폈다 구부렸다 할 때 슬개골은 대퇴골의 구(溝) 위로 미끌어진다. 여기서 슬개골의 연골이 손상을 입게 되면 이들 두 개의 뼈 사이에 있는 쿠션 기능이 떨어지게 되며, 관절에 통증과 염증을 일으키게 된다.

슬개골 건염(도약하는 선수의 무릎)

이름에서 알 수 있듯이 이 부상은 넓이뛰기 선수나 3단뛰기 선수 및 높이뛰기 선수들에게 잘 알려져 있다. 격심한 점프를 반복적으로 하게 되면 보통 슬개골 바로 아래의 슬개골 힘줄에 염증이나 작은 열상을 일으킨다. 또한 농구 선수나 배구 선수들도 이런 부상에 자주 시달리는데 통증이 사라질 때까지 점프하는 것을 중지하지 않으면 낫지 않는다.

내측 측부 인대 좌상 또는 파열

여러분은 슬(무릎)관절을 안정시키는 역할을 하는 두 개의 커다란 인대가 무릎 양측면에 있다는 사실을 기억할 것이다. 이 슬관절의 외부에 충격을 받게 되면 다리가 몸 안쪽으로 밀리면서 다리와 무릎 안쪽에 있는 내측 측부 인대의 섬유가 늘어나거나 파열될 수가 있다. 이 부상은 수술이 필요하며 유능한 스포츠 의학 전문의의 검진을 받아야 한다.

한편 다리와 무릎 바깥쪽에 있는 외측 측부 인대는 무릎의 안쪽에 가해지는 충격이 드문 까닭에 스포츠 활동 중에 부상을 입는 경우는 거의 없다.

내측 반월 연골 파열

내측 반월 연골은 내측 측부 인대에 부착되어 있는데 다리 외부에 충격을 받을 때—예를 들자면 미식축구나 럭비 경기 등의 태클—그 충격이 내측 측부 인대를 파열시키기에 충분할 정도의 충격일 경우에는 내측 반월 연골 또한 파열될 수가 있다. 이 부상을 치료하는 데도 전문의의 검진이 반드시 필요하다.

만성적 혹사로 인한 부상

슬(무릎)관절을 계속해서 굽혔다 폈다 하면 인대나 힘줄 또는 반월 연골 가운데 어느 한 부위에 미세한 파열이나 염증이 생길 수 있다. 육상 선수, 사이클 선수, 조정 선수, 활강 선수 및 크로스컨트리 스키 선수 등은 이런 혹사로 인한 징후가 나타날 수 있는 무릎의 결합 기능 장치나 쿠션 기능 장치에 많은 압박을 가하는 대표적인 선수들이다. 특히 두 개의 반월 연골에 미세한 파열이 일어나기가 쉽다. 관절 부위의 자극 현상은 닳아서 헐거워진 미세한 연골조각이 관절 부위 어디엔가 틀어박혀 있는 경우에도 생기는 수가 있다.

고질적인 무릎 통증은 스포츠 의학 전문의의 진단을 받아야 하는데 대체로 수 주일 동안은 스포츠를 중단해야 하며,

이 동안은 통증을 일으키지 않는 풀장에서의 운동을 통해서 힘을 유지할 수 있다.

전십자 인대의 파열 또는 좌상

이것은 스포츠 세계에서 가장 흔히·들을 수 있는 부상으로서 불행히도 전십자 인대가 파열된 선수 곁에 있었다든지, 아니면 자신이 직접 이 부상을 당한 더 나쁜 상황을 겪어 보았다면 이 인대가 파열될 때의 "툭" 하는 커다란 소리를 기억할 것이다.

이 부상은 보통 갑자기 다른 방향으로 뛰어나가거나 방향을 틀 때, 특히 몸 앞쪽으로 다리를 쭉 펴서 속도를 갑자기 줄일 경우에 발생하게 된다. 또한 다리 뒷부분에 충격을 받을 때에도 발생할 수 있는데 이 경우에는 대퇴골이 인대 안쪽으로 밀려들어 가면서 찢어지게 된다.

전십자 인대에 부상을 입게 되면 의사의 진찰을 받아야 하거나, 수술이 필요한 경우도 있는데 이때는 광범위한 회복 훈련이 수반되어야 한다. 이 책에 있는 수중 훈련이 좋은 출발점이 될 것이다.

후십자 인대의 파열 또는 좌상

흔한 스포츠 부상은 아니지만 무릎 앞쪽이 무엇에 맞거나 과도 신전이 생기는 경우에 발생한다. 예를 들자면 축구 선수가 발이 땅에 닿아 있을 때 무릎이나 무릎 아래 부분에 태클을 당하게 될 때에 이 부상을 입을 수가 있는 것이다.

수술이 필요할 수도 있고 그렇지 않을 수도 있기 때문에 의사와 상의하는 것이 좋다. 광범위한 회복 프로그램을 시행하면 수술은 피할 수도 있다.

슬개골 탈구

슬개골은 사두근의 힘줄 속에 자리잡고 있는데 다리가 안으로 살짝 틀리고 무릎이 굽혀지는 사이에—예를 들어 야구에서 스윙을 하는 경우—사두근 근육이 심하게 수축하면 슬개골이 궤도를 벗어날 수가 있다.

슬개골 주위와 힘줄에 손상이 생기면 수술 및 오랫동안의 회복 기간과 특히 사두근의 강화가 필요하다.

장경 인대 건염

결합 조직으로 된 기다란 띠 모양의 장경 인대는 히프 바로 아래의 외측대퇴에서 시작하여 다리 바깥쪽을 죽 따라 내려가 무릎을 가로질러 정강이에 있는 경골 안으로 들어간다.

달리기나 노젓기, 스키 타기와 사이클링 등과 같은 스포츠 활동에서 흔히 하는 동작인, 다리를 반복해서 구부렸다 폈다(굴곡 및 신전) 하게 되면 이 띠가 다리의 바깥쪽에 있는 외측상과라 부르는 대퇴골 위, 뼈가 튀어나온 곳을 가로지르며 앞뒤로 문지르게 되는데 이때 인대 부위에 염증을 일으킬 수 있다.

이 염증은 여러분이 훈련량을 줄이고 나서라야 사라지게 된다. 수중 회복 프로그램을 실시하고자 할 때는 이 장에 있는 "다리 펴고 걷기" 운동으로 시작해야 한다.

3. 운동

관절에 통증을 일으키는 운동, 특히 부상 부위에 통증을 일으키는 운동은 하지 말 것. 4장에 나와 있는 훈련지침을 따른다.

준비 운동
수중 자전거 타기(53페이지 참조).

1. 다리 펴고 걷기

강화되는 신체부위 : 다리에 있는 모든 주요 근육 — 대퇴전면(사두근) : 대퇴후면(햄스트링) : 장딴지(비복근, 가자미근, 후경골근, 장모지굴근, 장지굴근) : 히프(장요근, 봉공근, 대퇴근막장근)

가슴 깊이 물 속에 선다. 팔과 다리를 똑바로 유지하며 풀장 한 쪽에서 다른 쪽으로 걷는다. 걸을 때 무릎을 굽히지 말 것.
한 쪽 발로 한 걸음 내딛는 것이 1회 반복이다.

주 : 운동화를 신는 것이 더 편안할 것이다. 운동화를 신으면 풀장 바닥을 단단하게 딛을 수 있고 걸을 때 생기는 충격의 일부를 흡수해 준다.

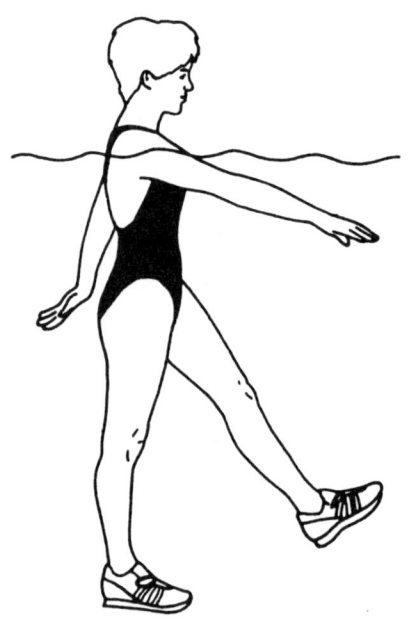

2. 다리 펴고 차기

강화되는 신체부위 : 히프(장요근, 봉공근, 대퇴근막장근) ; 대퇴내측(장내신근, 단내전근, 대내전근, 대퇴박근, 치골근) ; 대퇴후면(햄스트링) ; 둔부(대둔근).

풀장에 계단이 있으면 손으로 계단을 잡고 물에 뜬다. 계단이 없으면 한 손으론 풀 가장자리를 잡고 다른 손은 그림에서 보듯이 손바닥을 뒤집어서 풀장 벽에다 대고 몸을 떠받친다. 무릎을 곧게 펴고 히프로부터 다리를 찬다. 왼쪽 오른쪽 교대로 차는데 각 다리를 한 번 차는 것이 1회 반복이다.

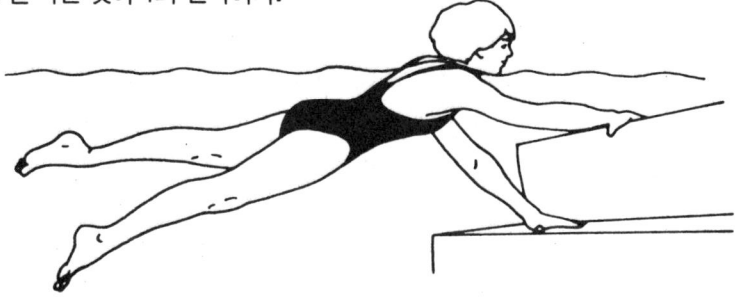

주 : 무릎에 부상을 입게 되면 다리와 히프의 모든 근육을 약화시킬 수 있는데 특히 통증 때문에 부상 부위에 신경을 써야 하는 경우는 더욱 그렇다. 이 운동을 하게 되면 부상당한 무릎에 스트레스를 주는 일없이 다리, 히프 및 둔부의 근육을 튼튼하게 유지할 수 있다.

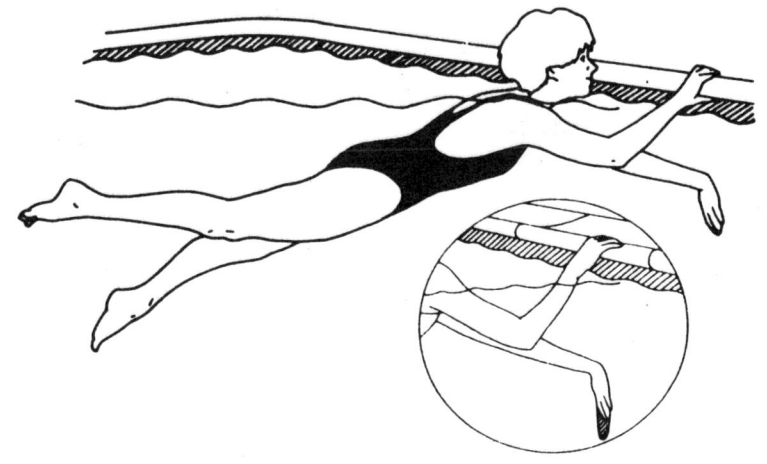

3. 다리 구부리기

강화되는 신체부위:대퇴후면(햄스트링) ; 대퇴전면(사두근) ; 히프(장요근, 봉공근, 대퇴근막장근).

가슴 깊이의 물에서 몸의 오른쪽이 풀 가장자리 곁에 위치하도록 하여 풀장 가장자리를 잡고 선다. 왼쪽 다리를 무릎에서 굽혔다가 원위치한다.

한 번 구부리는 것이 1회 반복이다. 10회 반복 후 돌아서서 몸의 왼쪽이 풀 가장자리 곁에 위치하도록 하여 오른쪽 다리로 반복한다. 이렇게 하는 것이 1세트이다.

주 : 운동을 하는 다리와 쉬는 다리는 운동을 하는 동안 계속해서 평행을 유지해야 하며, 운동하는 다리가 앞으로 나가거나 옆으로 서서는 안 된다. 엉덩이가 치켜올려져서 허리 부분이 과도신전(지나치게 펴지는 것)이 되지 않도록 한다.

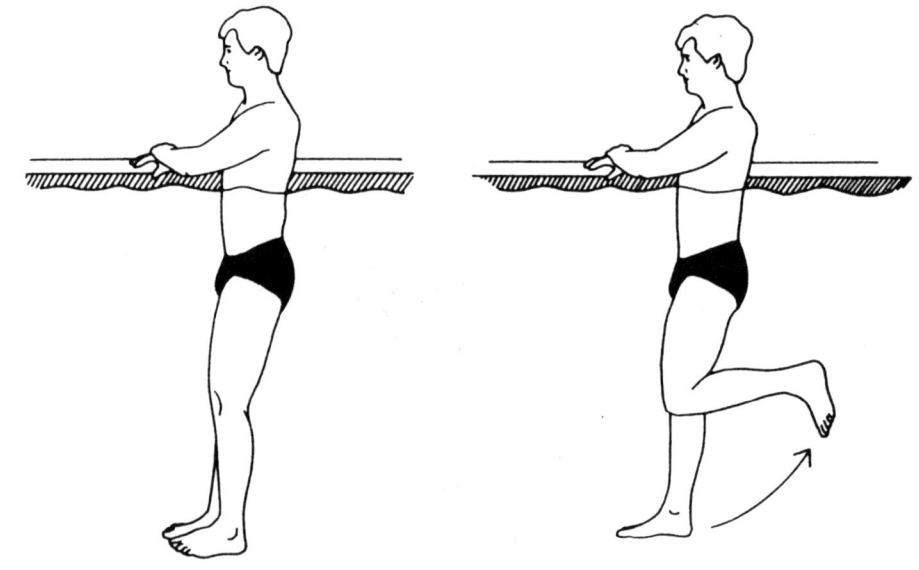

4. 무릎 신전(펴기)

강화되는 신체부위 : 대퇴전면(사두근).

가슴 깊이의 물에서 몸의 오른쪽이 풀 가장자리 곁에 위치하도
록 하여 풀 가장자리를 잡고 선다. 무릎을 구부린 채 왼쪽 다리를
올린다. 하퇴를 몸 앞으로 올려서 다리를 곧게 편다. 대퇴를 올린
상태에서 다시 무릎을 구부린 위치로 돌아간다.

하퇴를 한 번 올렸다 내리는 것이 1회 반복이다. 10회 반복 후
돌아서서 몸의 왼쪽이 풀 가장자리 곁에 위치하도록 하여 오른쪽
다리로 반복한다. 이것이 1세트이다.

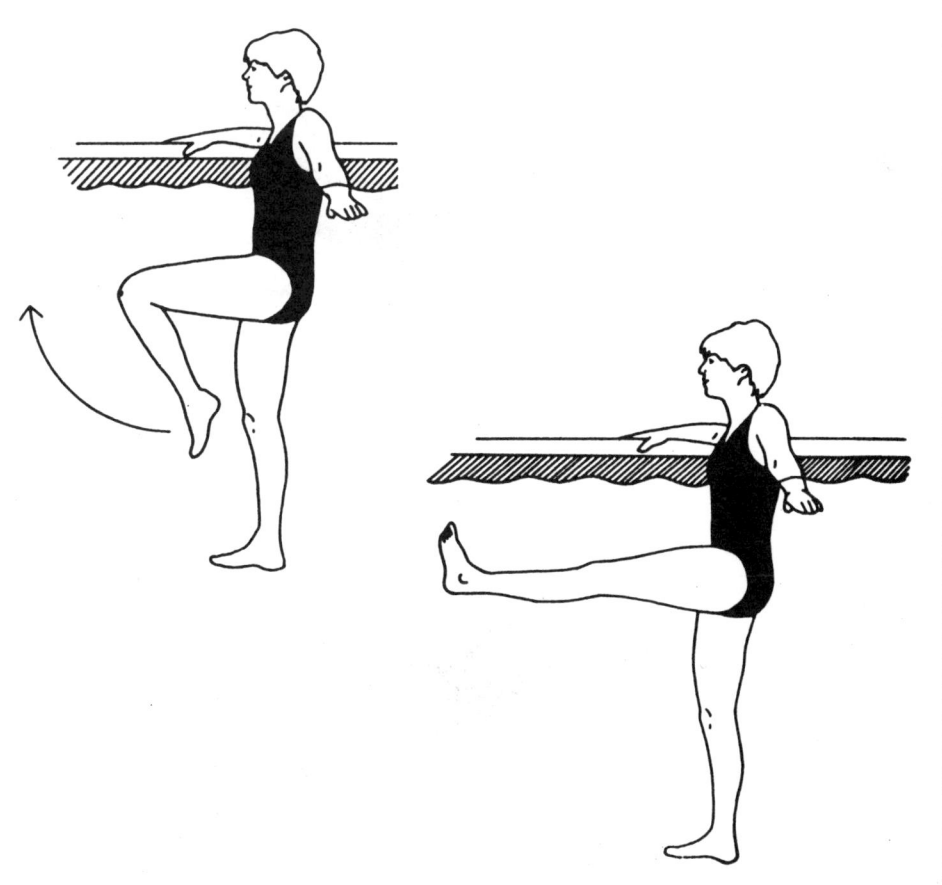

5. 무릎으로 부드럽게 차기

강화되는 신체부위: 대퇴전면(사두근) ; 대퇴후면(햄스트링).

풀장에 계단이 있으면 손으로 계단을 짚고 엎드린 자세로 뜬다. 만약 계단이 없으면 Kick Board를 이용한다. 무릎을 구부리며 부드럽게 물을 찬다. 번갈아가며 한 번 차는 것이 1회 반복이다.

주의: 이것은 사두근을 강화하는 데 아주 좋은 운동이지만 너무 힘차게 하면 무릎 부상을 악화시킬 수 있다. 무릎 관절이 과도 신전(지나치게 많이 펴지는 것)이 되므로 너무 힘차게 차지 말 것. 천천히 조심스런 방법으로 위에서 아래로 움직이며, 무릎 관절에 스냅을 주지 말 것.

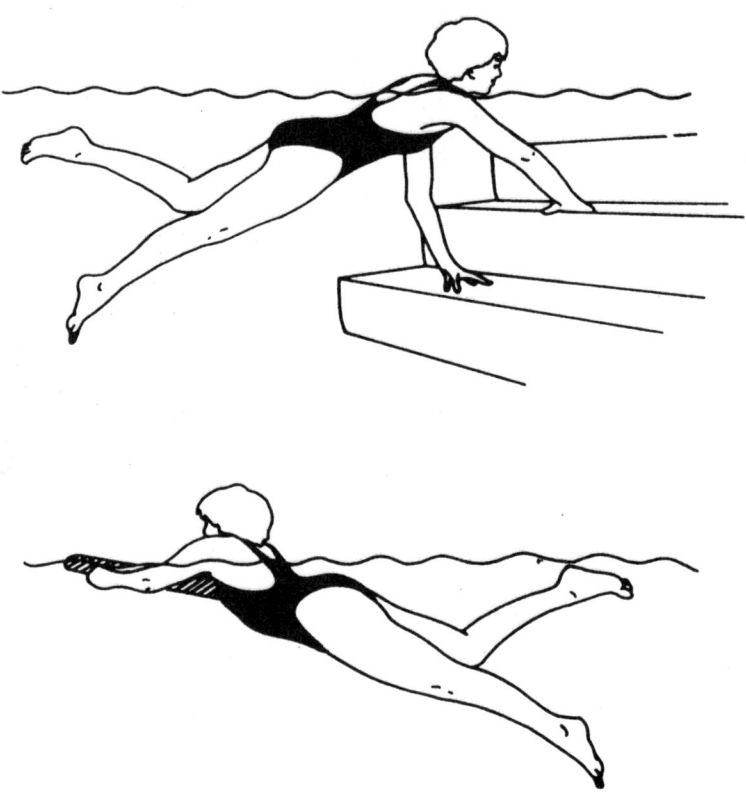

6. 웅크리기(Squats)

강화되는 신체부위:대퇴전면(사두근) ; 대퇴후면(햄스트링) ; 둔부(대둔근).

손으로 고관절(허리)을 짚고 가슴 깊이의 물 속에서 선다. 발은 풀장 바닥에 평평하게 붙이고 등을 똑바로 하고 무릎을 천천히 굽혔다가 다시 편다. 대퇴가 풀 바닥과 평행하게 되는 위치인 90° 이상으로 무릎을 굽히지 말 것.

한 번 웅크리는 것이 1회 반복이다.

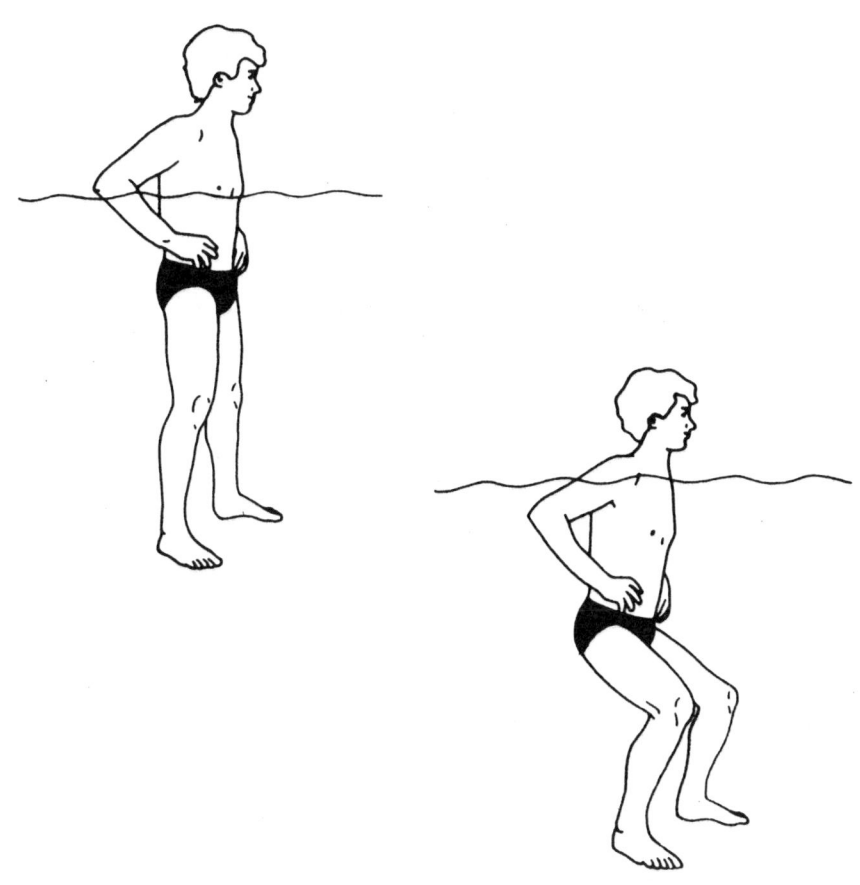

7. 벽차고 밀기

강화되는 신체부위:대퇴전면(사두근) ; 대퇴후면(햄스트링) ; 둔부(대둔근).

등을 풀장 벽 가까이 하고 선다. 무릎을 굽히고 발을 들어 벽에다 댄다. 천천히 벽으로부터 몸을 밀어 낸다. 한 번 밀어 내는 것이 1회 반복이다.

주의:과도 신전이 생길 수 있으므로 너무 힘차게는 하지 말 것.

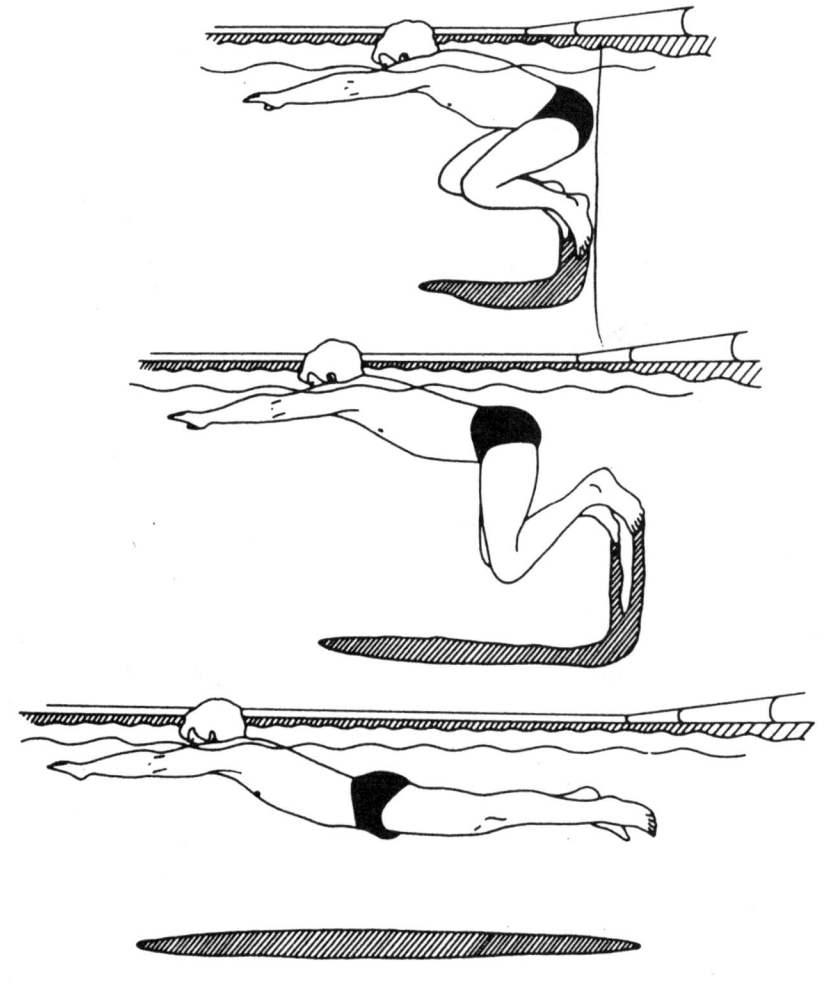

8. 다리 옆으로 올리기

강화되는 신체부위:히프(대퇴근막장근, 장요근, 봉공근) : 대퇴내측(단내전근, 장내신근, 대내전근, 대퇴박근, 치골근) : 대퇴후면(햄스트링).

가슴 깊이의 물에서 몸의 오른쪽이 풀 가장자리 곁에 위치하도록 하여 풀 가장자리를 잡고 선다. 천천히 왼쪽 다리를 몸의 바깥쪽으로 들어올린다. 이때 발끝은 정면을 향하도록 해야 하며 위로 들리거나 수면 쪽을 향하지 않도록 한다. 다리를 원위치로 내린다. 다리를 양쪽 방향으로 움직일 때 물의 저항에 거슬리며 운동한다.

다리를 한 번 올렸다 내리는 것이 1회 반복이다. 10회 반복 후 돌아서서 오른쪽 다리로 반복한다. 이것이 1세트이다.

주의:다리를 옆으로 움직이게 되면 부상당한 무릎에 통증이 올 수 있다. 다리를 옆으로 올리는 운동을 무릎 운동의 끝부분에 둔 것은 바로 이런 이유 때문이다. 이 운동이 통증을 유발하면 다시 시도하기에 앞서 조금 더 힘이 붙을 때까지 기다릴 것.

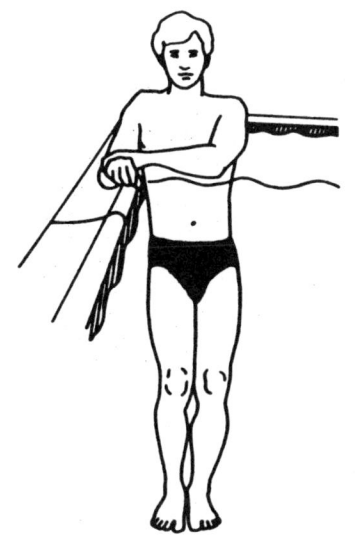
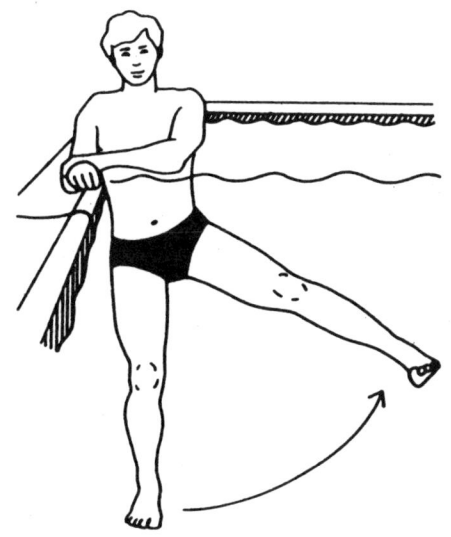

9. 가위 운동

강화되는 신체부위:히프(대퇴근막장근, 장요근, 봉공근) ; 대퇴
내측(단내전근, 장내신근, 대내전근, 대퇴박근, 치골근) ; 둔부
(중둔근, 대둔근) ; 대퇴후면(햄스트링).

가슴 깊이의 물 속에서 등을 풀장 벽에 대고 선다. 팔과 손으로
풀 가장자리를 잡는다. 히프 부분에서 몸을 굽히고 양다리를 몸
앞쪽에서 똑바로 위로 들어올린다. 이때 엉덩이와 등은 풀장 벽
에다 계속 대고 있어야 한다. 다리를 넓게 벌렸다가 다시 하나로
모으는데 이때 양발을 발목에서 서로 교차시킨다. 다리를 벌렸다
가 다시 모으는 것이 1회 반복이다.

주의:다리를 옆으로 움직이게 되면 부상당한 무릎에 통증이 올
수 있다. 이 운동을 무릎 훈련의 끝부분에 둔 것은 바로 이런 이
유 때문이다. 이 운동이 통증을 유발하면 다시 시도하기에 앞서
조금 더 힘이 붙을 때까지 기다릴 것.

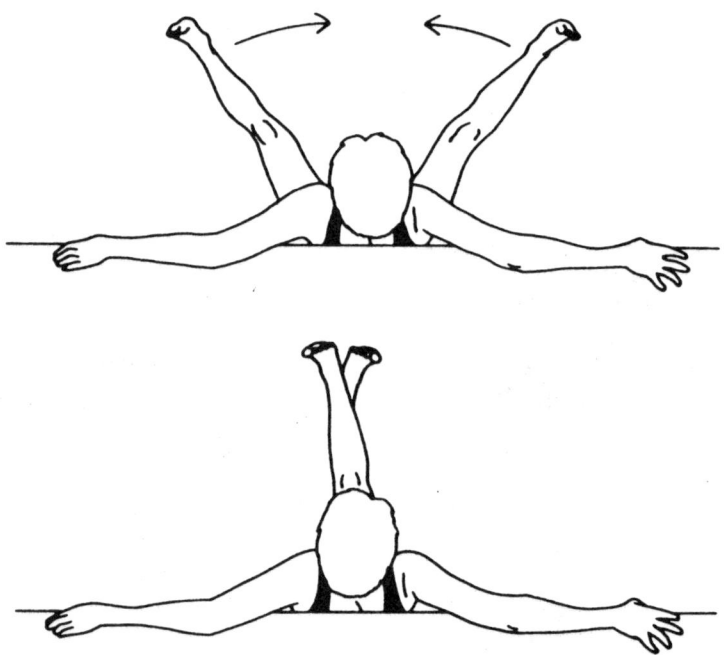

금기 사항 : 개구리 발차기

무릎은 접번관절로서 앞뒤로 완벽하게 움직이도록 만들어져 있다. 때문에 다리를 옆방향으로 움직이게 되면 무릎 부상, 특히 내측 측부 인대나 외측 측부 인대가 좌상을 입거나 파열된 경우에는 더욱 악화될 수가 있다. 그러므로 다리를 옆방향으로 움직이는 개구리 발차기 동작은 수중 회복 프로그램의 일부가 되어서는 안 된다.

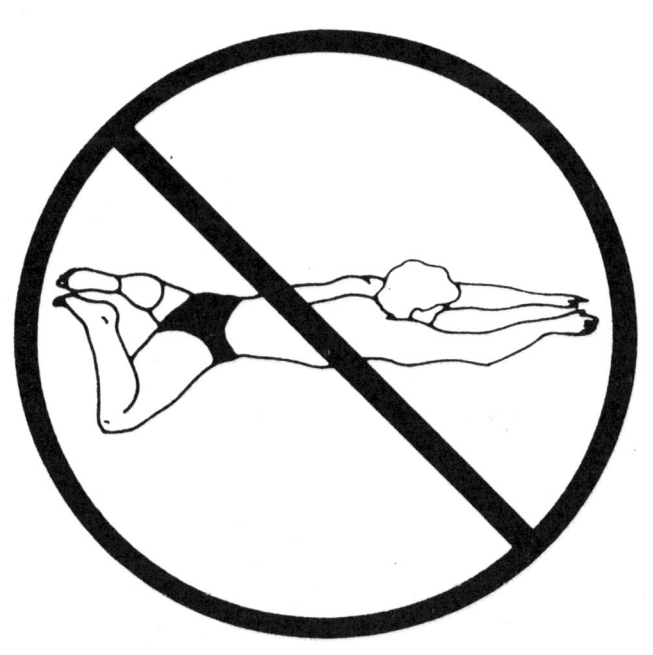

무릎

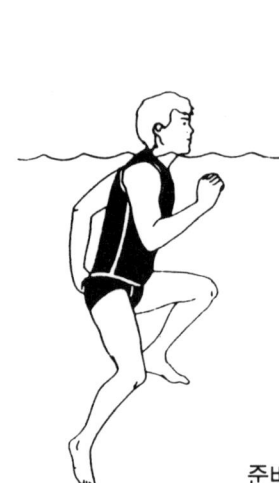
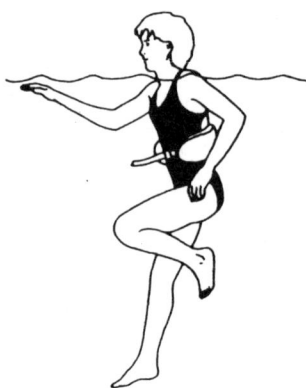

준비운동 : 수중 자전거 타기

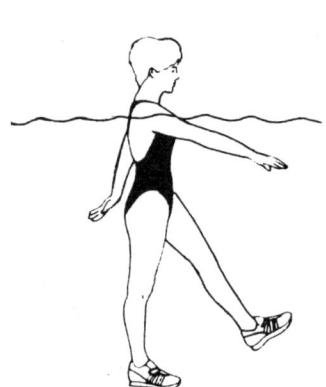

1. 다리 펴고 걷기

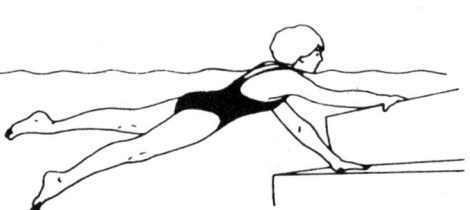

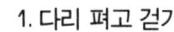

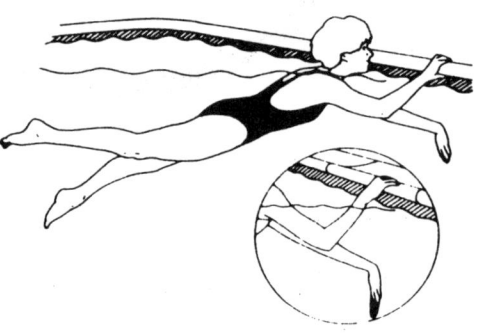

2. 다리 펴고 차기

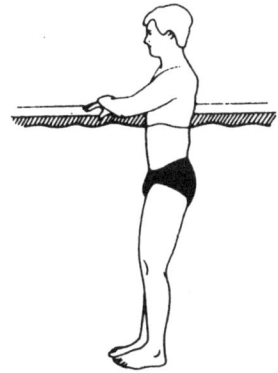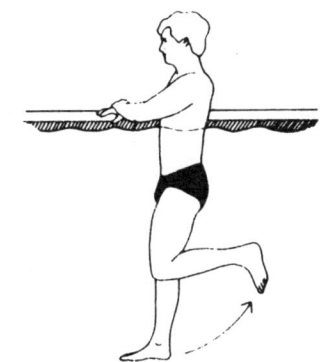

3. 다리 구부리기

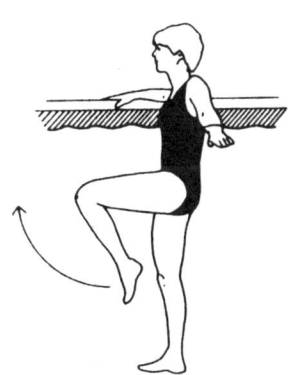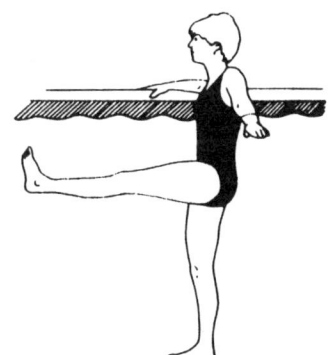

4. 무릎 신전(펴기)

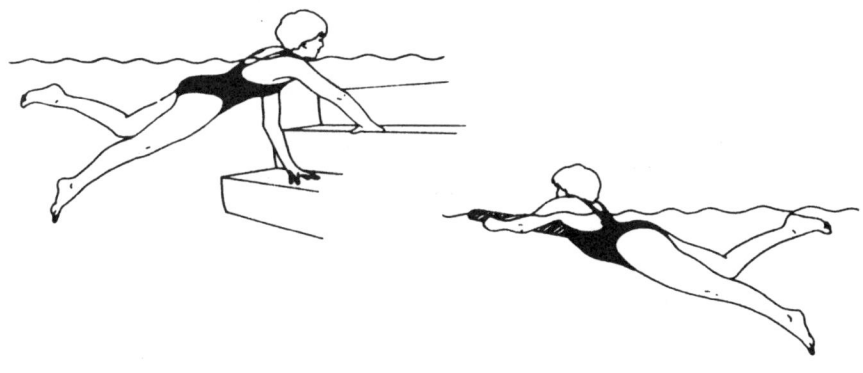

5. 무릎으로 부드럽게 차기

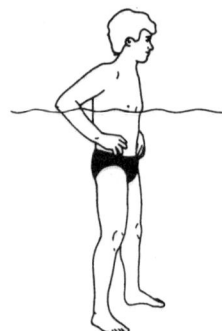 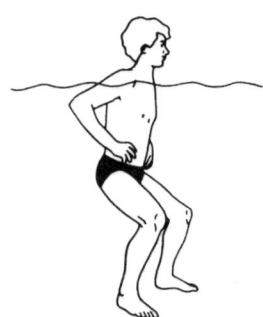

6. 웅크리기(Squats)

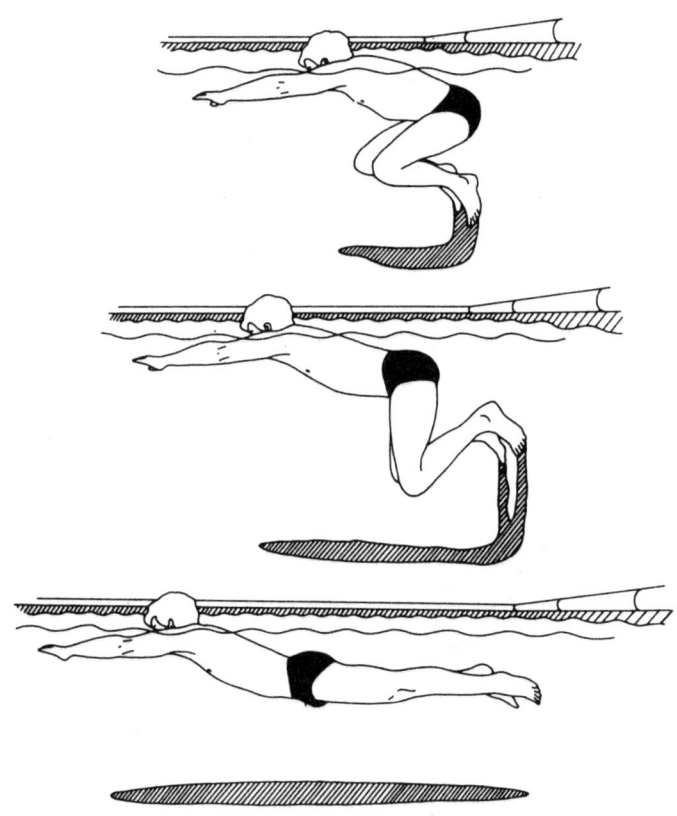

7. 벽차고 밀기

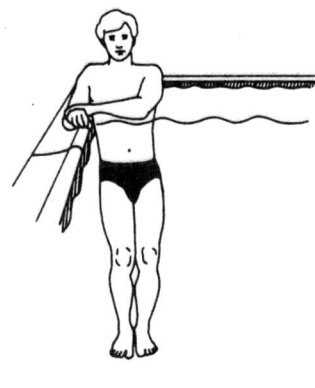
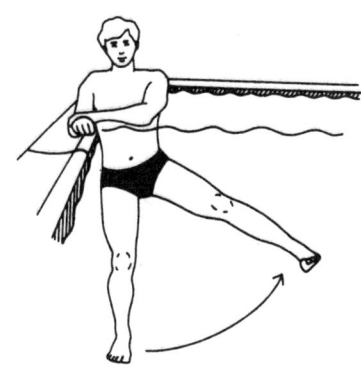

8. 다리 옆으로 올리기

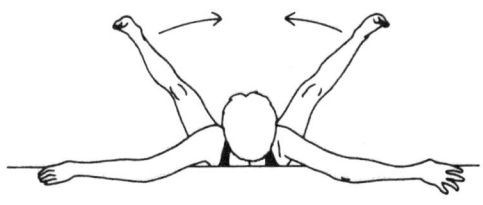

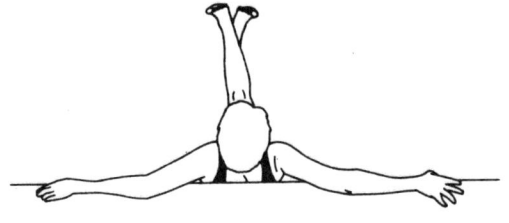

9. 가위운동

훈련 스케줄

제1~2주
빈　　도 : 일주일에 3일. 훈련하는 날 사이에 최소 하루는
　　　　　쉰다.
강　　도 : 수중 준비 운동 및 이 장에 나오는 최초 3가지 운
　　　　　동.
계속시간 : 각 운동별로 10회 반복운동 2세트.

제3~4주
빈　　도 : 일주일에 5일. 이틀 휴식, 연달아 이틀은 쉬지 말
　　　　　것.
강　　도 : 수중 준비 운동. 1~2주에 했던 3가지 운동 외에
　　　　　매주 2가지 운동을 프로그램에 추가할 것.
계속시간 : 각 운동별로 10회 반복운동 3세트.

제5~8주
빈　　도 : 일주일에 6일. 하루 휴식.
강　　도 : 수중 준비 운동, 4주째에 한 운동 외에 이 장에
　　　　　등장하는 모든 동작을 다 할 때까지 매주 하나 내
　　　　　지 두 가지 운동을 추가할 것.
계속시간 : 각 운동별로 10회 반복운동 4세트.

히프, 대퇴 및 둔부

1. 히프, 대퇴 및 둔부 부상 치료를 위한 수중 운동
2. 히프, 대퇴 및 둔부의 부상
   햄스트링 좌상 또는 파열, 사두근 타박상,
   대퇴골의 피로 골절, 사두근 좌상 또는 파열,
   내전근(서혜부) 좌상 또는 파열,
   외측 히프의 통증, 히프 포인터, 이상근 경련.
3. 운동

히프, 대퇴 및 둔부

커다란 허벅지뼈인 대퇴골은 끝에 둥근 혹(대퇴골두)이 달려 있는데 이것이 골반뼈에·있는 관골구 속으로 꼭 맞아 들어가 아주 안정된 구관절을 형성하기 때문에 부상을 잘 당하지 않는다.

여기서 문제를 일으키는 것은 관절이 아니라 대퇴골두와 관골구의 움직임을 담당하고 있는 많은 근육들이 문제이다. 이들 근육들이 균형을 잃거나 과도하게 사용되거나, 또는 움직이면 안 되는 방식으로 억지로 움직이게 되면 접질리거나 파열이 될 수가 있다.

스포츠에서 가장 잘 알려진 근육들 가운데 몇 가지는 대퇴에 있다. 즉 대퇴후면에 있는 햄스트링군(群)과 전면에 있는 4개의 사두근이 그것들이다. 햄스트링은 히프를 신전하는 일을 맡고 있는데 이는 우리가 다리를 엉덩이 뒤로 올릴 때 하는 동작을 말한다. 사두근은 히프를 굴곡하거나 또는 앞쪽으로 내미는 일을 도와 주기도 하지만 가장 중요한 역할은 슬관절을 곧게 펴거나 신전하는 것이다.

이 두 가지 근육군은 우리가 스포츠를 할 때 함께 움직이며, 이들 근육군들 중 어느 한 쪽에 힘의 불균형이 생기면 부상을 당하는 것이다. 사두근이 햄스트링보다 강한 경우엔 대퇴후면의 근육에 부상을 입을 수 있으며, 햄스트링이 사두근보다 강한 경우는 대퇴전면의 근육에 부상을 입을 수 있다.

대퇴 내부의 근육들은 골반의 아래쪽 부위에 부착되어 있는데 그 근육들이 하는 일은 히프를 내전하는 것이다——내전이란 몸의 중심선(장축)을 향하여 움직이는 것이다. 우리가 서서 한 쪽 다리를 다른 쪽 다리 앞쪽에서 흔들 때 바로 히프를 내전하고 있는 것이다.

대퇴 내부에 있는 이 근육들은 장내전근, 단내전근, 대내전근, 치골근 및 대퇴박근이라 부른다. 어떤 사람이 서혜부 근육이 당긴다고 호소할 때는 바로 이들 근육 가운데 어느 하나가 부상을 입은 것이다. 골반과 대퇴골에 부착되어 있는 히프 전면 근육인 히프굴근은 내전근, 햄스트링과 함께 다리를 앞쪽에서 들어올리는 역할을 한다. 이들 근육과 장요근, 대퇴근막장근, 봉공근 등은 육상 선수들, 특히 도약 선수들에게서 튼튼하게 잘 발달되어 있다.

둔부에 있는 근육들은 우리 신체 가운데서도 아주 튼튼한 부위인 이곳에 둥글게 퍼져 있으며, 이들 근육 가운데 가장 크고 두드러지는 대둔근은 히프를 신전하는 일을 한다. 이것보다 조금 작은 중둔근과 소둔근이 주로 하는 일은 다리를 옆으로 들어올려 몸에서 멀어지게 하는 것이지만 ─ 이것을 외전이라고 한다 ─ 대둔근이 하는 일을 돕기도 한다.

단거리 선수들은 이 둔부근들을 일러 그들의 "파워 박스"라 부르는데 이들 근육에서 나오는 힘이 단거리 선수로 하여금 발 받침을 힘차게 박차고 나가 고관절을 최대한 굴곡하고 신전할 수 있도록 해서 다리를 길고 힘차게 내딛을 수 있도록 해 주는 것이다.

큰 둔부근들 아래 깊숙이 묻혀 있는 작은 근육들인 히프 회선근들은 고관절을 바깥쪽으로 돌려서 다리를 몸 뒤로 올리는 일을 돕는다. 축구 선수가 공을 드리블하다가 다리를 틀어서 발의 측면으로 공을 찰 때 이 작은 히프 회선근들이 그 선수가 공을 차는 자세로 옮겨 가는 것을 도와 준다.

1. 히프, 대퇴 및 둔부 부상 치료를 위한 수중 운동

우리가 운동을 하게 되면 히프와 엉덩이 부위의 근육에 상당한 압박을 가하게 된다. 역도 선수가 300파운드(136 kg)짜리 역기를 웅크린 자세에서 들어올릴 때의 그 힘을 한번 상상해 보라. 농구 선수나 배구 선수는 한번의 시합을 하는 동안에 몇 번이나 점프를 할까? 매번 점프할 때마다 대퇴와 엉덩이 근육은 대단히 큰 힘을 내야 한다. 또 발 받침대를 박차고 나가는 단거리 선수는 출발 총소리를 듣는 그 짧은 시간 안에 히프에 힘을 가하여 최대한으로 굴곡한 상태에서 거의 최대한 신전한 상태로 옮겨 가게 된다.

이들 근육을 다치게 되면 활동을 재개하기 전에 충분한 시간을 갖고 치료를 해야 한다. 대퇴와 둔부의 근육은 종종 재부상을 입기 쉬운데 이는 주로 선수들이 최초의 염좌나 열상에서 회복되기도 전에 부상 부위에 또 힘을 가하기 때문이다.

그러나 한편으로는 수 주일 동안 이들 근육의 사용을 기피한다는 것도 좋지 않다. 만약 그런 경우에는 근육들이 위축되거나 약해져 운동을 하는 데 별 도움이 되지 않을 뿐만 아니라 더 큰 문제로 이어질 수도 있다.

여기에 등장하는 수중 운동은 이런 딜레마에 대한 해답을 제공해 준다. 움직이는 것이 아프지만 않다면 부상 부위에 과도한 압박을 가하지 않고도 근육을 강화할 수가 있다. 우리의 몸은 물이 지탱해 주므로 몸을 똑바로 서게 하는 데 근육에 힘을 많이 들일 필요가 없으며, 더욱 중요한 점은 다리의 움직임에 따라서 물이 지지를 해 준다는 것이다.

이렇게 우리는 물 속에서 천천히 움직일 수가 있으며 고관절이 움직이는 전 범위에 걸쳐 물의 저항에 편승하여 고통없이 운동을 할 수 있는 것이다.

다음에 열거된 부상 가운데 하나를 겪고 난 후에 육상에서 하중을 받는 운동을 하게 되면 고통스럽고 불편하여 운동을 기피하게 된다.

2. 히프, 대퇴 및 둔부의 부상

이 장에 등장하는 수중 훈련은 일반적인 히프와 대퇴 및 둔부의 부상을 회복하는 데 도움을 줄 것이다.

각 동작은 이들 부상으로 약화된 근육을 강화하도록 구체적으로 만들어진 것이다.

햄스트링 좌상 또는 파열

이 부상은 축구나 육상 경기에서 흔한 것으로서 햄스트링에 부상을 입게 되면 아주 고통스럽다. 전력으로 질주하던 선수가 갑자기 대퇴 뒷부분을 붙잡고 공중으로 뛰쳐 올랐다가 곧이어 땅 위에서 몸부림치는 것을 경기장에서 가끔 볼 수 있는데 이런 경우 이 선수는 햄스트링이 파열된 것이다. 햄스트링 근육 가운데 어느 한 근육에 있는 근섬유가 경기 시작 전에 약화되었거나 부분적으로 파열이 되었을 수도 있지만 출발 직전 몸을 앞으로 숙이면서 히프를 최대한으로 신전할 때 근육이 한계를 넘어 버리게 된 것이다.

한편 장거리 선수는 대퇴 뒤쪽에 2~3주 동안 계속 햄스트링 부상에 따른 통증을 느낄 수가 있다. 이렇게 서서히 나타나는 햄스트링 부상은 고통의 정점에 도달하기까지는 상당한 시간이 걸릴 수도 있으나 결국 이것도 급작스런 부상처럼 사람을 무력하게 만들어 버릴 수 있다.

이것은 시간을 갖고 천천히 회복해야 하는 그런 부상 가운데 하나이다. 만약 그렇지 않고 너무 조급히 육상 선수가 달리기를 재개하게 되면 근섬유가 재부상을 입게 될 것이다. 움직이는 데 하중을 덜 받는 풀장에서 달리기를 시작하여 프로그램을 강화해 나가면 그런 부상의 재발 위험을 감소시킬 수 있다.

사두근 타박상(찰리 호스 — 지나친 운동에 의한 근육의 동통이나 강직, 쥐)

찰리 호스라는 우스운 이름과는 달리 이것은 다리 부상 가운데 가장 심각한 부상의 하나로서 보통 풋볼, 럭비 또는 하키 등에서 선수가 장비나 다른 선수들과 부딪칠 때 발생한다. 충격을 받으면 혈관이나 사두근 근육섬유가 파괴되어, 짐작할 수 있듯이 크고 고통스런 타박상을 입게 된다. 만약 이 타박상이 햄스트링과 사두근 근육을 강화하는 운동 등을 통하여 제대로 회복되지 않으면 슬관절이 움직이는 범위가 축소될 수도 있다.

일단 부상 부위가 더 이상 아프지 않으면 ──그러나 부상 발생시 적절한 응급조치가 취해지지 않으면 수 주일이 걸릴 수도 있다──대퇴근육을 강화하는 운동을 바로 시작할 수 있다. 이 대퇴근육은 충격으로 인해 움직이지 못하거나 손상을 입어서 오랫동안 사용하지 않으면 약해질 수가 있다. 풀장에서 하는 하중을 받지 않는 운동은 견디기가 수월하며, 특히 회복 운동을 시작하는 초기에 더욱 수월하다.

대퇴골의 피로 골절

이것은 드문 경우지만 심각한 부상이다. 이 뼈를 둘러싸고 있는 커다란 근육은 보통 스키를 타고 활강하거나 과도하게 장거리 달리기를 할 때 생기는, 반복되는 충격에서 오는 쇼크로부터 대퇴골을 보호하는 역할을 맡고 있다. 그러나 그 충격이 뼈로 전이되면 뼈 표면에 작은 골절이 생길 수 있다.

골절이 생겼다면 다 나을 때까지의 모든 활동은 하중을 받지 않는 것이어야 한다. 회복하는 동안 근육의 힘과 유산소 능력을 유지하는 데는 풀장이 이상적인 환경이 된다.

사두근 좌상 또는 파열

햄스트링이 사두근보다 강하여 근육의 불균형이 있는 경우에는 대퇴전면에 있는 사두근이 긴장하거나 파열이 될 수 있다. 갑작스런 점프나 역주(力走)같이 햄스트링에는 별 충격을 안 줄 정도의 동작이 사두근을 위태롭게 만들어 근섬유가 파열되게 한다.

부상을 당하고 난 후에 이 근육군을 강화하는 문제는 회복 운동에서 아주 중대한 부분이다. 여러분은 풀장에서 체중이 실리지 않는 동작을 몇 주일 동안 하고나면 달리기 프로그램으로 되돌아갈 수 있을 것이다. 물이 대퇴를 떠받치게 되므로 동작을 하는 데 통증이 훨씬 덜하다.

내전근(서혜부) 좌상 또는 파열

대퇴 안쪽에 아주 강한 근육을 가지고 있는 운동선수들은 승마 선수들 뿐이다. 다리를 사용하여 말 위에 꼭 달라붙어 있으면서 히프를 구부리는 자세는 대퇴 안쪽 근육이 하는 두 가지의 기능, 즉 다리를 몸 쪽으로 당기는 일과 히프를 굴곡하는 일에 이들 근육을 사용한다. 이 결과 내전근의 강화는 기수들의 고질적인 부상에 대한 위험을 감소시켜 준다.

반면, 다른 운동선수들, 특히 달리기 선수와 축구 선수들은 이들 근육에 긴장이나 파열을 당하기가 쉽다. 어떤 경우는 이들 내전근군을 경주나 시합을 하기 전에 충분히 풀어주지 않아서 생기거나 아니면 이 내전근군이 햄스트링이나 사두근과 같은 수준의 동작을 수행할 수 있을 만큼 강하지 못해서 생기는 경우도 있다.

내전근군에 발생하는 파열이나 염좌는 오래 갈 수가 있어서 육상에서의 훈련을 재개할 때는 그 시기를 아주 신중하게 결정해야 하며, 만약 그렇지 않으면 재부상을 당할 위험이 있다.

이런 경우에 있어서 풀장에서의 운동 중, 다리를 옆으로 올리기와 다리로 원 그리기, 그리고 가위운동 등은 부상당한 내전근을 강화하는 데 훌륭한 운동들이다.

외측 히프의 통증

외측 히프에 통증이 느껴지는 경우에는 대퇴근막장근 근육이나 이 근육이 부착되어 있는 커다란 힘줄을 접질렸을 때 일어난다. 장경 인대라 불리는 이 힘줄은 히프에서부터 무릎까지 뻗쳐 있다.

외측 히프의 통증은 달리기 운동에서 흔한 것으로서 이 부상을 입게 되면 대체로 대퇴의 모든 근육을 강화해야 할 필요가 있다. 어떤 경우, 외측 히프의 통증은 등 아래쪽이 약해졌다는 신호이기도 하다. 둔부와 히프에 있는 근육은 등 아래쪽에 부착되어 있기 때문에 등 아래쪽에 생긴 부상으로 인한 통증이 외측 히프에 나타나는 경우도 있다. 통증이 계속되면 의사를 찾아가서 뼈의 구조상 손상이나 척추디스크 등에 걸리지 않도록 해야 한다.

여러분이 등 쪽이든 실제 히프 부위에 부상을 입었든 간에 수중 운동은 훌륭한 처방이 된다. 수중 운동은 부상 부위에 하중을 받는 일없이 근육을 강화할 수 있게 한다.

히프 포인터

이것은 풋볼 경기처럼 격렬한 몸싸움으로 인한 충격에서 오는 부상이다. 골반 상부의 끝단을 이루고 있는, 뼈로 된 융선(隆線)인 장골릉은 운동 장비나 다른 선수들과 부딪히면서 타박상을 입게 된다. 대개 이 타박상은 장골릉에서 가장 톡 튀어나온 곳에서 발생하는데 이곳은 허리 바로 아래에 있는 골반 전면부를 향하여 튀어 나와 있는 부위이다.

이 부상은 종종 근육 강직으로 이어지기도 한다. 이렇게 되면 이 부위의 동통이 가라앉을 때까지는 다시 스포츠 활동을 재개하기가 힘들게 된다. 부상당한 히프 부위에 통증만 일으키지 않는다면 여기 나와 있는 수중 훈련을 함으로서 다리와 둔부의 힘을 유지할 수 있다.

이상근 경련

이상근은 둔근 아래에서 볼 수 있는 여러 개의 작은 히프 회선근 가운데 하나로서 크기가 작은 데도 불구하고 이상근 강직이 일어나면 여러분 활동의 대부분을 제한할 수 있으며, 둔부와 등, 때로는 다리 바깥쪽 아래로 통증을 느끼게 된다.

심하면 좌골 신경통, 또는 좌골 신경의 염증으로 이어지는데, 요추에서 시작하여 다리 아래를 타고 이어진다. 이상근이 경련을 일으키면 좌골 신경을 압박할 수 있다. 좌골 신경통은 등 아래쪽 부상의 한 증후일 수도 있기 때문에 다리 아래쪽으로 널리 퍼져 나가는 통증을 느끼면 의사를 찾아가 봐야 한다.

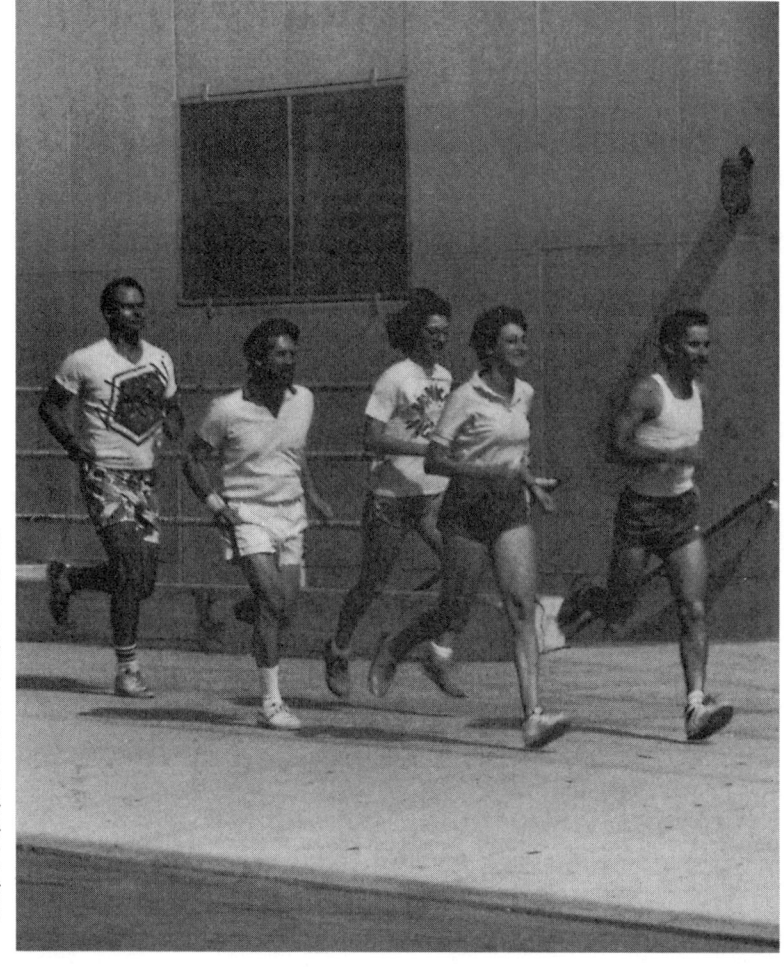

과도한 런닝, 특히 포장도로에서의 달리기는 히프에서 무릎까지 뻗어 있는 커다란 힘줄인 장경인대를 파열시키거나 염증을 일으킬 수 있다. 풀장에서의 달리기나 강화 운동을 하게 되면 부상이 나을 때까지 힘줄에 가해지는 스트레스를 줄여 준다.

부상이 실제 이상근 경련으로 인한 것이라면 경련이 사라질 때까지는 체중이 실리는 활동은 피하는 것이 중요하다. 만약 그렇지 않으면 만성적 좌골 신경통에 걸릴 위험이 있다. 수중 운동을 하게 되면 경련이 가라앉을 때까지 근육을 튼튼하게 유지시켜 줄 것이다. 이상근이 경련을 일으키는 것은 히프에 있는 다른 근육이 약해져서 둔부근육이 다룰 수 있는 이상의 노력을 발휘하도록 요구하기 때문에 생긴다.

이 장에 나와 있는 운동이 보여 주듯이 여러분의 대퇴와 둔부의 근육을 강화하게 되면 이 부상의 재발을 방지하는 데 도움이 될 것이다.

3. 운동

관절, 특히 부상 부위에 통증을 일으키는 운동은 절대 삼가하고 제4장에 나와 있는 훈련지침을 따른다.

준비 운동
수중 자전거 타기(53페이지 참조).

1. 다리 옆으로 올리기
강화되는 신체부위 : 대퇴외측(대퇴근막장근) ; 대퇴내측(단내전근, 장내신근, 대내전근, 대퇴박근, 치골근) ; 히프(장요근, 봉공근) ; 둔부(중둔근, 대둔근) ; 대퇴후면(햄스트링).

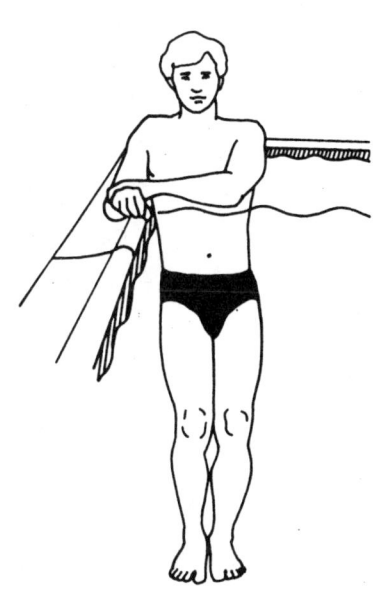

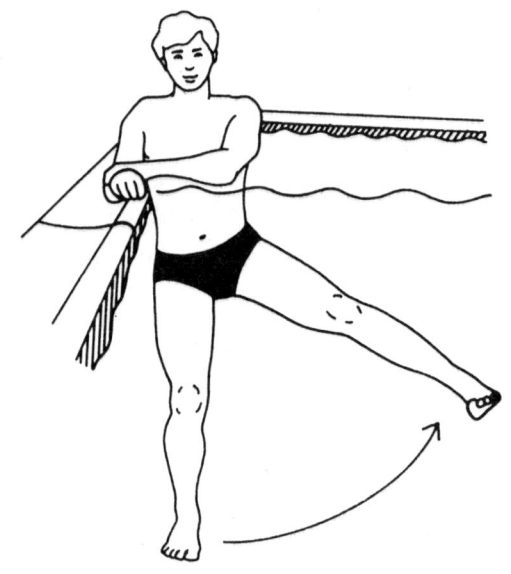

　가슴 깊이의 물 속에서 풀 가장자리를 잡고 선다. 몸의 오른쪽이 풀 가장자리 곁에 오도록 한다. 왼쪽 다리를 천천히 몸 옆쪽으로 들어올린다. 발가락은 앞쪽으로 향하게 하되 수면 쪽으로 들리지 않도록 한다. 다시 다리를 원위치로 내린다. 다리를 양쪽 방향으로 움직일 때 물의 저항을 받으면서 운동한다.

　다리를 한 번 올렸다 내리는 것이 1회 반복이며, 10회 반복 후 돌아서서 오른쪽 다리로 같은 동작을 한다. 이렇게 하는 것이 1세트이다.

2. 다리 펴고 차기

강화되는 신체부위 : 히프(장요근, 봉공근) ; 대퇴내측(장내신근, 단내전근, 대내전근, 대퇴박근, 치골근) ; 대퇴후면(햄스트링) ; 대퇴외측(대퇴근막장근) ; 둔부(대둔근, 중둔근, 소둔근).

엉덩이와 등을 풀장 벽에다 대고 두 팔과 손으로 풀 가장자리를 잡는다. 두 다리를 히프 높이로 들어올린다. 다리를 곧게 편 채로 왼쪽 다리와 오른쪽 다리를 히프 높이까지 번갈아 찬다.

한 쪽 다리를 한 번 차는 것이 1회 반복이다.

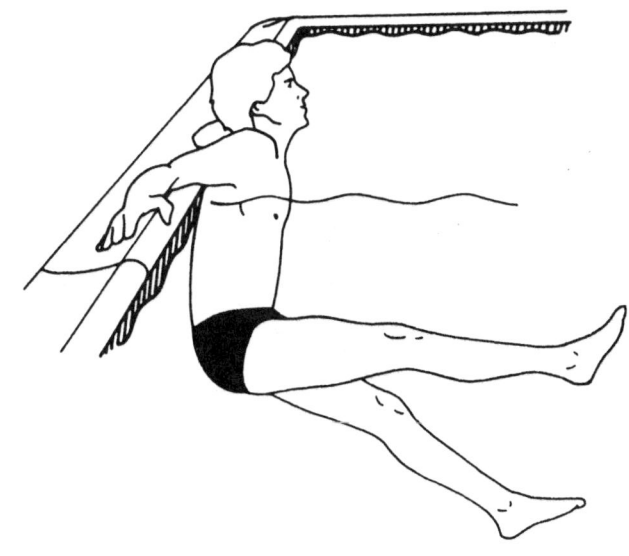

3. 다리로 원 그리기

강화되는 신체부위:히프(장요근, 봉공근) ; 대퇴내측(장내전근, 단내전근, 대내전근, 대퇴박근, 치골근) ; 대퇴후면(햄스트링) ; 대퇴외측(대퇴근막장근) ; 둔부(대둔근, 중둔근, 소둔근).

가슴 깊이의 물 속에서 몸의 오른쪽이 풀 가장자리 곁에 오도록 선다. 균형을 잡기 위해 오른쪽 손으로 풀 가장자리를 잡는다. 왼쪽 다리를 약간 구부리며 들어올려서 발뒤꿈치를 돌려 원을 그린다. 원을 그릴 때는 부상을 악화시키지 않는 범위 내에서 가능한 한 크게 그린다.

시계 방향으로 5회 돌리고 나서 시계 반대 방향으로 5회 돌린다. 돌아서서 오른쪽 다리로 반복한다. 이것이 1세트이다.

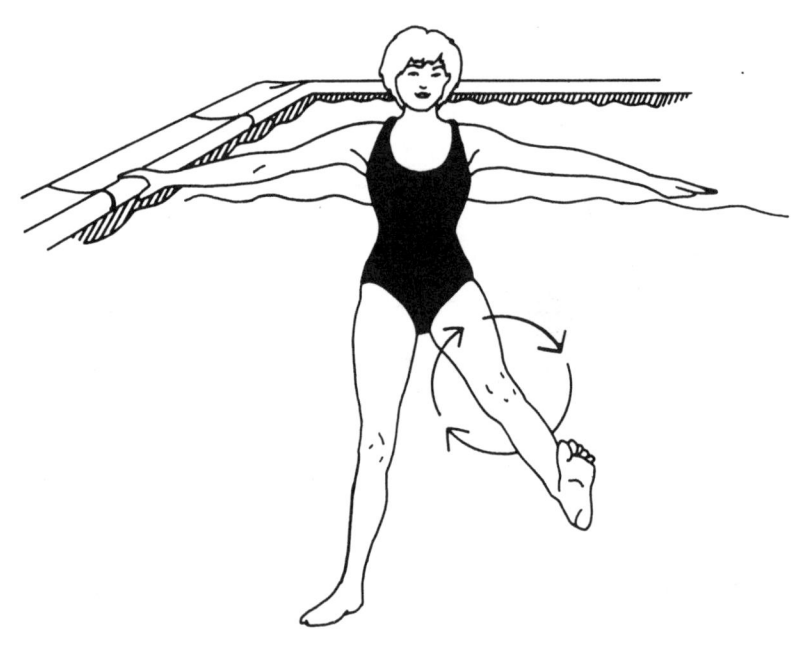

4. 다리 구부리기

강화되는 신체부위 : 대퇴후면(햄스트링) ; 대퇴전면(사두근) ; 히프(장요근, 봉공근, 치골근).

가슴 깊이의 물에서 몸의 오른쪽이 풀 가장자리 곁에 위치하도록 하여 풀장 가장자리를 잡고 선다. 왼쪽 다리를 무릎에서 굽혔다가 원위치한다.

한 번 구부리는 것이 1회 반복이다. 10회 반복 후 돌아서서 몸의 왼쪽이 풀 가장자리 곁에 위치하도록 하여 오른쪽 다리로 반복한다. 이렇게 하는 것이 1세트이다.

주 : 운동을 하는 다리와 쉬는 다리는 운동을 하는 동안 계속해서 평행을 유지해야 하며, 운동하는 다리가 앞으로 나가거나 옆으로 떠서는 안 된다. 엉덩이가 치켜올려져서 등 아래쪽 부분이 과도 신전(지나치게 펴지는 것)이 되지 않도록 한다.

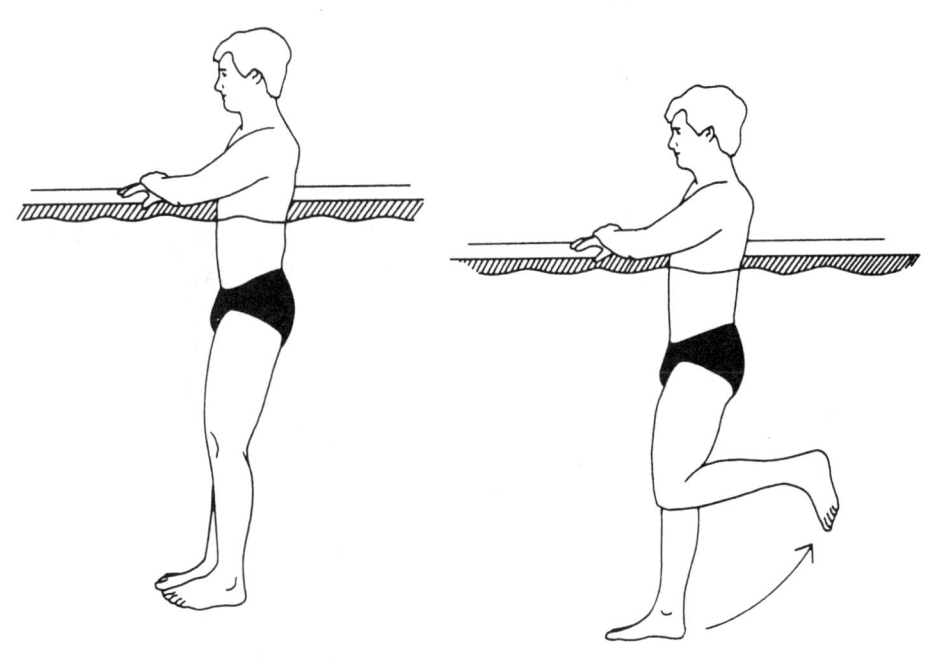

5. 무릎 신전(펴기)

강화되는 신체부위 : 대퇴전면(사두근).

    가슴 깊이의 물에서 몸의 오른쪽이 풀 가장자리 곁에 위치하도록 하여 풀 가장자리를 잡고 선다. 무릎을 구부린 채 왼쪽 다리를 올린다. 하퇴를 몸 앞쪽으로 올려서 다리를 곧게 편다. 대퇴를 올린 상태에서 다시 무릎을 구부린 위치로 돌아간다.

    하퇴를 한번 올렸다 내리는 것이 1회 반복이다. 10회 반복 후 돌아서서 몸의 왼쪽이 풀 가장자리 곁에 위치하도록 하여 오른쪽 다리로 반복한다. 이것이 1세트이다.

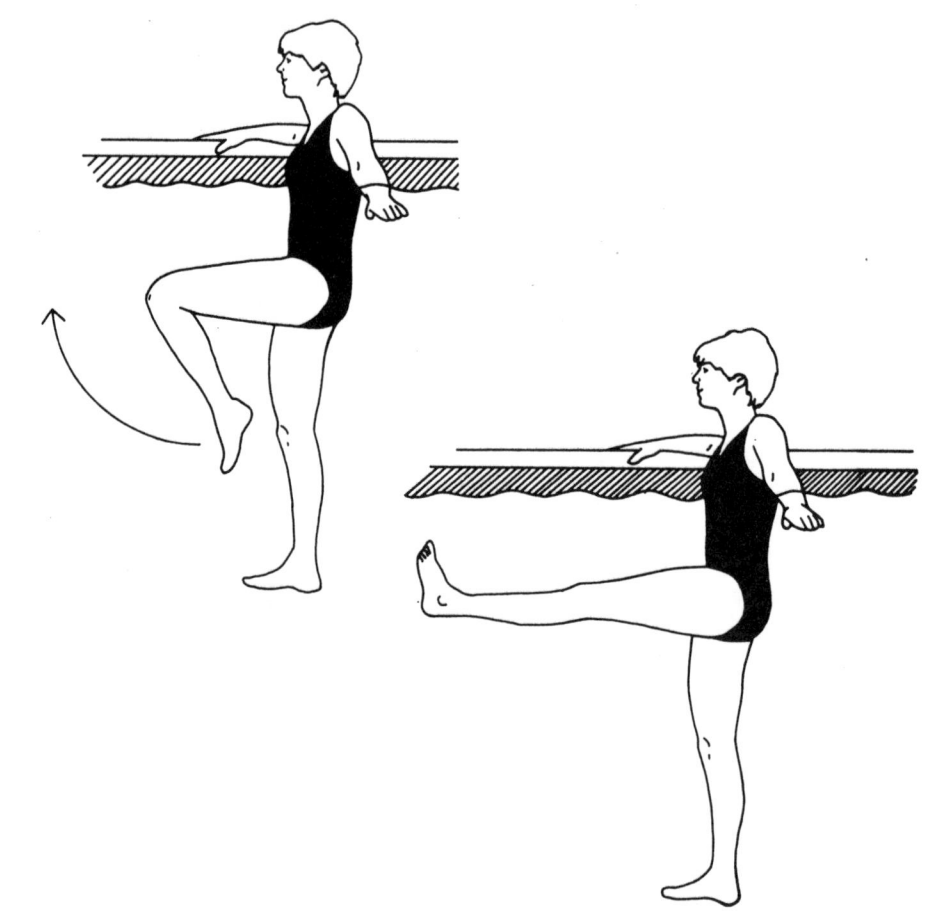

6. 다리 펴고 올리기

강화되는 신체부위 : 히프(장요근, 봉공근) ; 대퇴전면(사두근) ; 대퇴내측(장내신근, 단내전근, 대내전근, 대퇴박근, 치골근) ; 대퇴후면(햄스트링) ; 둔부(대둔근, 중둔근, 소둔근).

가슴 깊이의 물에서 몸의 오른쪽이 풀 가장자리 곁에 오도록 하고 선다. 균형을 위해 풀 가장자리를 잡는다. 왼쪽 다리를 앞으로 들어올린다. 이때 다리를 곧게 유지한다. 다시 원위치로 돌아온다.

한 번 올렸다 내리는 것이 1회 반복이다. 10회 반복 후 돌아서서 오른쪽 다리로 계속한다. 이것이 1세트이다.

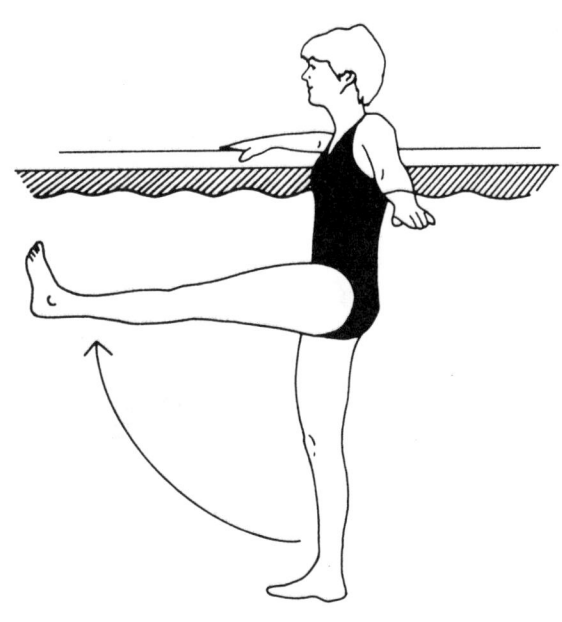

7. 히프 신전

강화되는 신체부위:히프(장요근, 대퇴근막장근) ; 대퇴내측(장내전근, 단내전근, 대내전근, 대퇴박근, 치골근) ; 대퇴후면(햄스트링) ; 둔부(대둔근, 중둔근, 소둔근).

가슴 깊이의 물 속에서 풀장 벽을 향해 가장자리를 잡고 선다. 왼쪽 다리를 몸 뒤쪽으로 올리는데 다리와 등을 똑바로 유지한다. 이때 등 아래쪽이 굽어지지 않도록 한다.

한 번 올렸다 내리는 것이 1회 반복이며, 10회 반복 후 오른쪽 다리로 반복한다. 이것이 1세트이다.

주:다리를 몸 뒤쪽으로 멀리 움직이려고 하다가 등이 굽지 않도록 한다. 등이 굽게 되면 등 아래쪽에 부담을 주어 운동의 효과를 떨어뜨린다. 등을 보호하고 이 동작으로 최대한의 효과를 얻고자 한다면 다리를 천천히 들어올린다. 빨리 움직이거나 다리를 몸 뒤쪽으로 멀리 들어올리기 위해 운동하는 다리의 관성을 이용하려고 하지 말 것.

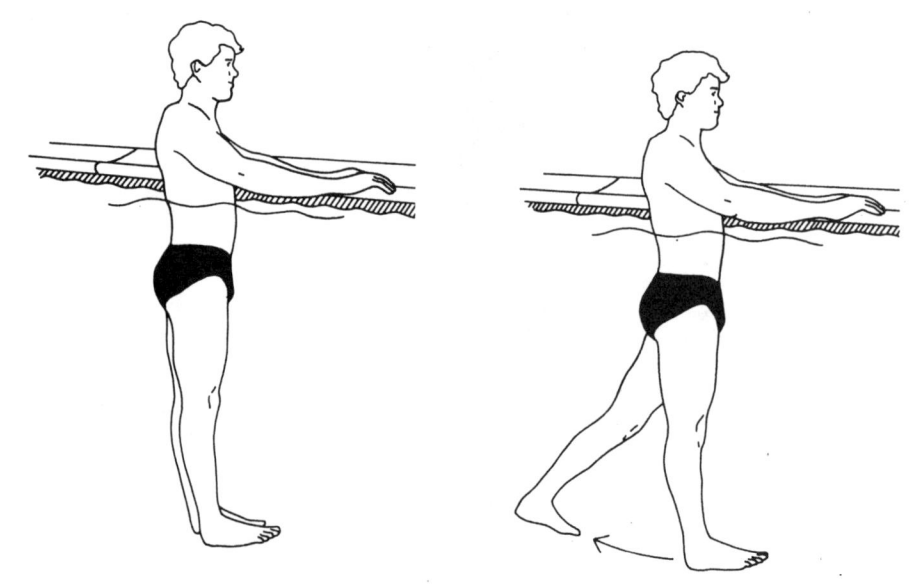

8. 개구리 발차기

강화되는 신체부위:대퇴내측(장내전근, 단내전근, 대내전근, 치골근, 대퇴박근) ; 둔부(대둔근, 중둔근, 소둔근) ; 히프(장요근, 대퇴근막장근, 봉공근) ; 대퇴후면(햄스트링) ; 대퇴전면(사두근).

엎드린 자세로 물에 떠서 발차기 연습판을 앞으로 내밀어 잡는다. 두 다리를 함께 모아 무릎을 몸 쪽으로 구부린다. 그런 다음 다리를 벌려 뻗었다가 두 다리를 다시 함께 모아 구부린다.

한 번 차는 것이 1회 반복이다.

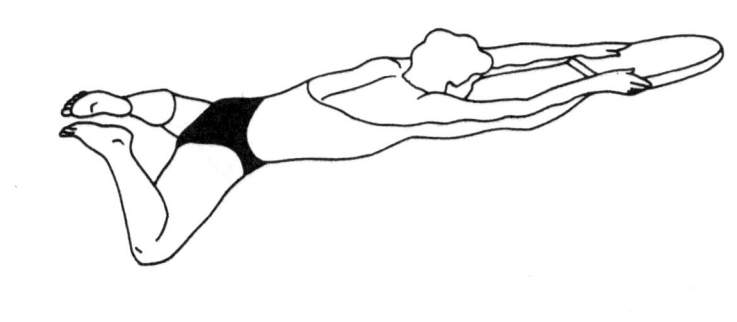

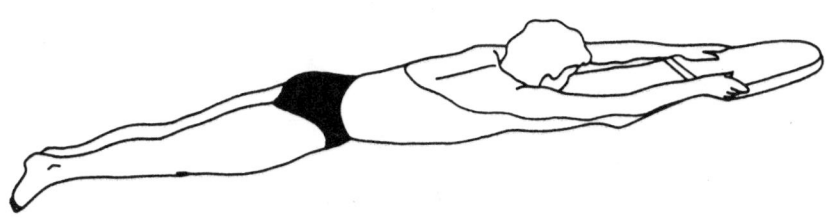

9. 가위운동

강화되는 신체부위:히프(대퇴근막장근, 장요근, 봉공근) ; 대퇴
내측(단내전근, 장내신근, 대내전근, 대퇴박근, 치골근) ; 둔부
(중둔근, 대둔근) ; 대퇴후면(햄스트링).

가슴 깊이의 물에 등을 풀장 벽에 대고 선다. 팔과 손으로 풀
가장자리를 잡는다. 히프 부분에서 몸을 굽히고 양다리를 몸 앞
쪽에서 똑바로 들어올린다. 이때 엉덩이와 등은 풀장 벽에다 계
속 대고 있어야 한다. 다리를 넓게 벌렸다가 다시 하나로 모으는
데 이때 양발을 발목에서 서로 교차시킨다.

다리를 벌렸다가 다시 모으는 것이 1회 반복이다.

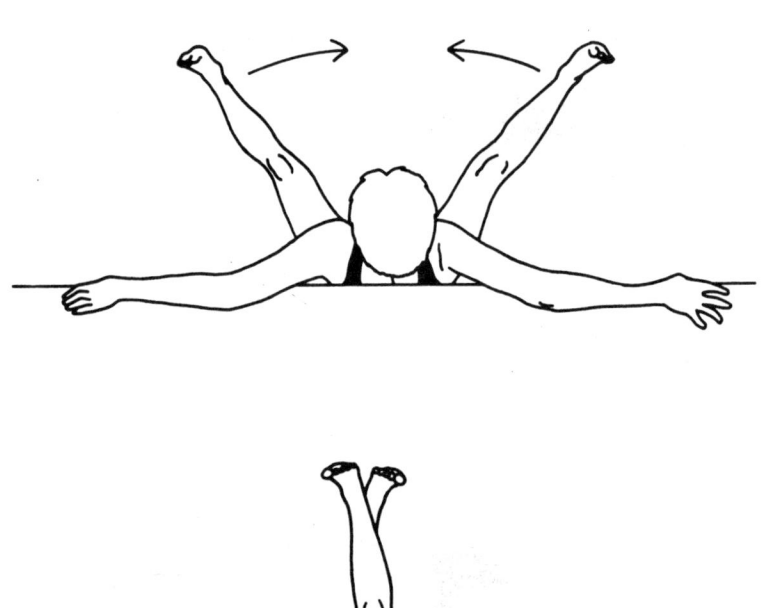

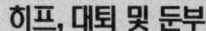

히프, 대퇴 및 둔부

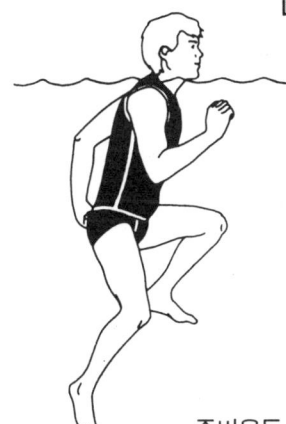
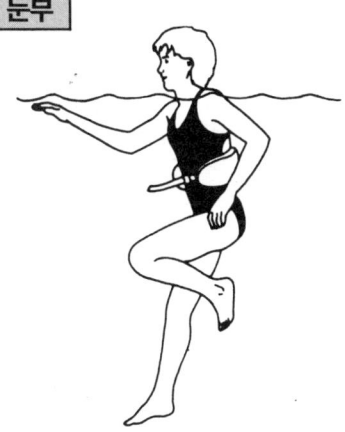

준비운동 : 수중 자전거 타기

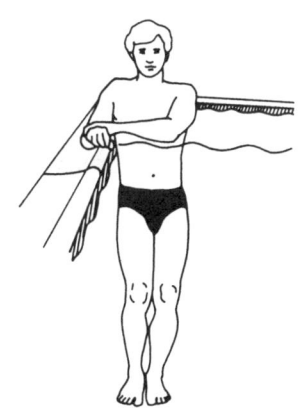
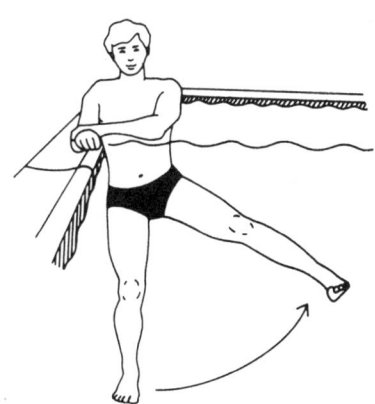

1. 다리 옆으로 올리기

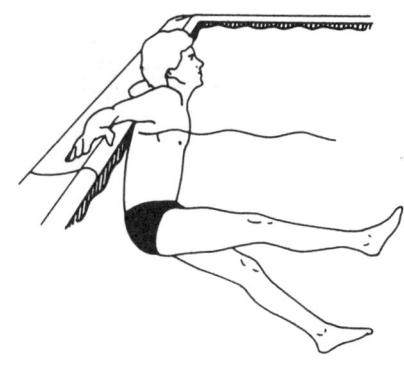

2. 다리 펴고 차기

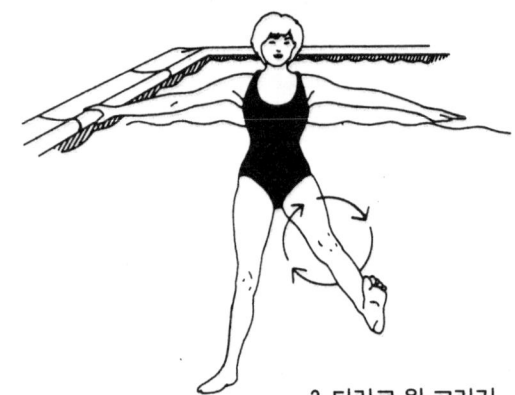

3. 다리로 원 그리기

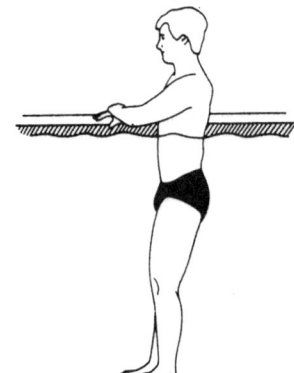 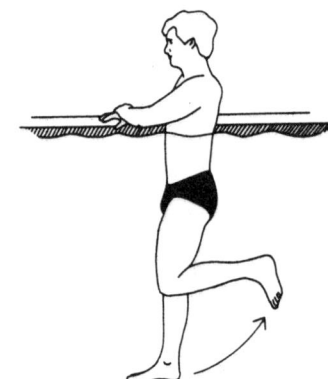

4. 다리 구부리기

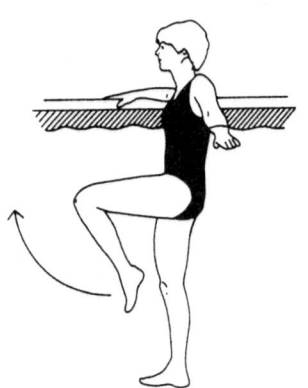 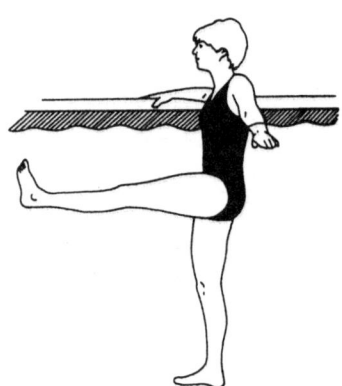

5. 무릎 신전(펴기)

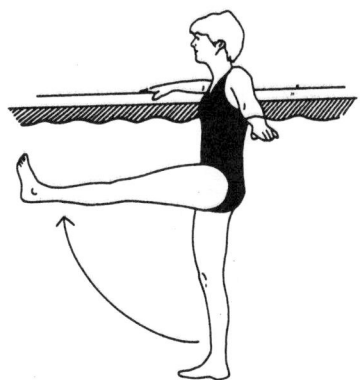

6. 다리 펴고 올리기

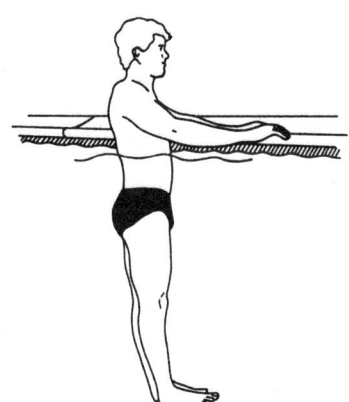 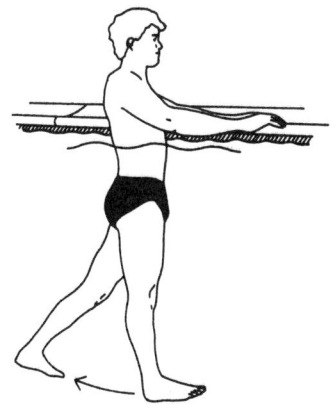

7. 히프 신전

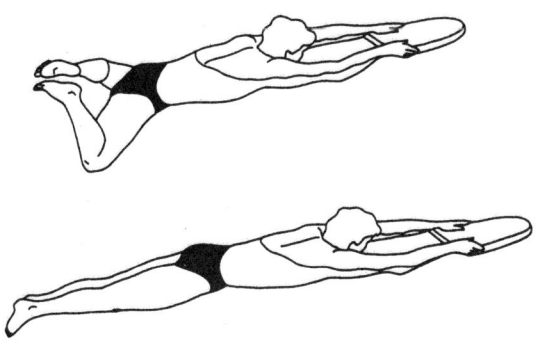

8. 개구리 발차기

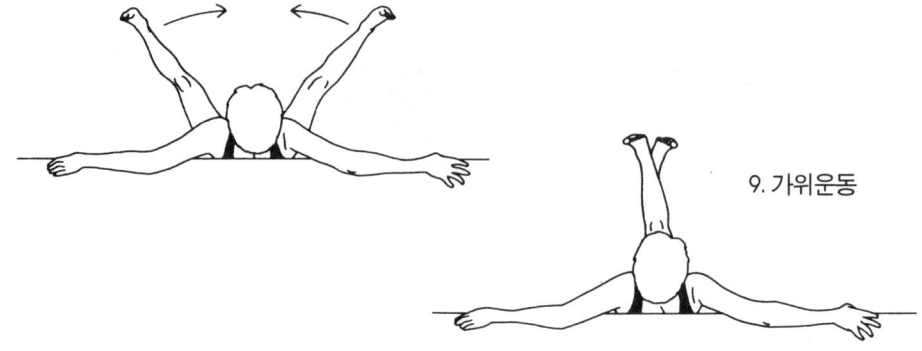

9. 가위운동

훈련 스케줄

제1~2주

빈　　도 : 일주일에 3일. 훈련하는 날 사이에 최소 하루는
　　　　　쉰다.

강　　도 : 수중 준비 운동 및 이 장에 나오는 최초 3가지 운
　　　　　동.

계속시간 : 각 운동별로 10회 반복운동 2세트.

제3~4주

빈　　도 : 일주일에 5일. 이틀 휴식, 연달아 이틀은 쉬지 말
　　　　　것.

강　　도 : 수중 준비 운동. 1~2주에 했던 3가지 운동 외에
　　　　　매주 2가지 운동을 프로그램에 추가할 것.

계속시간 : 각 운동별로 10회 반복운동 3세트.

제5~8주

빈　　도 : 일주일에 6일. 하루 휴식.

강　　도 : 수중 준비 운동. 4주째에 한 운동 외에 이 장에
　　　　　등장하는 모든 동작을 다 할 때까지 매주 하나 내
　　　　　지 두 가지 운동을 추가할 것.

계속시간 : 각 운동별로 10회 반복운동 4세트.

등(허리)

등(허리)

　전 인구의 80퍼센트가 살아가는 동안에 요통을 경험한
다. 운동선수들은 척추 및 등 근육에 일상적인 무리한 힘을
가하여 등에 통증을 유발하기가 쉽다. 특히 체조 선수들은
도저히 믿을 수 없을 만큼 등을 휘거나 트는데 마치 고무인
간을 연상시키기도 한다.

　또한 일 년에 수백 마일의 거리를 달리는 마라톤 선수들
은 달릴 때 도로 뿐만 아니라 그들의 등도 쿵쿵 울리게 된
다. 미식축구에서 라인맨들이 그들의 머리와 어깨를 들이밀
며 적진으로 돌진할 때는 육중한 몸무게와 스피드, 그것만
으로도 인간무기가 되는데 이때 가장 큰 손상을 입게 되는
부위가 바로 척추인 것이다.

　척추는 33개의 독립된 뼈로 이루어진 놀라운 결합체로서
보통은 우리가 어떻게 혹사를 하더라도 견뎌 낼 수 있다. 강
하면서도 아주 유연한 척추는 전후, 좌우 그리고 좌우로의
회전 등 여섯 방향으로 움직이는 것이 가능하다. 척추에 있
는 24개의 원주형으로 된 추골은 아래로 내려오면서 크기가
점점 커지는데 이는 이 뼈들이 전달해야 할 무게가 그 만큼
커지기 때문이다. 목부분에 있는 작은 추골은 우리 머리 무
게만 실리는 반면에 등 아래쪽의 큰 추골은 우리 몸무게의
반을 떠받쳐야 한다.

　척추는 하나로 연결되어 있지만 33개의 뼈는 3개의 독특
한 부분으로 나뉘어져 있다. 즉 목은 경추라 불리는 7개의
뼈로 구성되어 있으며, 목뼈 바로 아래에는 12개의 흉추가
있다. 또 갈비뼈 10개가 이 흉추에 붙어서 흉강을 만드는데
이것이 심장 및 폐를 보호하는 새장 같은 흉곽이다. 5개의
요추는 흉추 바로 아래 잘록한 허리 부분에 있는 뼈들이며,
또한 5개의 뼈가 융합하여 삼각형 모양을 이루고 있는 천골
과 4개의 작은 뼈로 이뤄진 미골(꼬리뼈) 등이 어우러져서

척추를 구성하고 있는 것이다.

(척)추골은 포커판의 하얀 칩처럼 차곡차곡 쌓여 있는 것이 아니라 추골의 추체 사이에 자리잡고 있는 탄력성 있는 추간원판(디스크)으로 정성스레 심을 넣어 보호를 받고 있다. 이들 추간원판의 외측부는 질긴 섬유조직으로 되어 있는데 이것은 부드러우면서 젤 같은 내부 물질 주위를 둘러싸고 있는 상자 모양을 하고 있다. 이 추간원판은 추골 사이에서 작은 쿠션 같은 역할을 하면서 등을 비틀거나 돌리거나 굽히는 동작을 할 때 힘을 흡수하는 것이다.

각 개개의 추골에는 뒤와 옆으로 튀어 나와 있는 뼈의 돌기가 있다—돌기란 의학용어로서 아이스캔디 막대기같이 돌출하거나 튀어 나온 것을 말한다—등 쪽의 근육은 이런 튀어 나온 부위에 부착되어 있기 때문에 등 뼈를 다른 여러 방향으로 움직일 수 있는 것이다.

이와 함께 추골은 머리에서부터 골반까지 뻗어 있는 하나의 관을 이루는데 이것이 척수를 보호해 주는 역할을 하며, 또한 팔과 다리의 주요 신경이 지나가는 통로이기도 하다. 이런 까닭에 만약 척추에 부상을 당하게 되면 팔이나 다리에 통증을 유발하게 되는 것이다.

1. 여러분의 자세를 체크해 보라

건강한 사람의 등뼈는 자연스런 곡선을 이루고 있어 척추를 옆에서 보면 이 곡선은 S자 모양을 하고 있다. 가슴을 앞으로 내밀고 어깨를 뒤로 젖히고 머리는 척추 위쪽에 위치한 상태로 서게 되면 여러분은 건강한 S자 모양의 척추를 유지할 수 있다. 그러나 우리는 자신의 자세에 대해서는 별로 노력을 기울이지 않는다.

책상에 앉아 일을 하는 것은 많은 스포츠 활동을 하는 것보다 척추에 더 해로울 수가 있으며, 운전을 하거나 텔레비전을 시청하는 등의 일상적인 활동 또한 해로울 수 있다.

머리를 앞으로 쑥 내밀고 새우등 모양의 자세를 취하게
되면 등뼈의 곡선을 변화시키게 되는데 이는 곧 등 아래쪽
을 평평하게 하여 흉추와 경추를 구부러지게 하기 때문이
다. 이런 자세는 척추를 S자 모양에서 C자 모양으로 바꾸
어 버린다. 그렇게 되면 근육과 관절 및 추간원판에 훨씬 더
많은 압박을 가하게 된다.

등에 생기는 문제의 대부분은 바른 자세를 유지하면 해결
이 된다. 머리를 앞쪽으로 내밀수록 등뼈와 머리 사이에 생
기게 되는 지렛대 길이는 늘어나게 되어 더 많은 스트레스
를 경추에 주게 된다. 머리를 앞으로 내미는 대신에 머리가
어깨 위로 가도록 유지하면 등의 근육 및 등뼈에 가해지는
긴장을 상당히 줄일 수 있다. 이 경우 머리 무게를 늘였다
줄였다 할 수는 없지만 목과 머리를 몸 위쪽으로 가게 함으

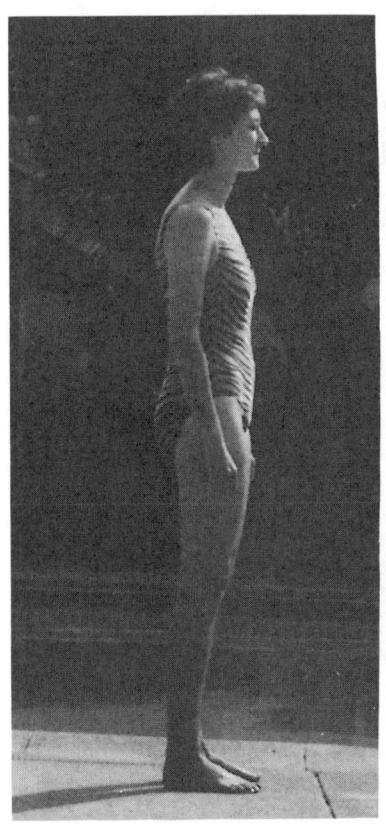 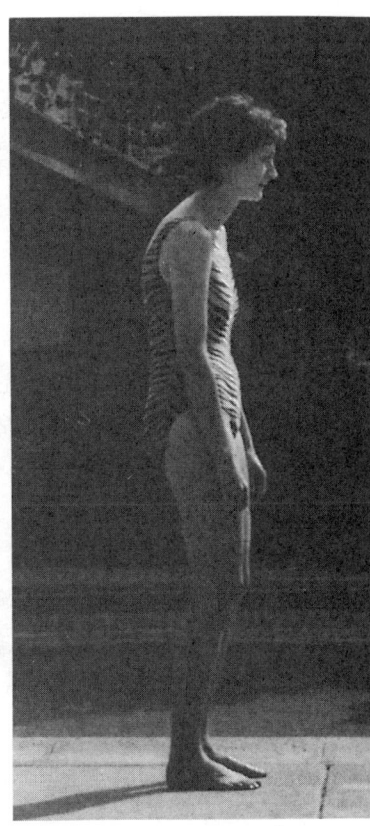

좌측 그림 — 가슴
을 앞으로 내밀
고 어깨를 뒤로
젖히고 머리를
척추 위쪽에 위
치한 상태로 서
게 되면 바람직
한 S자 모양의
척추를 유지할
수 있다.

우측 그림 — 머리
를 앞으로 내밀
고 새우등 모양
의 자세를 취하
게 되면 등뼈의
곡선을 C자 모양
으로 바꾸어 근
육과 골절 그리
고 추간원판에
압박을 가하게
된다.

로써 이 지렛대를 없앨 수는 있는 것이다.

그 다음엔 가슴을 내밀고 어깨를 뒤로 가도록 한다. 이렇게 하면 요추 부분의 곡선을 뒤로 가게 하여 전체 등뼈가 건강한 S자 모양이 되어 근육과 뼈가 과도한 스트레스를 받지 않게 된다.

이렇게 좋은 자세를 유지하려면 등과 복부의 근육이 튼튼해야 한다. 복부가 약하면 자세를 엉망으로 만들어 버린다. 그러나 등의 근육은 항상 똑바로 서 있는데 익숙해져 있어서 보통 복근보다 더 튼튼하다.

몸통근육을 거들이라 생각하라. 전체 거들이 힘을 지탱하려면 둘레가 모두 타이트해야 한다. 만약 거들 앞쪽 부분이 약하게 되면 여러분은 그쪽 방향으로 축 처지게 되는데 이것은 여러분의 복근이 약할 때 일어나는 현상을 확실하게 보여 주는 것이다. 배가 앞으로 처지게 되면 요추의 곡선을 악화시키게 되고 그렇게 되면 등 쪽으로 통증이 이어지게 된다.

우리는 요통을 하소연하는 다저스 팀의 톱 플레이어 한 사람을 치료한 적이 있었다. 다저스 팀의 트레이너가 그 선수를 체크해 본 결과 그는 아주 건강했지만 윗몸일으키기를 5번도 하지를 못했다. 이유인즉은 그 선수의 트레이닝 프로그램에는 복부 강화 훈련이 들어 있지 않았던 것이다.

트레이너는 그 선수에게 복근 강화 프로그램을 실시하였고, 수 주 후에 그 선수는 윗몸일으키기를 300회 할 수 있게 되었을 뿐만 아니라 요통도 사라졌다.

2. 수중 운동과 허리

수중 운동은 허리에 아주 좋은 운동이다. 물 속에서의 중력은 육지에서의 10분의 1 정도로서 척추에 실리는 몸무게에서 오는 스트레스가 상당히 줄어들게 되며, 이와 동시에 등과 배에 있는 근육은 물 속에서 몸통을 안정시키는 역할을 쉬지 않고 하게 된다. 이렇게 함으로써 척추를 둘러싸고 있는 거들을 더욱 튼튼하게 해 주는 것이다.

이 장에 등장하는 운동은 등과 복부의 근육을 강화하는 데 목적을 두고 있다. 다시 말하지만 이들 근육을 강화하게 되면 여러분이 건강한 자세를 유지하는 데 도움이 될 것이며, 따라서 허리 통증을 경감시킬 수 있게 될 것이다.

3. 일반적인 허리 부상

이 장에 나와 있는 운동을 하게 되면 일반적인 허리 부상에서 회복하는 데 도움이 되고, 또 이들 부상으로 인해 약해진 근육을 강화할 수 있게 된다.

근육 경련

이것은 가장 흔한 등의 이상으로서 우리가 몸을 비틀거나 또는 무엇을 들어올리기 위해 등을 구부릴 때 발생한다. 근육 경련이 일어나면 갑자기 등이 발작을 일으켜 꼼짝못하게 된다.

이 경우 통증은 등 어느 부위에서나 생길 수 있지만 가장 빈번한 곳은 엉덩이 바로 위의 등 아래쪽을 가로지르는 부위이다. 근육이 고통스럽게 죄어들어 움직이기가 힘들어지며 어느 한 쪽 방향으로 움직이려할 때는 마치 등이 자물쇠가 채워졌거나 빗장이 걸린 것같이 느껴진다. 이것은 등에 있는 근육 가운데 어느 하나를 접질려 그것이 곧 고통스런 경련으로 이어진 것이다. 3, 4일 후에 경련이 가라앉으면 통증도 자연히 없어진다. 등의 경련이 계속된다면 그것은 여러분의 복근이나 등의 근육이 약해졌거나 추간원판이나 척추뼈에 부상을 입었을 수도 있다.

여기 나와 있는 수중 운동은 움직일 때 아프지만 않으면 근육 강화를 시작하는 데 있어 안전한 방법이 된다. 통증이 일주일 이상 지속되는 경우나 통증이 다리와 팔로 퍼져 내려가면 의사의 진찰을 받아야 한다.

디스크(추간원판) 돌출

이 부상은 보통 무거운 것을 들어올리거나 갑자기 등을 뒤틀 때 발생한다. 무거운 것을 든 채로 몸을 앞으로 기울이거나 어설프게 물건을 맨손으로 들어올리거나 털썩 웅크리고 앉는 따위가 이 추간원판에 부상을 일으키는 일반적인 원인들이다.

추간원판이 비어져 나오면 젤 같은 물질을 둘러싸고 있는 단단한 연골이 위치를 벗어나서 척추를 통하여 지나가는 신경에 압박을 가하게 된다. 그렇게 되면 신경이 자극받게 되어 신경경로를 따라 통증을 느끼게 된다.

만약 가장 흔하게 발생하는 부위인 요추에서 디스크 돌출이 생기면 통증은 엉덩이 쪽에 생기는데 좌골 신경을 죽 따라서 다리로 퍼져 내려간다. 어떤 경우에는 통증이 허리에만 생길 수도 있다. 그리고 경추에서 돌출이 생기면 조여든 경부 신경 경로를 따라서 어깨와 팔에 통증을 느끼게 된다. 이런 증상이 있으면 의사의 진찰을 받아야 한다—디스크 돌출은 흉추에서는 거의 일어나지 않는데 그 이유는 이들 추골은 늑골(갈비)에 부착되어 동작의 범위가 제한되기 때문이다.

수중 운동을 하게 되면 여러분의 몸무게는 물이 떠받쳐 주기 때문에 추간원판에 걸리는 중력에서 오는 압박을 경감시켜 준다.

디스크 탈출(추간원판 헤르니아)

디스크 탈출의 증상은 팔다리에 감각이 없거나 반사 기능의 상실 현상이 나타나는 것을 제외하고는 디스크 돌출시와 비슷하다. 헤르니아 형성(탈출)은 디스크 연골이 파열되어

내부의 젤 같은 물질이 디스크 밖으로 흘러나와서 신경에
영향을 미치는 것을 말하는데 흔한 경우는 아니지만 아주
심각한 부상이다. 디스크가 비어져 나오거나 탈출의 징후가
있으면 가능한 빨리 의사의 진찰을 받아야 한다.

어떤 디스크 탈출의 경우는 물리치료사의 치료를 받으며
적절한 스트레칭 및 강화 프로그램을 실시하면 수술 없이
저절로 회복이 되기도 한다.

여기서의 수중 운동은 척추에 가해지는 압박을 제거하고
복부와 등의 근육을 강화하도록 해 주는데 이것은 디스크

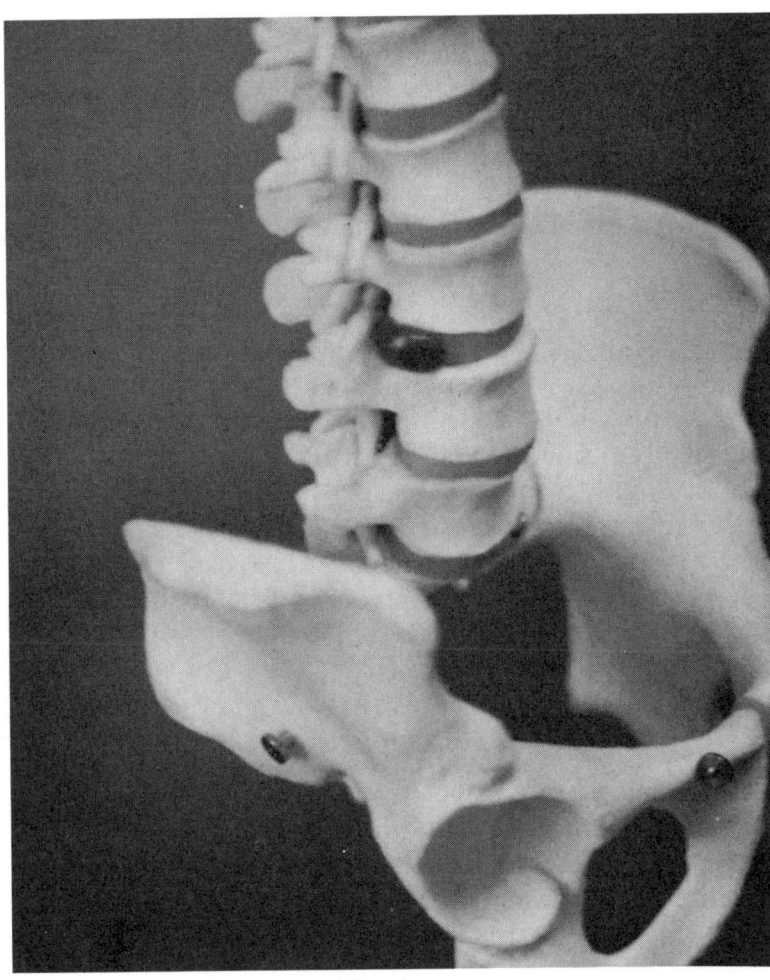

추골 사이의 밝
은 회색 부분이
추간 원판이며,
이 추간원판들
은 척추뼈의 충
격을 흡수하는
역할을 한다. 사
진 중앙의 검은
부분은 탈출된
연골을 나타내고
있다.

돌출이나 탈출의 증상을 경감시키는 데 중요한 조치가 된다.

척추 분리

이것은 뼈가 닳아서 생기는 일종의 피로골절로서 이 부상은 체조나 멀리뛰기, 3단뛰기와 다이빙처럼 보통 착지할 때나 수면에 닿을 때 큰 충격이 따르는 스포츠에서 발생할 수 있다. 추골에 생긴 조그만 틈새에 스트레스를 계속 주게 되면 완전한 골절로 이어질 수 있다. 그렇게 되면 스트레스를 받는 부위에 통증을 느끼게 된다.

수중 운동 프로그램을 시행하면 등과 복부 근육을 강화하여 치료가 되는 동안에 뼈에 가해지는 스트레스를 제거하게 된다.

척추 골전 전위

이 부상은 체조 선수들과 미식축구의 라인맨들을 괴롭히는 부상으로 척추가 과도하게 반복적으로 휘는 데서 생긴다. 체조 선수가 하는 일상적인 연습이나 미식축구의 라인맨들이 상대편 선수를 블로킹할 때 척추가 뒤로 밀리면서 과도 신전이 되는 경우에 발생하는 것이다. 또한 이 부상은 척추분리가 좀더 진행된 형태이다.

스트레스를 계속적으로 받게 되면 추골의 측면에 있는 작은 뼈들이 부러지게 되어 그 추골은 다른 것들보다 앞으로 움직이게 된다. 척추 골전 전위는 보통 요추 부위에서 생기며 통증은 바로 요추와 인접한 부위에서 느끼게 된다. 심한 경우에는 좌우 둔부를 타고 내려가서 다리에까지 통증이 번져갈 수도 있다. 드문 경우이긴 하지만 수술이 필요할 수도 있다.

수중 운동은 치료가 되어 가는 동안에 뼈에 가해지는 스트레스를 경감해 주어 몸통 근육을 강화하고 증상를 경감시키거나 제거해 준다.

4. 운동

관절, 특히 부상 부위에 통증을 유발하는 운동은 절대로 하지 말 것이며, 4장에 나와 있는 훈련지침을 따른다.

준비 운동
수중 자전거 타기(53페이지 참조).

1. 수중 걷기
강화되는 신체부위: 등(척추기립근) ; 복부(복직근) ; 대퇴전면 (사두근) ; 대퇴후면(햄스트링) ; 종아리(비복근, 가자미근, 후경 골근, 장모지굴근, 장지굴근) ; 둔부(대둔근) ; 히프(장요근, 봉공 근, 대퇴근막장근).

가슴 깊이 물 속에 선다. 풀장 한 쪽 편에서 다른 쪽으로 천천 히 걷는다. 한 쪽 다리로 한 발짝 띄는 것이 1회 반복이다.

주 : 걸을 때 신발을 신고하면 부상 부위를 지탱하는 힘을 증가시켜 주고 풀장 바닥을 딛는 충격을 완화해 준다.

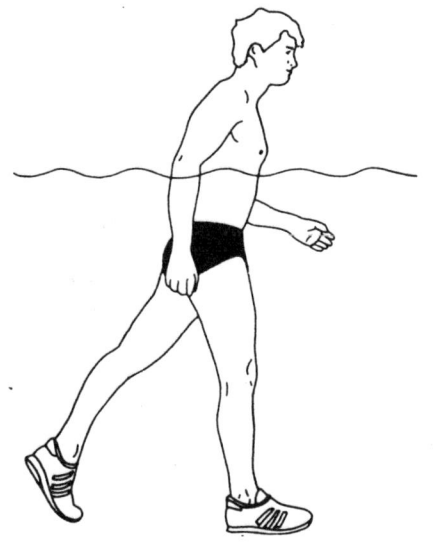

2. 옆구리 손짚고 몸통 비틀기

강화되는 신체부위: 복부(외복사근, 내복사근) : 등(척추기립근).

어깨 깊이의 물에 서서 다리를 어깨 넓이만큼 벌리고 발은 풀장 바닥에 평평하게 딛는다. 양손을 옆구리에 대고 무릎을 약간 굽힌다. 몸을 오른쪽으로 천천히 가능한 한 많이 돌렸다가 왼쪽으로도 같은 방법으로 돌린 후 원위치한다. 이것이 1회 반복이다.

이때 상체만 움직이도록 해야 하며 발은 풀장 바닥에 고정시킨다. 엉덩이를 치켜올려 허리가 과도 신전이 되지 않도록 한다.

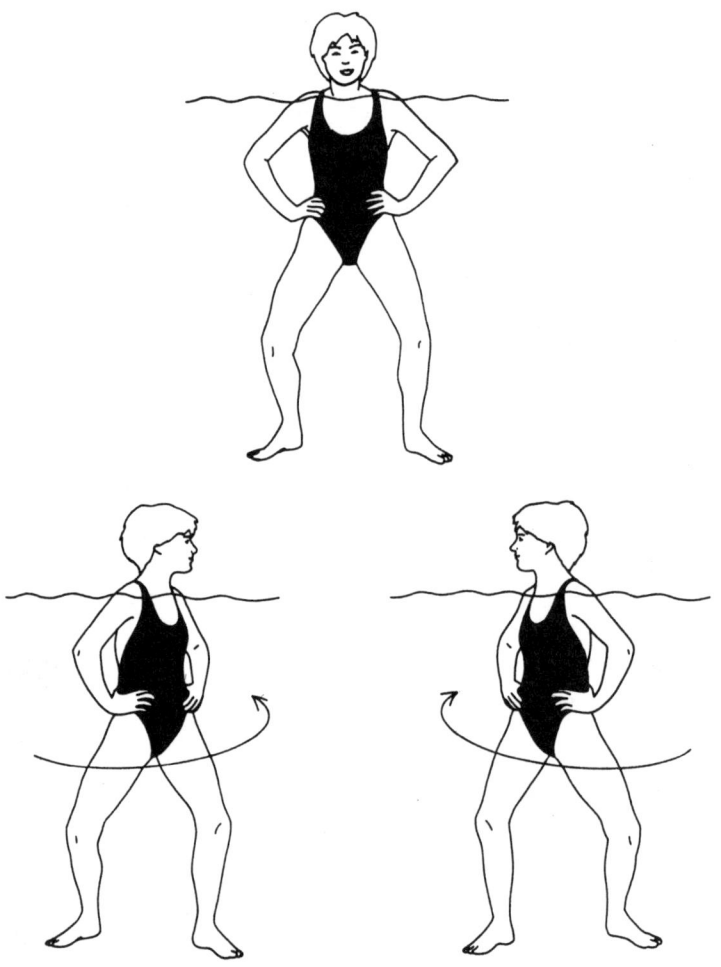

3. 양팔벌려 몸통 비틀기

강화되는 신체부위 : 복부(외복사근, 내복사근) : 등(척추기립근).

어깨 깊이의 물에 서서 다리를 어깨 넓이만큼 벌리고 무릎을 약간 굽힌다. 팔을 수면과 평행이 되게 양옆으로 쭉 벌린다. 몸을 오른쪽으로 천천히 가능한 한 많이 돌렸다가 왼쪽으로도 같은 방법으로 돌린 후 원위치한다. 이것이 1회 반복이다.

이때 상체만 움직이도록 하며 발은 풀장 바닥에 고정시킨다. 운동을 하는 동안 양팔은 물 속에 있도록 해야 한다.

주 : 손등을 돌려 물의 저항을 높일 수도 있는데 이때 손과 풀장 바닥과는 위쪽 좌측 그림에서 보듯이 직각을 이루게 한다.

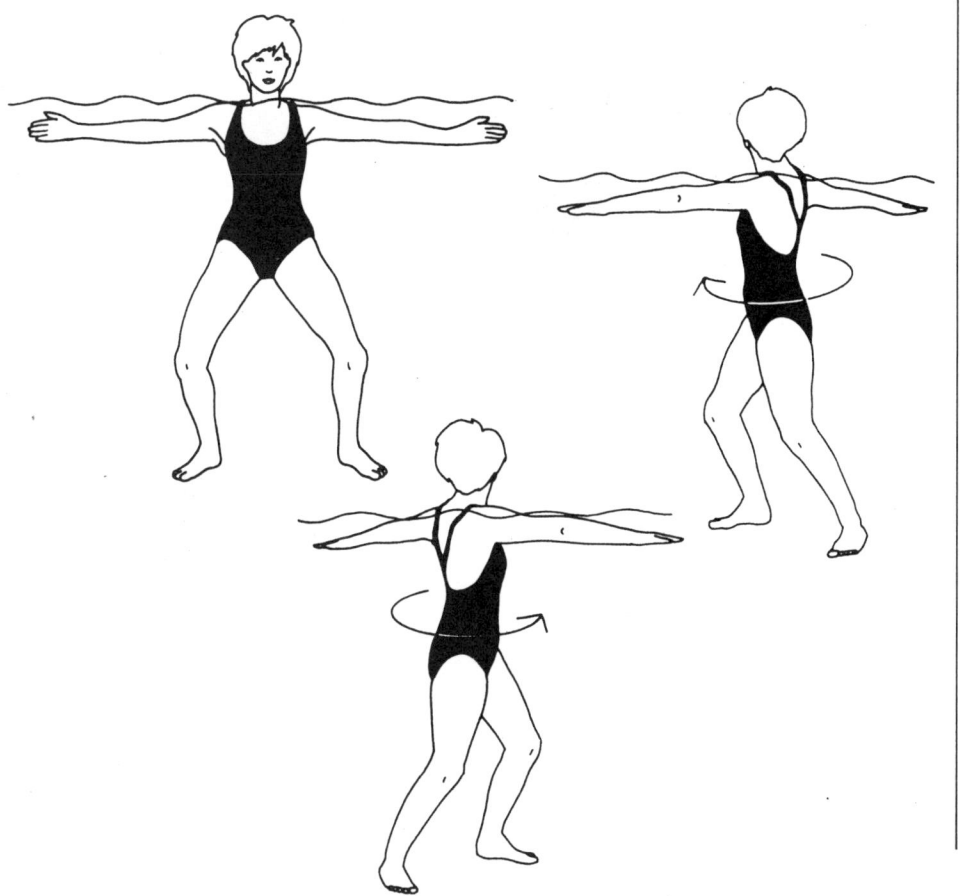

4. 팔 펼치기

강화되는 신체부위: 등(척추기립근), 복부(내·외복사근, 복직근) ; 어깨(광배근, 대·소원근, 전·후삼각근, 견갑하근) ; 가슴(대흉근).

어깨 깊이의 물에 서서 다리를 어깨 넓이만큼 벌리고 무릎을 약간 굽힌다. 손을 펴서 손바닥이 앞을 향하도록 하고 양팔은 수면과 평행이 되도록 옆으로 곧게 편다. 양팔을 곧게 편 상태에서 수면과 평행을 유지하며 함께 모은다. 신체 중심선으로부터 양팔을 뒤로 끌어당기며 원위치한다.

이것이 1회 반복이다.

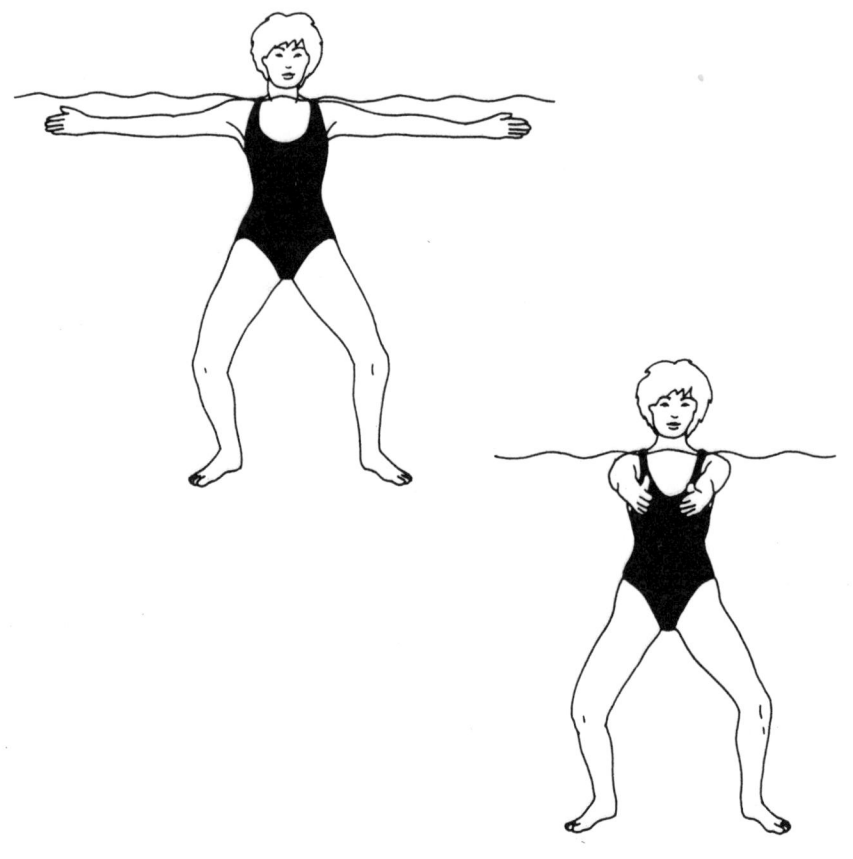

5. 양팔로 물 파기

강화되는 신체부위 : 등(척추기립근) ; 복부(복직근) ; 가슴(대흉근) ; 어깨(광배근, 전·후삼각근, 대원근) ; 팔(이두근, 삼두근).

어깨 깊이의 물에 서서 다리를 어깨 넓이만큼 벌리고 무릎을 약간 굽힌다. 팔을 앞쪽으로 수면과 평행이 되도록 곧게 펴고 손바닥이 아래쪽으로 향하도록 하여 손을 찻종 모양으로 오므린다. 양팔을 천천히 몸 뒤쪽까지 물을 밀듯이 내린다. 몸통 뒤에서 손을 뒤집어 팔을 되끌어당겨 원위치로 돌아온다.

이것이 1회 반복이다. 운동을 하는 동안 양팔은 수중에 있도록 한다.

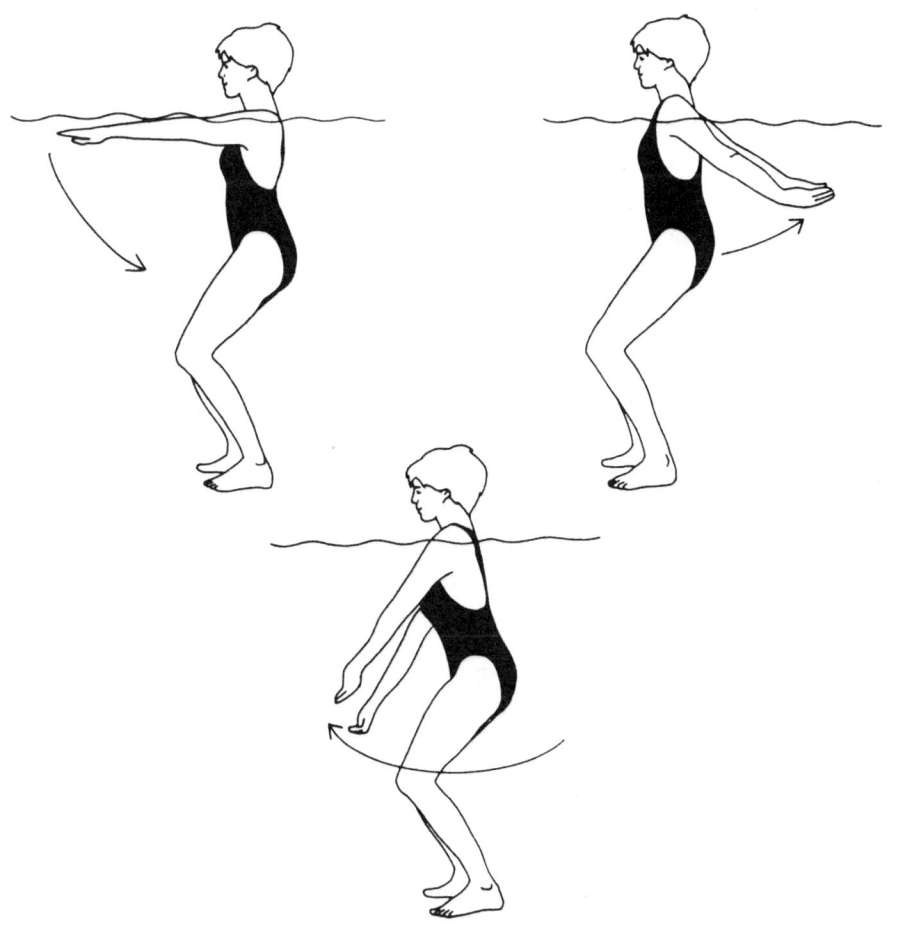

6. 양팔 교차시키기

강화되는 신체부위: 등(척추기립근, 승모근, 능형근) ; 복부(복직근, 내·외복사근) ; 가슴(대·소흉근) ; 어깨(광배근, 삼각근 및 극상근).

어깨 깊이의 물에 서서 다리를 어깨 넓이만큼 벌리고 무릎은 약간 굽힌다. 양팔은 수면과 평행하게 옆으로 곧게 펴고 시작한다. 손을 찻종 모양으로 오므리고 손바닥은 아래로 향하게 하고 양팔을 몸통 앞쪽에서 교차시켰다가 다시 평행 위치로 되돌아온다. 다음은 양팔을 몸 뒤쪽에서 교차시켰다가 다시 원위치한다.

이것이 1회 반복이다. 이때 허리에 생기는 긴장을 줄이기 위해서 엉덩이를 치켜올린다. 운동을 하는 동안 양팔은 수중에 있도록 한다.

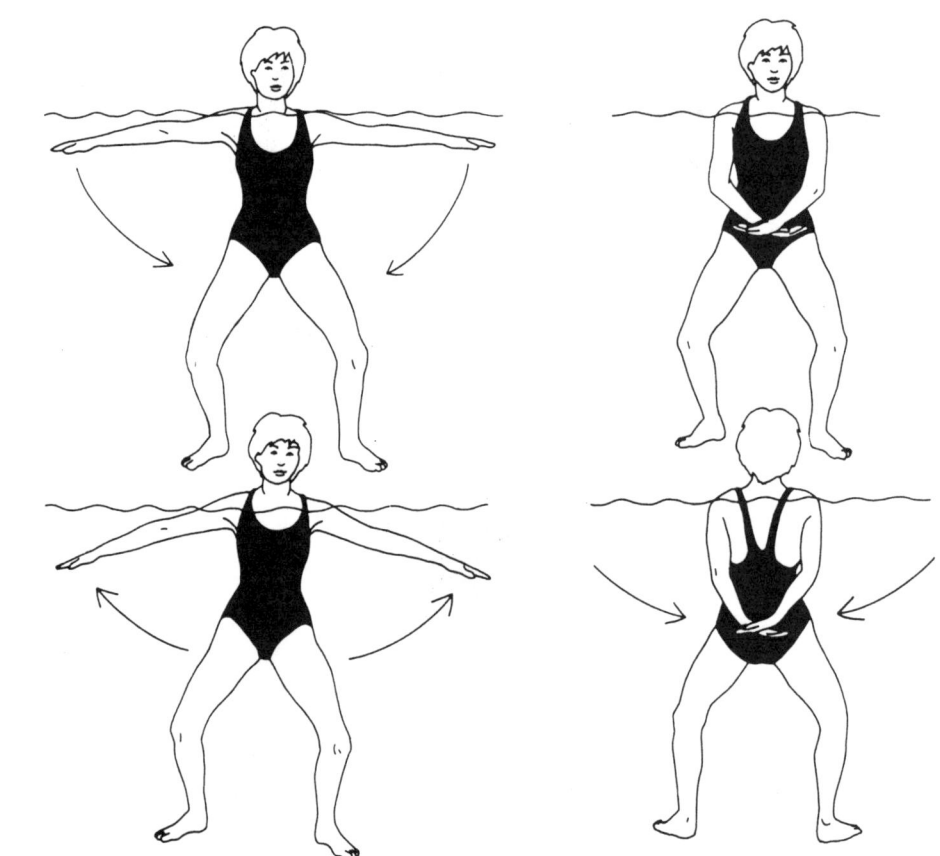

7. 무릎 들어올리기

강화되는 신체부위: 복부(복직근, 내·외복사근) ; 히프(장요근, 봉공근, 대퇴근막장근) ; 등(척추기립근) ; 둔부(대둔근).

풀 가장자리를 등진 상태에서 양팔을 걸치고 매달린다. 이때 발이 풀장 바닥에 닿아서는 안 된다. 엉덩이를 풀장 벽에 대고서 다리는 아래로 늘어뜨린다. 무릎을 가슴 높이까지 굽힌다. 양다리가 바닥을 향하도록 똑바로 펴면서 원위치한다.

한 번 들어올렸다 내리는 것이 1회 반복이다.

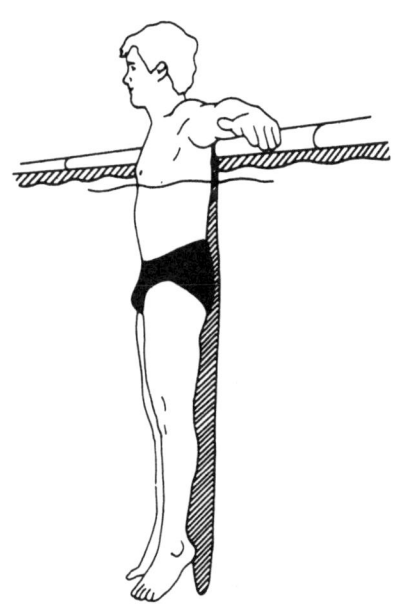

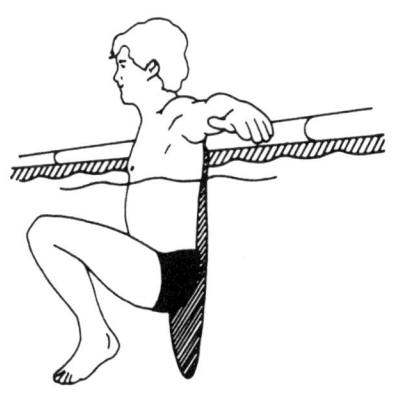

8. 벽에 매달려 다리 올리기

강화되는 신체부위 : 복부(복직근, 내·외 복사근) ; 등(척추기립근) ; 히프(장요근, 대퇴근막장근, 봉공근) ; 둔부(대둔근).

　풀 가장자리를 등진 상태에서 양팔을 걸치고 매달린다. 이때 물의 깊이는 발이 바닥에 닿지 않을 만큼 깊어야 한다. 엉덩이를 풀장 벽에 대고서 다리를 아래로 늘어뜨렸다가 양다리를 곧게 모아 천천히 수면까지 들어올렸다가 원위치로 돌아간다.

　이것이 1회 반복이다.

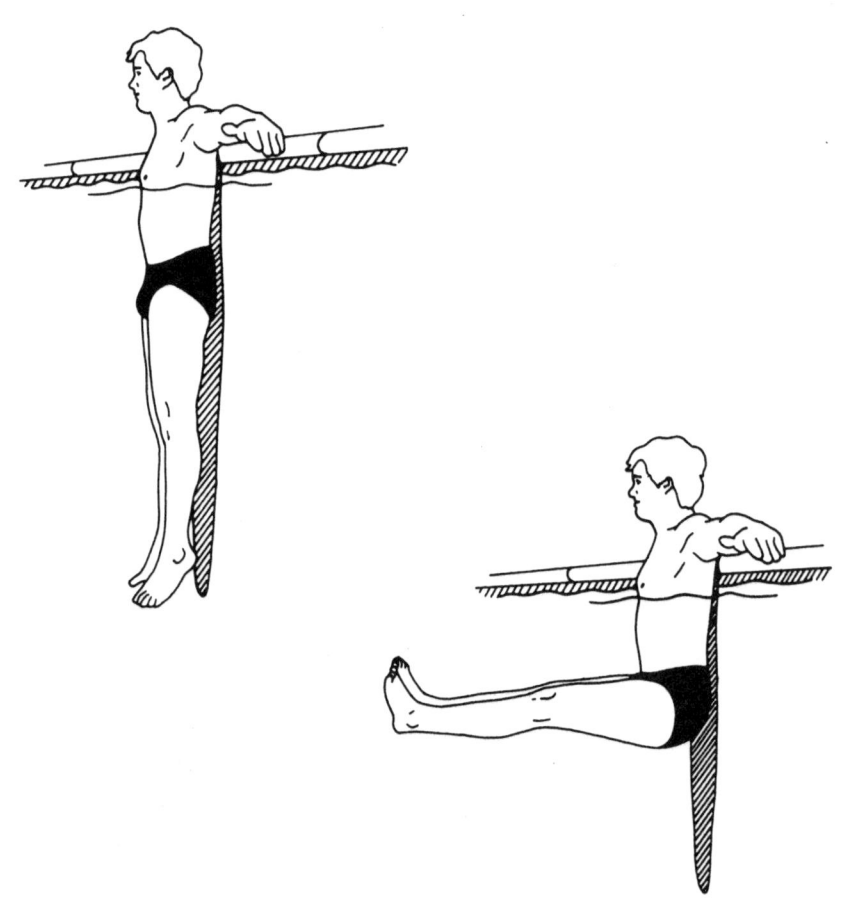

9. 벽에 매달려 윗몸일으키기

강화되는 신체부위 : 복부(복직근, 내·외복사근).

종아리를 풀장 가장자리에 걸치고 천장을 보고 누워서 물에 뜬다. 양팔은 가슴께에서 팔짱을 낀다. 어깨가 수면 위로 나오도록 몸을 위쪽으로 살짝 들어올린다. 그 상태에서 10을 세었다가 원위치한다.

이것이 1회 반복이다.

주 : 숨은 멈추지 말고 10을 셀 동안 숨을 천천히 들이마셨다가 내쉰다.

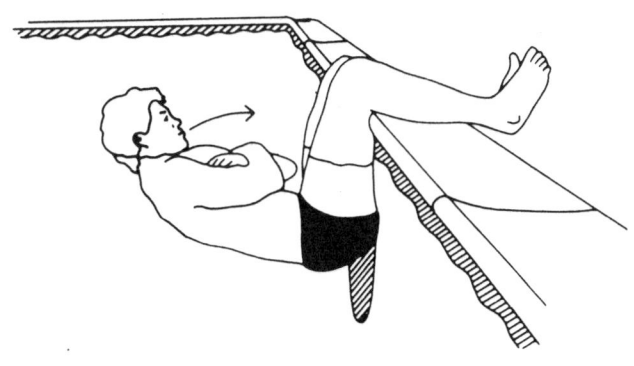

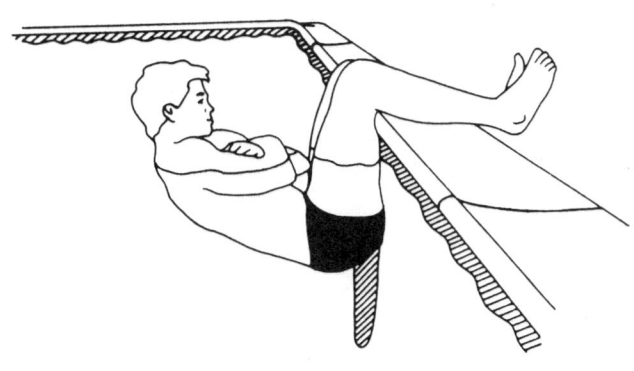

5. 수영

수영은 허리에 좋은 최고의 운동 가운데 하나이다. 복부와 등쪽의 근육은 우리가 수영을 할 때 몸이 물 위에 떠 있도록 하는 역할을 한다. 허리에 작용하는 중력의 스트레스는 우리의 몸이 물 속에서 떠 있게 됨으로 해서 없어진다.

이제까지 우리는 허리 부상에 대해서만 수영을 권해 왔다. 그러나 여러분 중에는 수영을 아예 못하는 사람이 있을 수도 있고 또 할 줄 안다고 하더라도 능숙하지 못할 수도 있다. 여러분이 만약 허리에 부상을 입고 있으며 수영을 할 줄 안다면, 이 장에 나와 있는 수중 훈련과 더불어 잠시 동안의 수영을 해보라. 허리 통증을 상당히 경감시킬 뿐 아니라 회복을 촉진할 수 있을 것이다. 만약 수영을 못한다면 부상을 입고 있는 상태에서는 여기에 나와 있는 수영 동작을 배우려하지 말길 바란다.

먼저 누워서 물에 뜨는 방법을 배우는 것으로 시작해 보자. 이런 수영 방법은 척추에 부담을 주지 않는다. 자유형은 허리를 신전시키기가 쉽기 때문에 부상을 더 악화시킬 수 있다. 이럴 경우 자유형을 할 때는 수상스키용 벨트와 스노컬, 마스크를 착용하기 바란다. 그러나 요추에 상당한 스트레스를 주는 평영은 절대 금물이다.

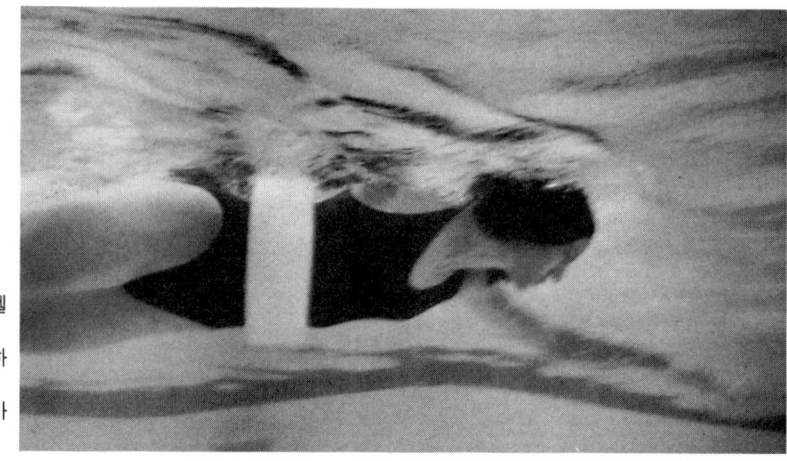

수상 스키용 벨트를 착용하면 수영을 잘 못하는 사람이라도 자유형을 하기가 무척 쉬워진다.

기초 배영법

초보 수준의 수영 강습이라도 받은 적이 있으면 기본적인 배영은 할 수 있을 것이다. 팔 동작은 등 부위의 주요 근육 전부를 작동시키며 복부의 근육은 여러분의 몸이 수면에 평행하게 되도록 하는 역할을 한다.

이것은 여러분이 수중 훈련 프로그램을 끝내고 나서 수영을 좀 하고자 할 때 시작할 수 있는 완벽한 수영법이다. 수영은 10분 정도를 하되 근육통이나 통증을 느낄 때까지 해서는 안 된다.

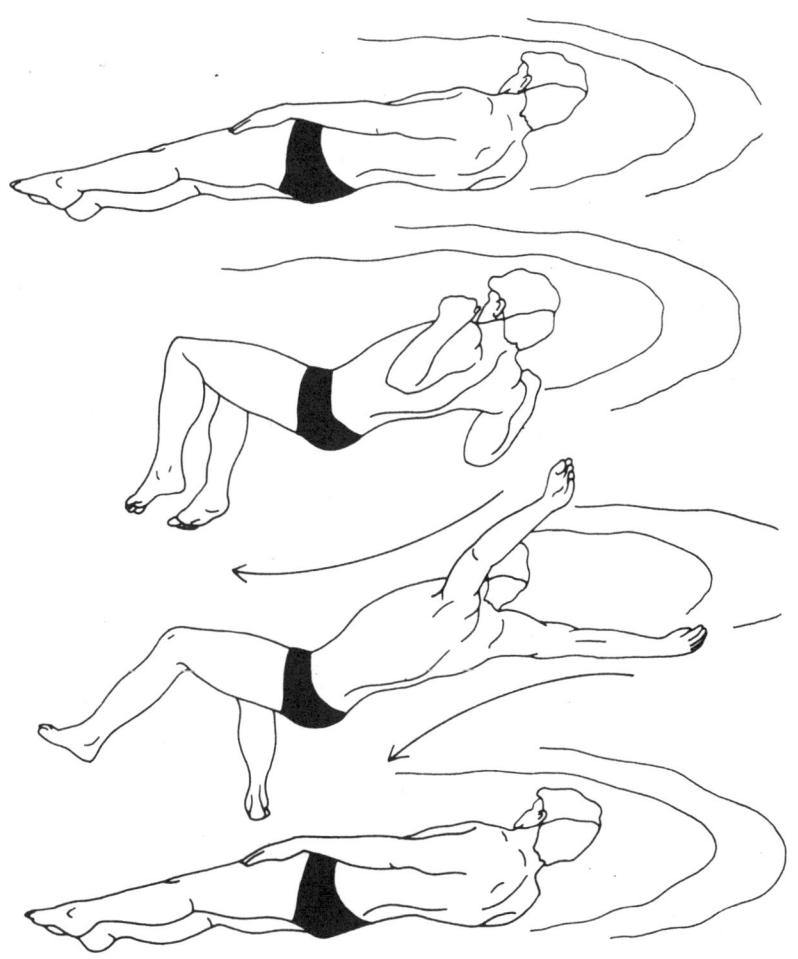

배영

수영을 할 줄 아는 사람은 배영을 하는 것이 편안하다고 느낄 것이다. 배영은 등과 복부의 근육을 작동시킨다. 초보 수준의 배영이 너무 속도가 느리다거나 거북스럽게 생각되면 배영을 좀 해보기 바란다. 이것 역시 수중 운동을 하고나서 하되 10분 정도만 하고 근육통이나 통증을 느낄 때까지 해서는 안 된다.

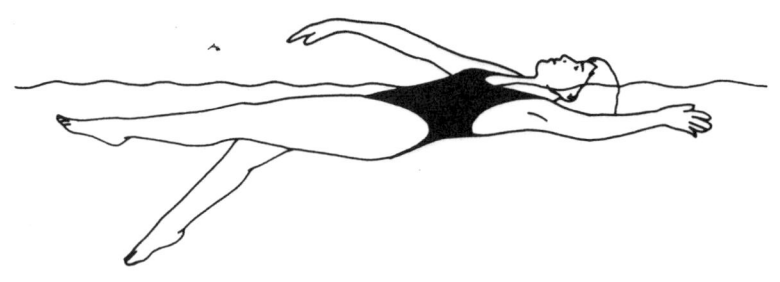

자유형

얼굴을 아래로 하고 수영을 하면 등 아래쪽의 들어간 부분이 더 휘어지게 된다. 우리가 등을 대고 뜨는 배영을 권하는 이유는 바로 이 때문이다. 그러나 자유형은 몇 가지 간단한 지침만 지키면 아주 안전한 수영법이다.

1. 수영시 스노컬과 마스크를 착용할 것.
그러면 여러분은 숨을 쉬기 위해 계속해서 척추를 회전시키지 않고도 척추를 곧은 상태로 유지할 수 있을 것이다.

2. 수상스키용 벨트가 있으면 착용할 것.

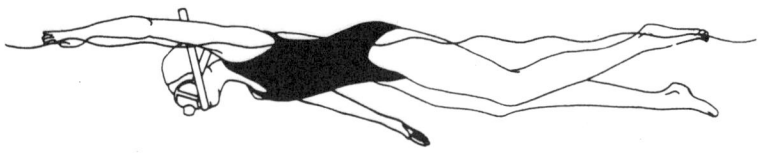

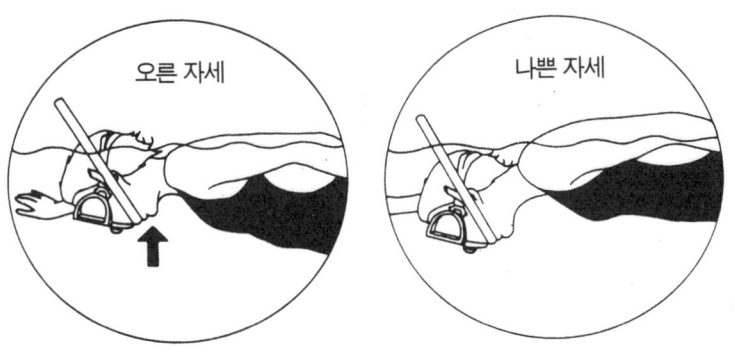

오른 자세

나쁜 자세

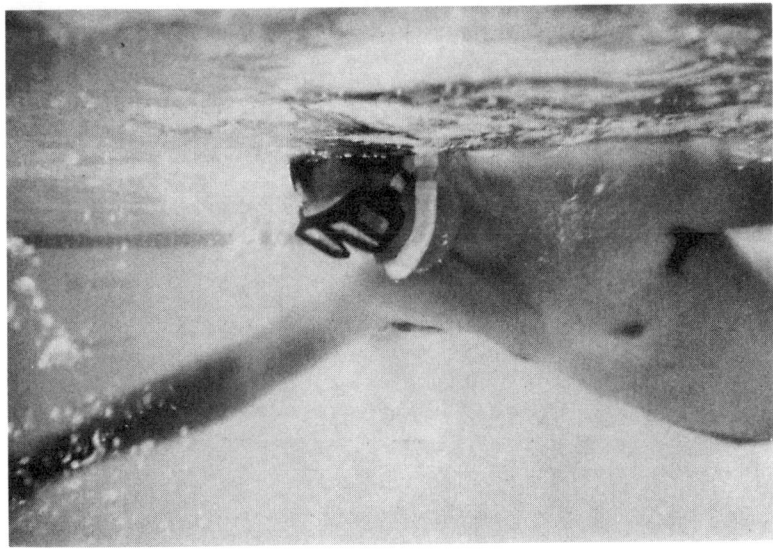

수영을 할 때 호흡을 하려고 머리를 돌리게 되면 허리 부상을 악화시킬 수도 있다. 스노컬과 마스크를 착용하면 척추를 돌리지 않고도 호흡을 할 수 있게 된다.

추가로 더 지지를 받도록 버클을 등 뒤로 가게 해서 입는다. 벨트는 허리를 받쳐 주어 부력을 증대시켜 준다. 이것은 여러분이 수영에 익숙하지 않을 때 특히 많은 도움이 된다.

3. 수상스키용 벨트가 없으면 수영시에 복부를 당겨서 등 부분이 풀장 바닥 쪽으로 처지지 않도록 한다. 정확한 자세는 155페이지의 전신 그림을 볼 것.

4. 155페이지의 원 안에 화살표가 있는 그림에서처럼 머리를 척추와 나란하게 하여 목과 머리가 풀장 바닥 쪽으로 처지지 않도록 한다.

모든 수영은 수중 운동 프로그램을 끝낸 후 10분 정도가 적당하다. 등, 특히 요추 부위가 아프면 중지한다. 허리를 받쳐 주는 데 도움이 되는 벨트가 없을 경우에는 배영을 하는 것이 훨씬 용이하고도 재미있을 것이다.

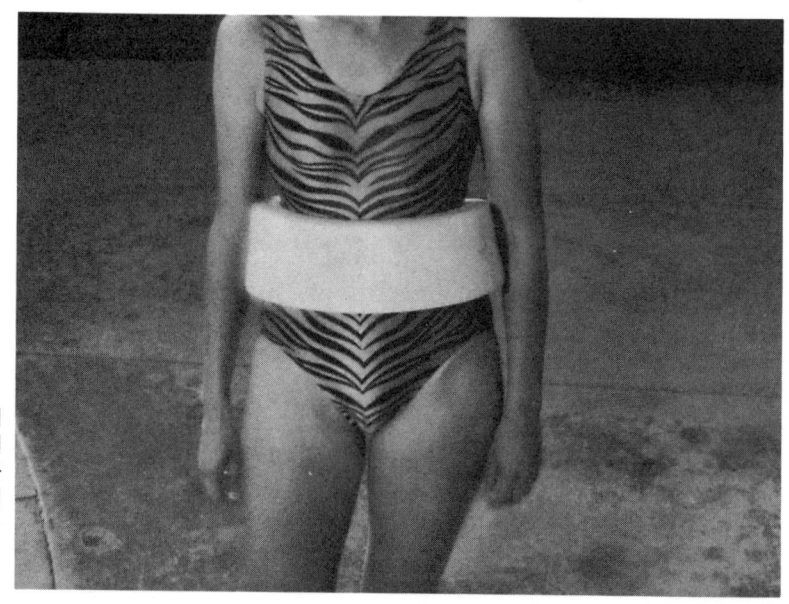

자유형을 할 때 수상 스키용 벨트를 버클을 등 뒤로 가게 하여 착용하면 허리를 지탱하는 데 도움이 된다.

등(허리)

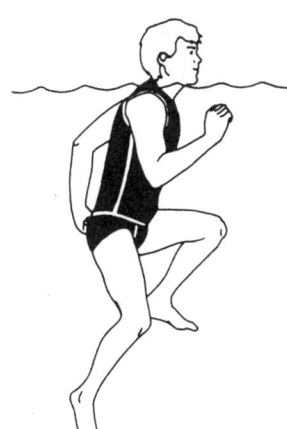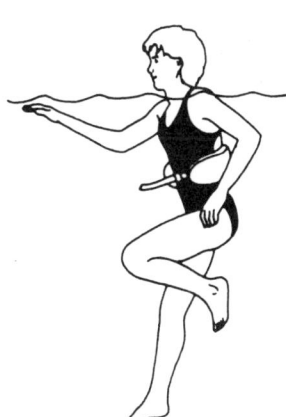

준비운동 : 수중 자전거 타기

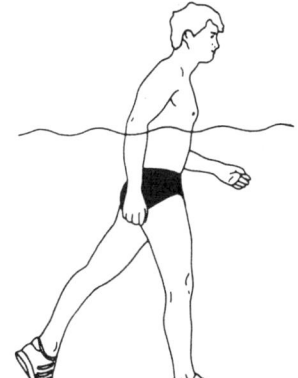

1. 수중 걷기

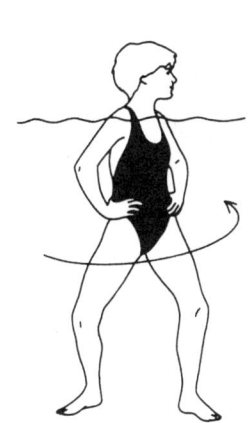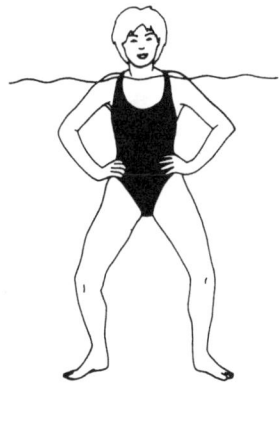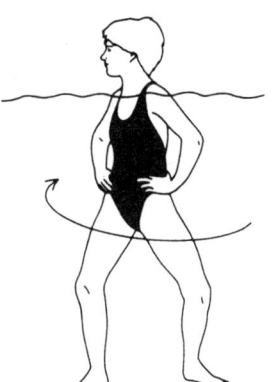

2. 옆구리 손짚고 몸통 비틀기

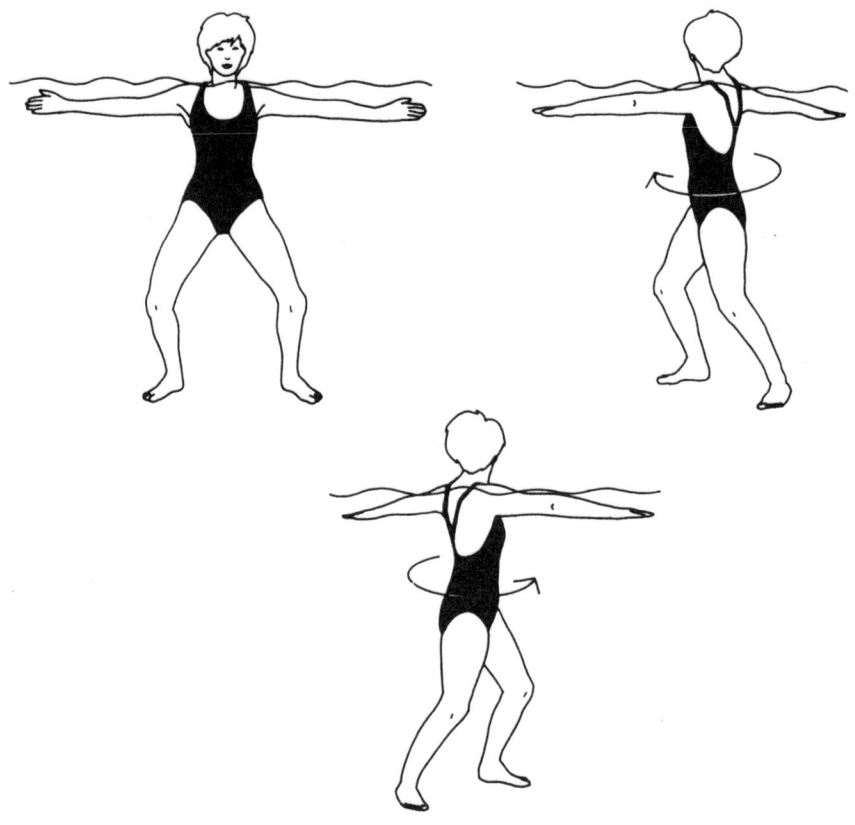

3. 양팔 벌려 몸통 비틀기

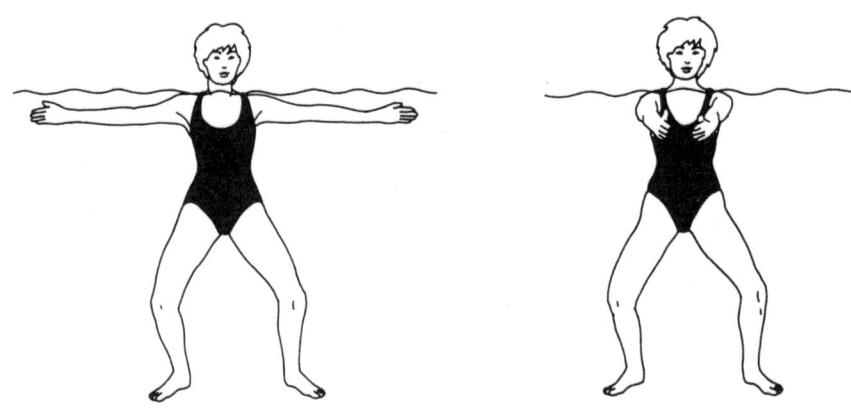

4. 팔 펼치기

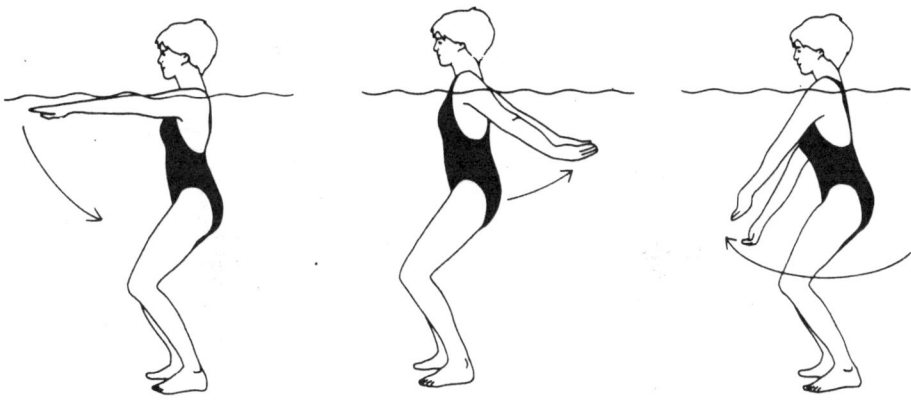

5. 양팔로 물 파기

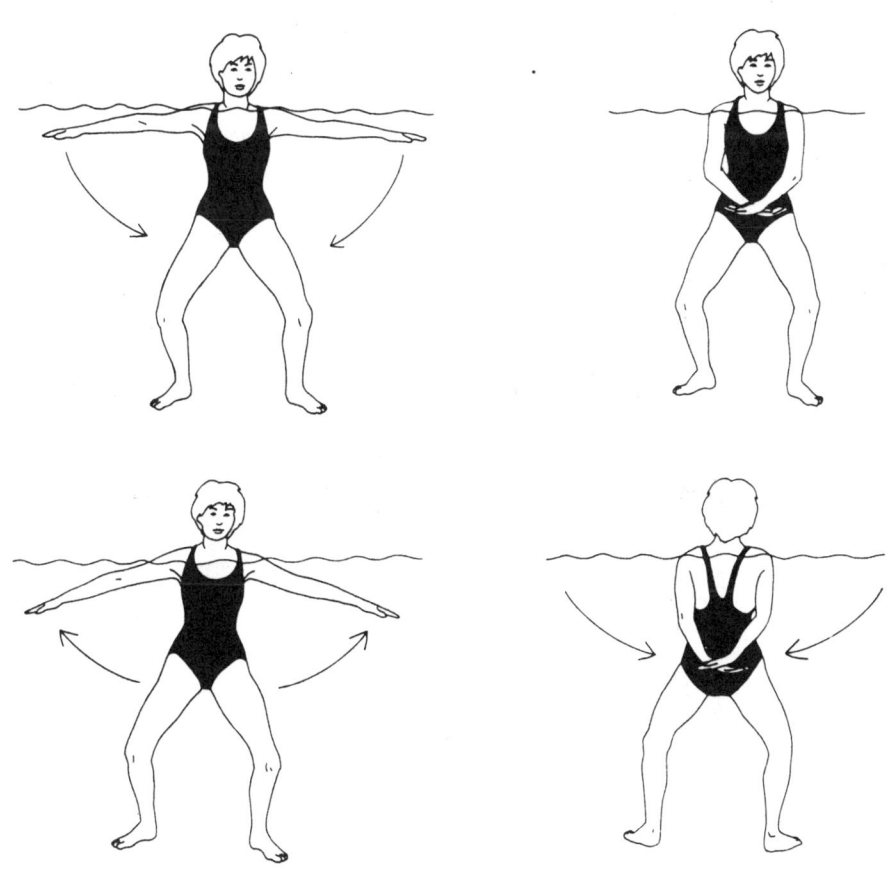

6. 양팔 교차시키기

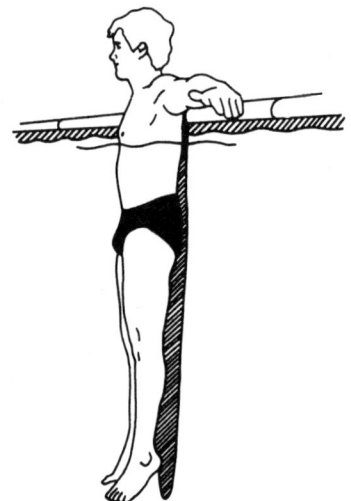
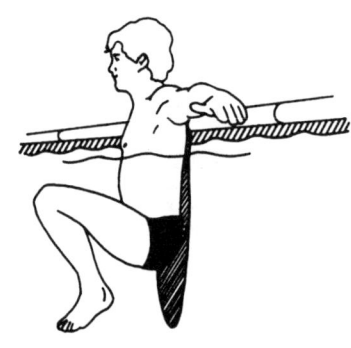

7. 무릎 들어 올리기

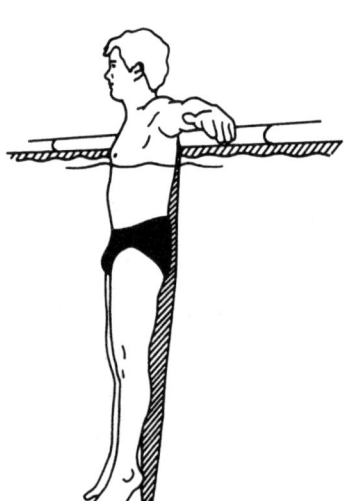
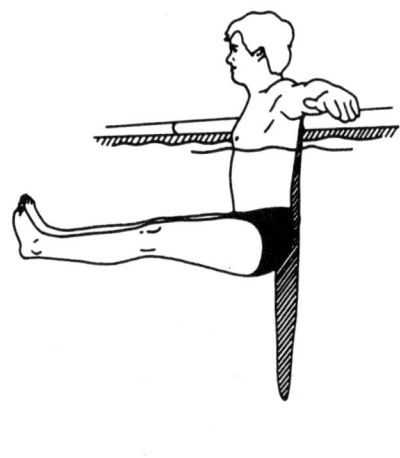

8. 벽에 매달려 다리 올리기

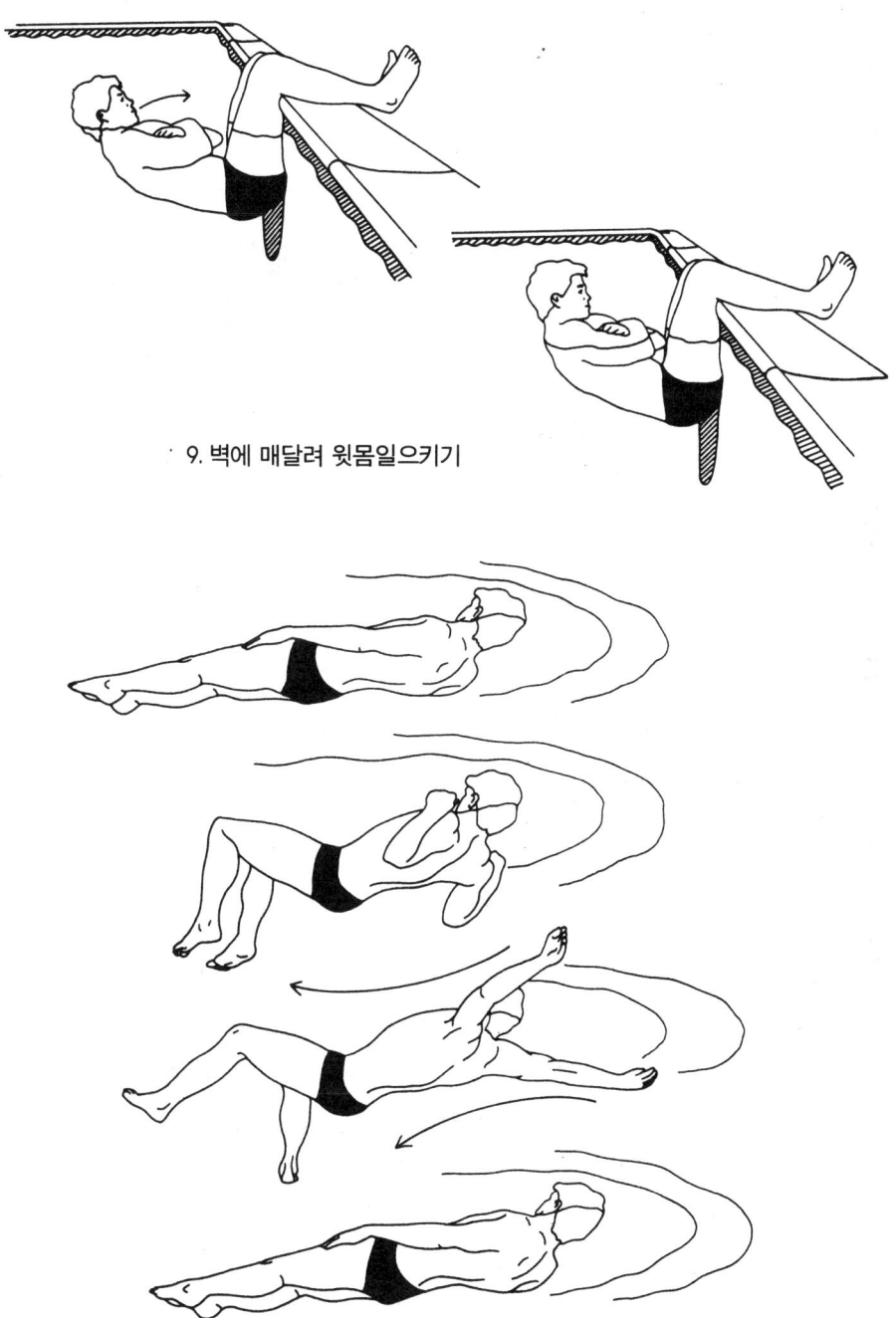

9. 벽에 매달려 윗몸일으키기

10. 기초 배영법

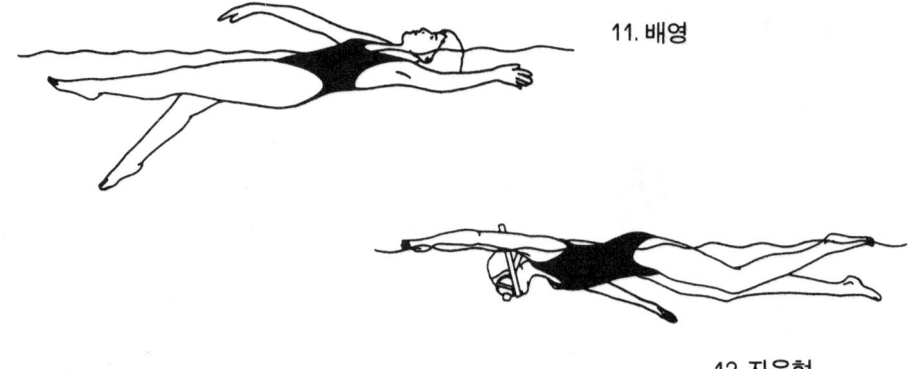

11. 배영

12. 자유형

훈련 스케줄

제 1~2주

빈　　도 : 일주일에 3일. 훈련 기간 사이에 최소 하루는 쉰
　　　　다.

강　　도 : 수중 준비 운동 및 이 장에 나오는 최초 3가지 운
　　　　동.

계속시간 : 각 운동별로 10회 반복운동 2세트.

제 3~4주

빈　　도 : 일주일에 5일. 이틀 휴식. 연달아 이틀은 쉬지 말
　　　　것.

강　　도 : 수중 준비 운동. 1~2주에 한 3가지 운동 외에 매
　　　　주 2가지 운동을 프로그램에 추가할 것.

계속시간 : 각 운동별로 10회 반복운동 3세트.

제 5~8주

빈　　도 : 일주일에 6일. 하루 휴식.

강　　도 : 수중 준비 운동. 4주째에 한 운동 외에 이 장에 등
　　　　장하는 모든 동작을 다할 때까지 매주 한 가지 또
　　　　는 두 가지 운동을 추가할 것.

계속시간 : 각 운동별로 10회 반복운동 4세트.

제 9 장

Shoulders

어깨

어깨는 신체의 다른 어떤 관절보다도 많이 움직이는 부위이다. 이 어깨의 경이적인 유연성이 있기에 메이저 리그의 투수가 시속 90마일의 공을 던지거나 외야수가 손을 뻗어 높이 뜬 플라이 볼을 잡을 수 있는 것이다.

그러나 어깨는 오로지 그 복잡한 구조가 적절한 기능을 발휘할 수 있는 상태에 있을 때에만 그 유연성을 유지할 수가 있다. 이 시스템 가운데에서 어느 한 부위라도 부상을 입게 되면 그 기동성이 떨어지게 되어 통증을 느끼게 된다. 우리는 운동화 끈을 매는 것에서부터 창던지기에 이르기까지 수많은 동작을 하는 데 어깨를 사용하기 때문에 어깨를 움직이는 운동 범위가 줄어들게 되면 아주 쇠약하게 되어 버린다.

우리가 마음대로 팔을 휘두를 수 있도록 하는 어깨의 유연함은 어깨의 독특한 구조에서 오는 것이다. 어깨뼈는 견갑골과 쇄골, 팔의 윗부분 뼈인 상완골로 되어 있으며 이들이 함께 얕은 구관절을 형성하고 있다. 사실 이 관절와는 너무 얕아서 뼈가 인대와 힘줄, 근육 등의 광범위한 시스템으로 둘러싸여 있지 않으면 서로 붙어 있지 못하게 되며 이 모든 것이 뼈가 제자리에 있을 수 있도록 함께 기능하게 되는 것이다.

구관절에 가장 가까이 있는 근육과 힘줄의 그룹을 회선근개라고 한다. 이것을 구성하는 네 개의 근육은 극상근, 극하근, 소원근(어깨 뒤쪽) 및 견갑하근(어깨 앞쪽) 등이다. 이들 근육을 어깨뼈에 연결해 주는 힘줄 또한 이 근개의 일부인데 이름이 나타내고 있듯이 관절을 둘러싸서 뼈를 안정시켜 준다. 여러분의 상완골이 견갑골의 관절와로부터 탈구되지 않도록 해 주는 것이 바로 이 회선근개이다.

하나의 작은 인대가 쇄골을 견봉돌기라 불리는 견갑골의

돌출 부위에 부착해 주는데 이 연결점을 견봉쇄골 관절(견쇄관절)이라 부르며, 이 부위는 스포츠 활동에서 아주 쉽게 부상을 입는 곳이다. 이 작은 인대가 미식축구에서의 태클이나 아이스하키 경기에서 펜스에 강하게 충돌하는 경우에는 많은 대가를 지불해야 한다. 나중에 견쇄관절 손상을 설명할 때 알게 되겠지만 때로는 이 인대가 뼈를 제자리에 붙들어 둘 수 있을 만큼 튼튼하지 못한 경우도 있다.

어깨를 지탱하고 있는 시스템의 어느 부위에라도 부상을 입게 되면 관절의 효능은 감소하게 된다. 이 경우 견관절 뼈를 둘러싸고 있는 근육을 강화하는 것이 부상 회복을 촉진하는 데 있어 여러분이 할 수 있는 가장 중요한 일이다. 여러분이 관절을 안정시켜서 어깨가 전체 동작 범위에 걸쳐 자유롭게 움직일 수 있게끔 하는 데는 튼튼한 근육을 필요로 한다.

1. 어깨 부위의 수중 회복 운동

어깨 부위 부상은 야구 선수들에게는 너무나 흔해서 L. A. 다저스 팀의 트레이너들은 부상 예방 조치를 취하는 데 있어 그들이 통증을 느끼든 느끼지 않든간에 관계없이 모든 투수들이 어깨 부상을 입은 것처럼 다룬다.

그런 조치들 가운데는 여기서 보여 주는 것과 유사한 강화 운동을 하면서 선수들을 일정 시간 풀장에서 보내도록 하는 것도 있다. 즉 트레이너들과 선수들도 — 곧 여러분도 느끼겠지만 — 풀장이 어깨를 튼튼하게 하는 데 있어 훌륭한 장소라는 것을 알게 되었던 것이다.

물은 관절 주위의 뼈와 연조직 — 인대, 힘줄 및 근육 — 에 작용하는 대부분의 중력을 덜어 주면서 여러분의 팔을 떠받쳐 준다. 이렇게 스트레스가 경감된 환경에서는 물의 저항을 이용하여 힘을 기를 수 있고 동작 범위에 걸쳐 천천히 어깨를 움직일 수 있는 것이다.

또한 어깨 부상 회복을 위한 모든 운동은 어깨 깊이의 물 속에서 이루어진다. 어깨에 부상을 입고 있는 경우 팔을 옆이나 앞, 어깨 위로 올리게 되면 통증을 느끼게 되는데 이때 물은 이런 동작을 방지해 주는 안전장치 역할을 하는 것이다. 만일 여러분의 팔이 물 바깥으로 나오게 되면 그것은 팔을 너무 높이 들어올린 셈이 되어 부상을 악화시킬 수가 있다.

2. 일반적인 어깨 부상

이 장에 등장하는 운동은 여러분이 다음과 같은 일반적인 어깨 부상에서 회복하는 데 도움이 되도록 특별히 만들어진 것으로서 각 동작들을 하게 되면 부상으로 약해진 근육을 강화시킬 수 있을 것이다.

회선근개 건염

이것은 던지는 동작을 포함하고 있는 스포츠에서 흔하게 볼 수 있는, 이른바 어깨 혹사에서 오는 부상이다.

수영 선수와 테니스 선수들이 이 힘줄에 생기는 염증으로 고생을 할 수 있는데 이는 이들 스포츠가 지속적으로 팔을 머리 위로 올리는 동작을 요구하기 때문이다. 혹사로 인해 힘줄에 염증을 일으키게 되면 이들 힘줄이 부착되어 있는 근육은 기동성 저하와 통증으로 인해서 약화되게 된다.

회선근개 파열

팔을 머리 위로 올릴 때 심하게 아픈 부상 가운데 하나로서 회선근개에 있는 힘줄이 혹사로 인해서나, 어깨 탈구 같은 외상성 증상으로 인해서 작은 파열 증상이 생겨나는 것이다.

사소한 파열상은 회선근개 근육 강화 프로그램을 시행하면서 스포츠 활동을 잠시 중단하면 보통은 낫는다. 그러나 큰 파열상은 어깨의 기동성을 현저히 제한하게 되는데 이렇게 좀더 심각한 파열상은 보통 미식축구에서의 태클이나 말에서 떨어지거나 하는 따위의 외상성 증상으로 인해 생긴다. 이런 경우는 수술이 필요하다.

쇄골 골절

로데오 경기 선수들이나 낙하산을 타고 내리는 사람들이 땅에 떨어질 때나 착지를 할 때 팔을 펴서 쓰러지지 않으려고 하기보다 구르는 데는 그럴만한 이유가 있다. 즉 그 사람들은 착지할 때 손을 짚는 것은 쇄골이 골절되는 확실한 길이라는 것을 알고 있기 때문이다. 쇄골 골절은 여러분이 쓰러지지 않기 위해 팔을 내뻗었을 때 그 충격에서 오는 힘이 여러분의 팔 위에서 쇄골로 옮겨가면서 발생하게 된다.

삼각근 파열 또는 좌상

선수들이 서로 몸을 부딪치게 되는 운동, 미식축구나 럭비 등의 경기에서 태클을 하게 되면 견관절을 덮어 싸고 있는 근육인 삼각근에 있는 힘줄과 근육 섬유에 좌상이나 파열상을 초래할 수 있다. 근섬유가 부상을 입게 되면 근육 약화를 초래하게 된다.

견쇄관절 손상

어깨 윗부분이 바닥에 닿으면서 넘어지거나 또는 손을 무리하게 뻗어서 짚고 넘어지면 쇄골이 견갑골과 연결되는 지점인 견쇄관절의 인대가 파열되거나 좌상을 입을 수가 있다. 레슬링이나 럭비, 미식축구, 특히 아이스하키는 이 관절을 위태롭게 하는 스포츠로서 이 부상을 입고 나면 여러분은 한동안 어깨를 삼각붕대로 감싸 매고 있어야 할 것이다.

어깨를 움직이지 못하게 되면 상지대의 근육이 약화된다. 일단 의사로부터 회복 운동을 해도 좋다는 말을 듣게 되면 여러분은 이 부위 근육을 움직여서 부상을 당하기 이전 수준의 힘을 기르도록 하는 것이 중요하다.

여기서의 수중 운동은 재활 프로그램을 시작하는 데 있어 가장 안전한 방법이다.

어깨 탈구

상완골이 관절와로부터 빠지게 되면 어깨에 상당한 고통과 손상이 온다. 어깨를 둘러싸고 있는 인대, 힘줄 및 근육 따위가 당기게 되고, 이 부상으로 인해 관절이 영원히 불안정하게 되어 버릴 수 있는 정도로까지 파열될 수도 있다.

이 부상에서 가장 흔한 형태는 앞쪽 부분의 어깨 탈구이다. 팔꿈치가 구부러지면 팔은 뒤쪽으로 힘을 받게 되는데 이런 일은 미식축구나 럭비 경기에서 태클을 할 때 일어날 수 있다. 이 힘은 너무나 강력해서 관절을 둘러싸고 있는 인대와 힘줄 및 근육 등은 상완골 머리 부분을 제자리에 붙들어 놓을 수가 없게 되어 앞으로 미끌어지게 된다.

이렇게 관절을 지탱해 주고 있는 것들 가운데 몇 개 정도는 파열될 수도 있으며 — 탈구의 경우는 회선근개 파열이 뒤따르는 것이 일반적이다 — 상완골두는 견갑골에 있는 견봉돌기와 접촉하게 되면서 골절이 될 수도 있다.

많은 근육이 어깨 뒤쪽을 가로지르고 있기 때문에 뒤쪽 부분의 어깨 탈구는 전체 탈구 가운데 2퍼센트 정도만을 차지하지만, 이것은 앞쪽 부분의 부상이 다양한 만큼이나 심각하며 또 쇠약하게 만들어 버릴 수도 있다. 다시 말하거니와 이 부상은 대개 태클 상황에서 발생한다. 팔은 굴곡한 위치로 밀리고 지지 시스템은 무너져서 상완골이 관절와 뒤쪽으로 미끄러져 나오게 되는 것이다.

여러분의 어깨가 맞추어져 정상 위치로 되돌아가게 되더

라도 ─ 이 일은 즉각적으로, 그리고 의사가 해야 한다 ─ 수 주 동안은 고정을 시켜줘야 하며, 그런 후에 상지대의 근육을 강화하도록 해야 탈구가 재발되지 않는다.

이 장에 소개된 수중 훈련은 이런 부상을 입은 많은 선수들이 이용해 왔으며, 부상에서 회복하는 데 있어 훌륭한 출발점이 된다.

3. 운동

관절, 특히 부상 부위에 통증을 유발하는 운동은 절대하지 말 것이며, 4장에 나와 있는 훈련지침을 따른다.

준비 운동
수중 자전거 타기나 수중 조깅(53~55페이지 참조).

1. 양팔 당기기
강화되는 신체부위 : 상완전면(이두근, 상완근).

어깨 깊이의 물 속에 서서 다리를 어깨 넓이만큼 벌리고 무릎을 약간 굽힌다. 양팔을 몸 옆으로 똑바로 늘어뜨린 채 시작한다. 손바닥은 위쪽을 향하게 하고 양손을 불편을 느끼지 않고 할 수 있는 데까지 가능한 한 상체 쪽으로 가까이 올린다. 이때 팔꿈치와 상완은 몸 옆에 붙여야 한다. 힘을 빼고 천천히 전완을 원위치로 내린다.

이것이 1회 반복이다.

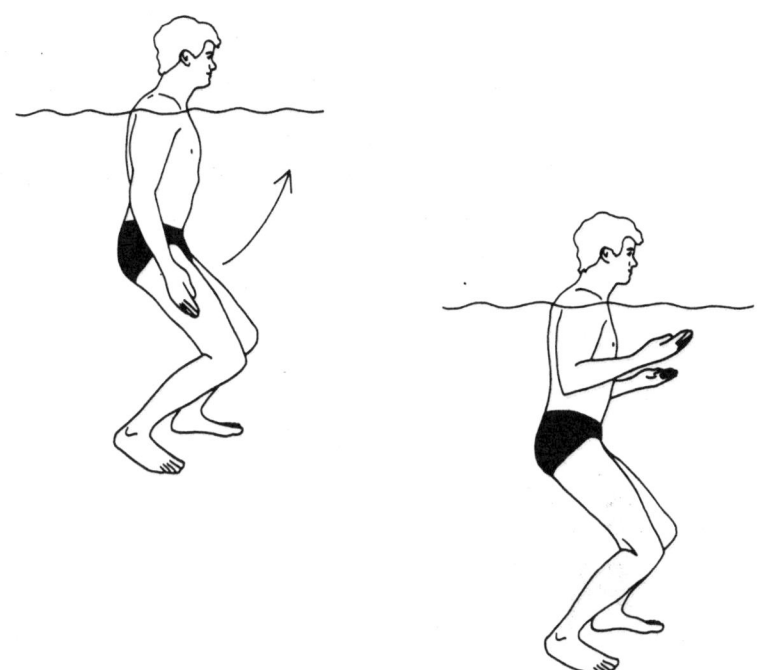

　　주 : 만약 여러분이 어깨 부상을 입고 있으면 상완의 근육 앞쪽
과 뒷쪽 모두를 강화하는 것이 중요하다. 이들 근육은 견관절을
가로지르고 있는데 이들 근육이 약화되면 어깨 통증을 겪을 수도
있다(팔 뒤쪽에 있는 근육군인 삼두근은 특히 소홀해지기 쉽다).
이 운동과 다음의 양팔 밀기 운동은 상완의 근육을 튼튼하게 하
여 어깨를 강하게 유지시켜 주므로 어깨 회복 운동을 시작하기에
좋은 운동이며, 또 이들 운동에는 견관절을 움직이는 동작이 직
접 포함되어 있지 않기 때문에 어깨에 불편함을 주지 않는다.

2. 양팔 밀기
강화되는 신체부위 : 상완후면(삼두근).

어깨 깊이의 물 속에 서서 다리를 어깨 넓이만큼 벌리고 무릎을 약간 굽힌다. 팔꿈치를 90°로 구부리고 손바닥은 풀장 바닥 쪽으로 향하게 뒤집는다. 팔꿈치와 상완은 몸 옆쪽에 가까이 붙인 채 양손이 몸 옆쪽에 이를 때까지 밀어 내린다. 힘을 빼고 전완을 90° 출발점으로 들어올린다.

이것이 1회 반복이다.

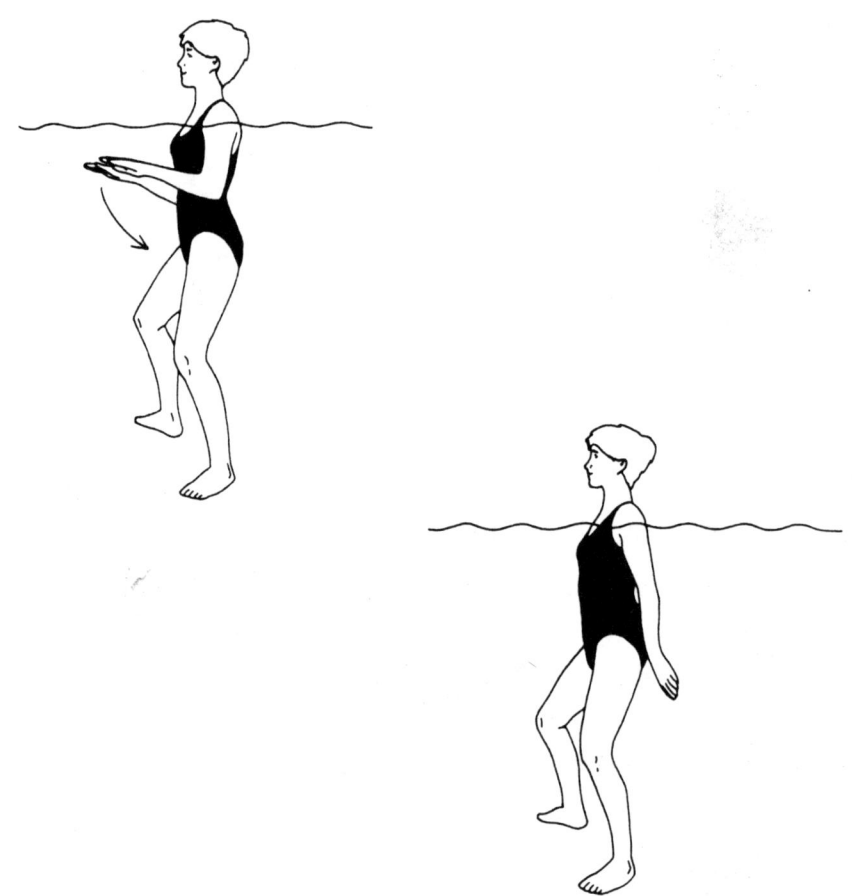

3. 양팔 옆으로 올리기

강화되는 신체부위 : 어깨(광배근, 삼각근, 극상근) ; 등(능형근) ; 가슴(대흉근, 소흉근).

어깨 깊이의 물 속에 서서 다리를 어깨 넓이만큼 벌리고 무릎을 약간 굽힌다. 팔을 몸 옆에 붙이고 손바닥은 몸 쪽으로 향하게 하고서 시작한다. 팔을 옆으로 쭉 펴서 수면 바로 아래까지 들어 올렸다가 몸 옆으로 다시 내린다.

이것이 1회 반복이다.

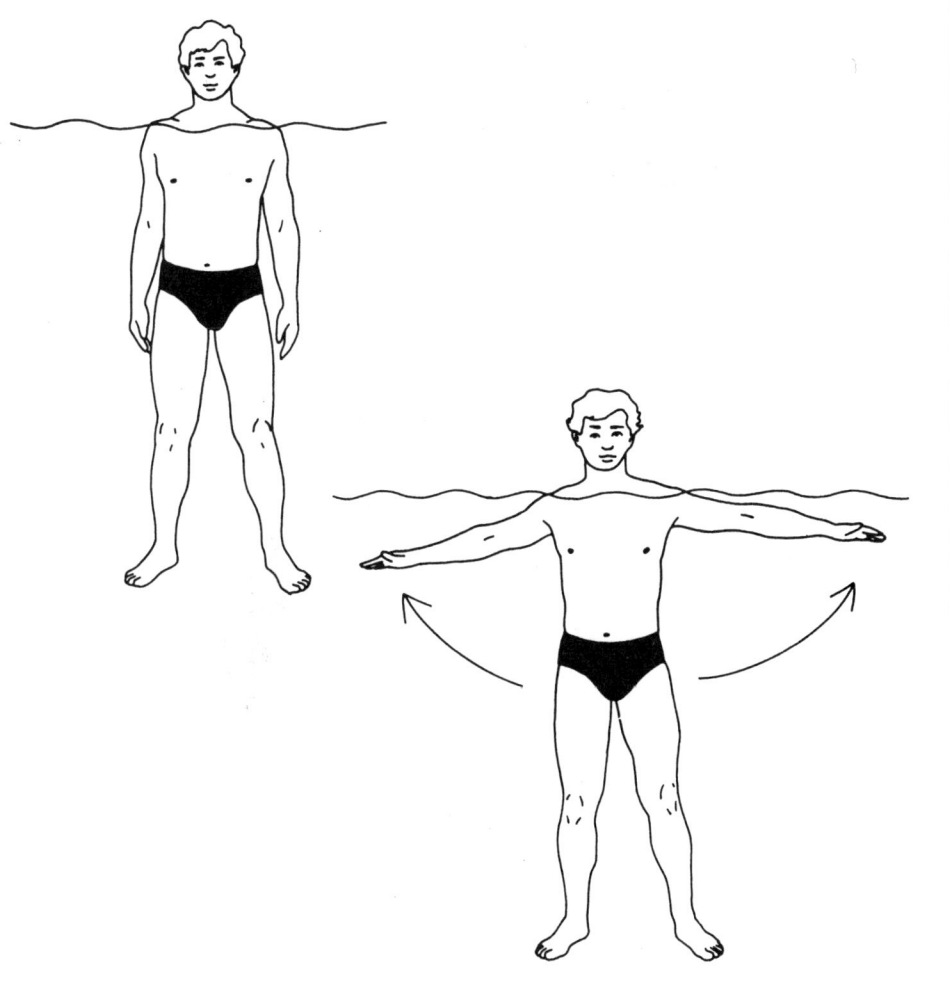

4. 30° 팔 올리기

강화되는 신체부위 : 어깨(극상근).

어깨 깊이의 물 속에 서서 팔을 몸 옆으로 내리고 손은 펴서 손등이 몸쪽으로 향하게 한 다음 새끼손가락을 수면 쪽으로 튼다. 오른팔을 몸과 30° 각도로 수면 바로 아래까지 들어올렸다가 원위치한다.

이것이 1회 반복이다. 오른팔로 10회 하고 난 후 왼팔로 10회 하면 1세트를 완료하는 것이다.

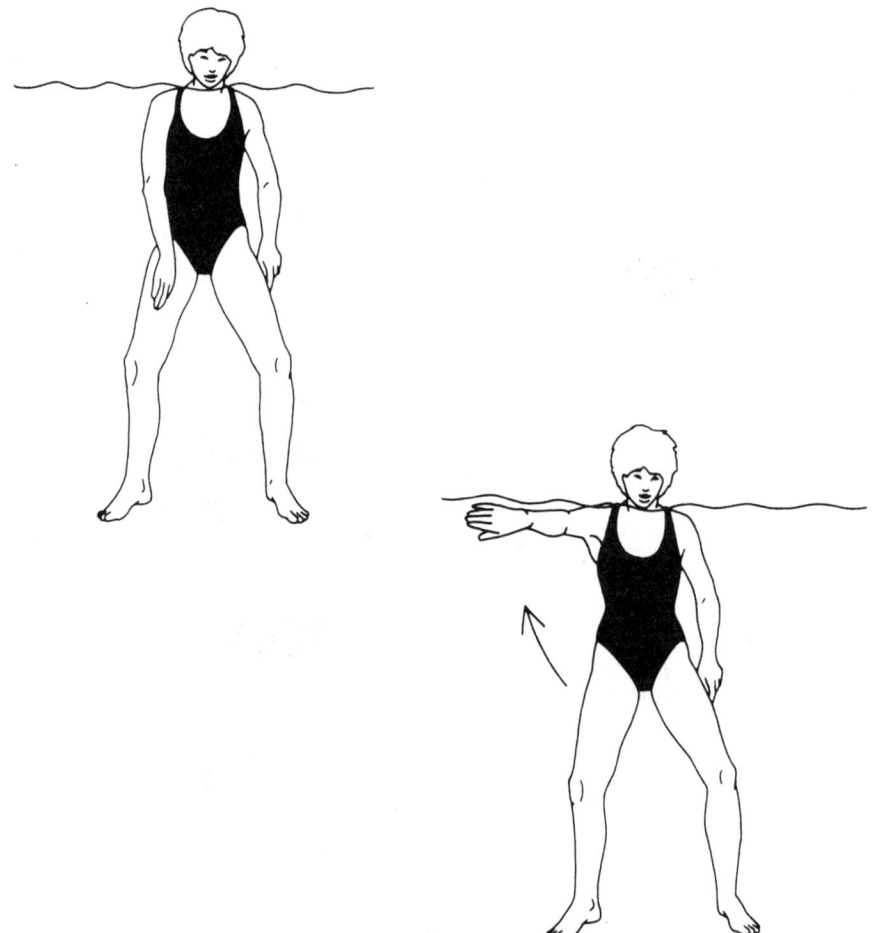

5. 팔 펼치기

강화되는 신체부위: 등(척추기립근), 복부(내·외복사근, 복직근); 어깨(광배근, 대원근·소원근, 전·후삼각근, 견갑하근); 가슴(대흉근).

어깨 깊이의 물에 서서 다리를 어깨 넓이만큼 벌리고 무릎을 약간 굽힌다. 손을 펴서 손바닥이 앞을 향하도록 하고 양팔은 수면과 평행이 되도록 옆으로 곧게 편다. 양팔을 곧게 편 상태에서 수면과 평행을 유지하면서 함께 모은다. 신체 중심선으로부터 양팔을 뒤로 끌어당기며 원위치한다.

이것이 1회 반복이다.

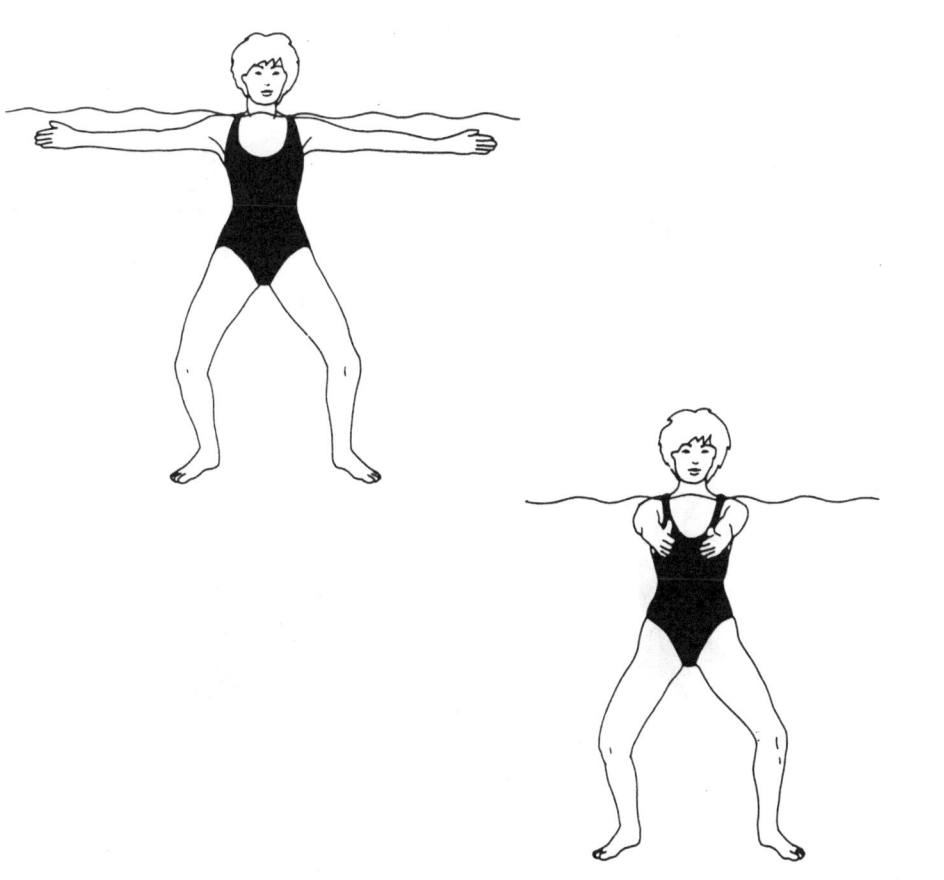

6. 양팔 교차시키기

강화되는 신체부위 : 등(척추기립근, 승모근, 능형근) ; 복부(복직근, 내·외복사근) ; 가슴(대·소흉근) ; 어깨(광배근, 삼각근, 극상근).

어깨 깊이의 물에 서서 다리를 어깨 넓이만큼 벌리고 무릎은 약간 굽힌다. 양팔은 수면과 평행하게 옆으로 곧게 펴고 시작한다. 손을 찻종 모양으로 오므리고 손바닥은 아래로 향하게 하여 양팔을 몸 앞쪽으로 내렸다가 다시 평행 위치로 되돌아온다. 다음은 양팔을 몸 뒤쪽으로 내렸다가 다시 원위치한다.

이것이 1회 반복이다. 이때 등 아래쪽에 생기는 긴장을 줄이기 위해서 엉덩이를 치켜올린다.

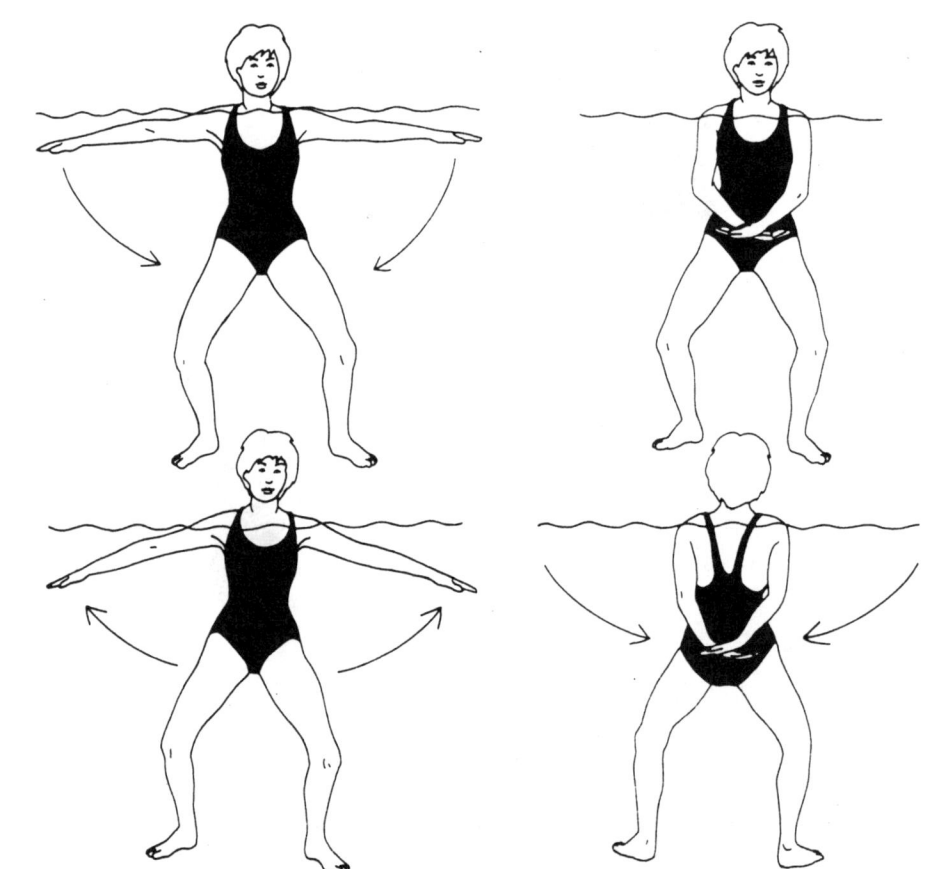

7. 양팔로 물 파기

강화되는 신체부위: 등(척추기립근) ; 복부(복직근) ; 가슴(대흉근) ; 어깨(광배근, 전·후삼각근, 대원근) ; 팔(이두근, 삼두근).

어깨 깊이의 물에 서서 다리를 어깨 넓이만큼 벌리고 무릎을 약간 굽힌다. 팔을 앞쪽으로 수면과 평행이 되도록 곧게 펴고 손바닥이 아래쪽으로 향하도록 하여 손을 찻종 모양으로 오므린다. 양팔을 천천히 몸 뒤쪽까지 물을 밀듯이 내린다. 몸통 뒤에서 손을 뒤집어 팔을 되끌어당겨 원위치로 돌아온다.

이것이 1회 반복이다.

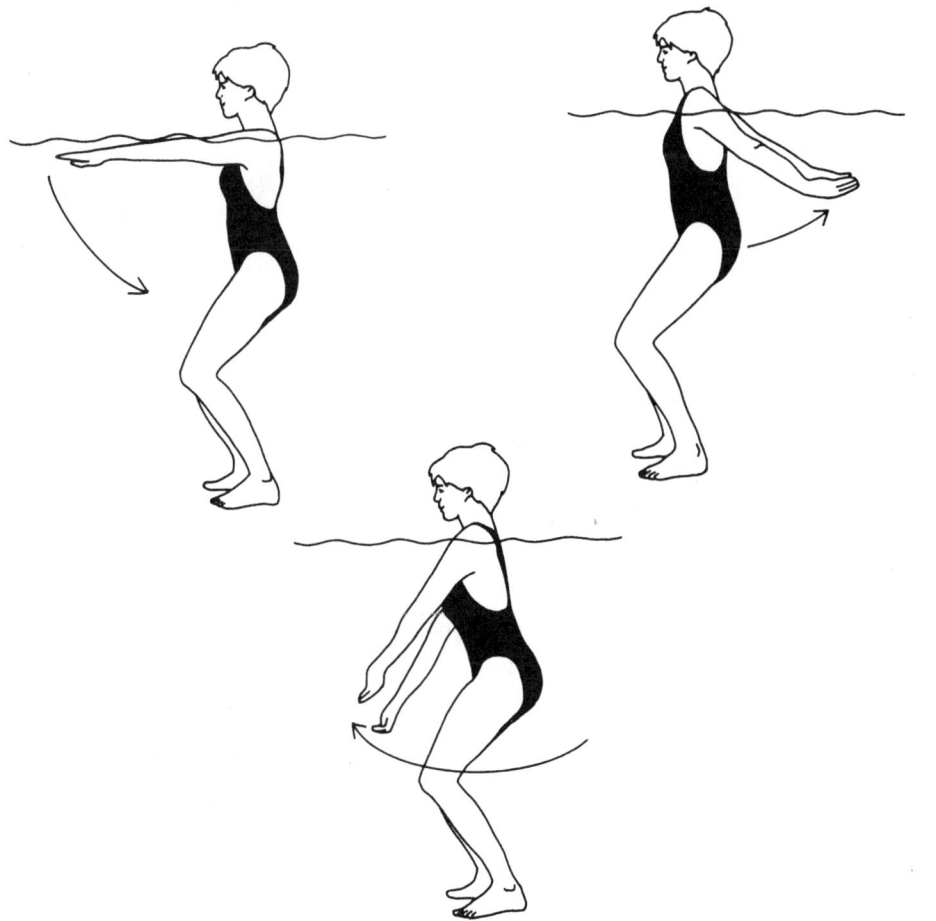

8. 어깨에 손 올려 팔 돌리기

강화되는 신체부위: 어깨(전 · 중 · 후 삼각근, 대 · 소원근, 극하근).

어깨 깊이의 물 속에 서서 다리를 어깨 넓이만큼 벌리고 무릎은 약간 구부린다. 양손을 어깨에 올린다. 팔꿈치로 뒤쪽으로 원을 그리는데 이때 원은 부상을 악화시키지 않는 범위 내에서 가능한 크게 그려야 하며, 여러분 자신이 할 수 있는 동작 범위 내에서 행해야 한다.

원을 한 번 그리는 것이 1회 반복이다.

주: 이 운동을 오직 뒤쪽 방향으로만 해야 하는 이유는 몸 뒤쪽의 어깨근육이 대체로 가슴이나 앞쪽 어깨의 근육보다 상당히 약하기 때문이다. 이런 근육의 불균형은 "새우등" 모양이 되는 이유 가운데 하나이며, 또한 어깨 부상의 원인이 될 수도 있다. 팔을 뒤쪽으로 움직이게 되면 약한 근육을 강화하여 이런 불균형을 바로잡는 데 도움이 된다.

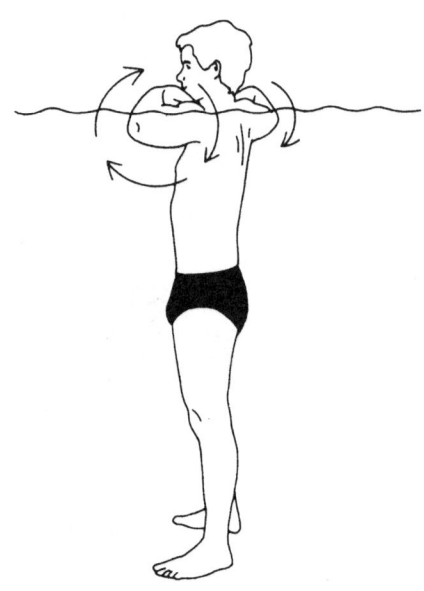

9. 팔뻗어 돌리기

강화되는 신체부위: 어깨(전 · 중 · 후 삼각근, 대원근, 소원근, 극하근).

어깨 깊이의 물 속에 서서 양팔을 수면과 평행하게 옆으로 편다. 양팔로 뒤쪽으로 원을 그리는데, 이때 원은 부상을 악화시키지 않는 범위 내에서 가능한 크게 그려야 하며 여러분 자신이 할 수 있는 동작 범위 내에서 행해야 한다.

원을 한 번 그리는 것이 1회 반복이다.

주: 이 운동은 앞의 8번 운동에서 설명한 것과 같은 이유로 뒤쪽 방향으로만 해야 한다.

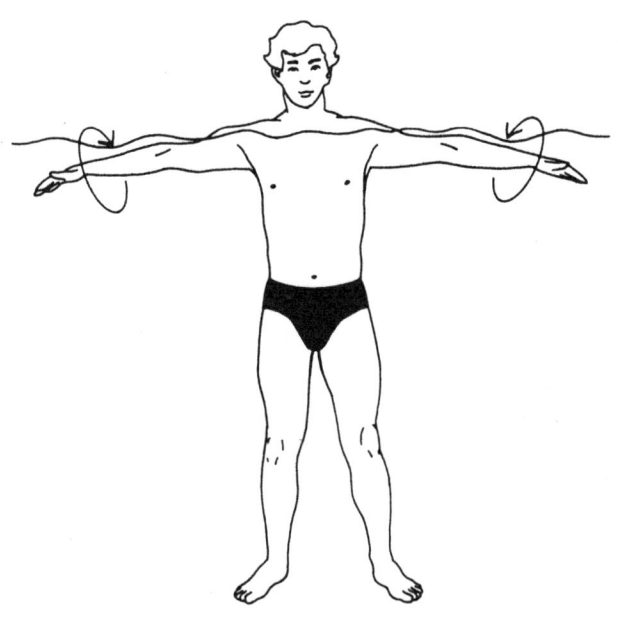

10. 팔꿈치 굽혀 팔 흔들기

강화되는 신체부위 : 어깨(소원근, 극하근, 전·후 삼각근, 견갑하근) ; 등(광배근).

몸의 왼쪽 부분을 풀 가장자리에 가까이하여 어깨 깊이의 물속에 선다. 왼쪽 손과 팔을 이용하여 몸의 균형을 잡는다. 오른쪽 팔꿈치를 갈비뼈 쪽으로 당겨 붙여 90°로 구부린다. 상완을 몸에 붙이고 전완을 몸에서 떼어 오른쪽으로 펼쳤다가 배 앞쪽으로 가져온다.

전완을 몸에서 떼었다가 다시 배쪽으로 가져오는 것이 1회 반복이다. 이때 손은 펴서 풀장 바닥과 직각을 이루도록 하며 엄지손가락은 수면을 가리키도록 한다.

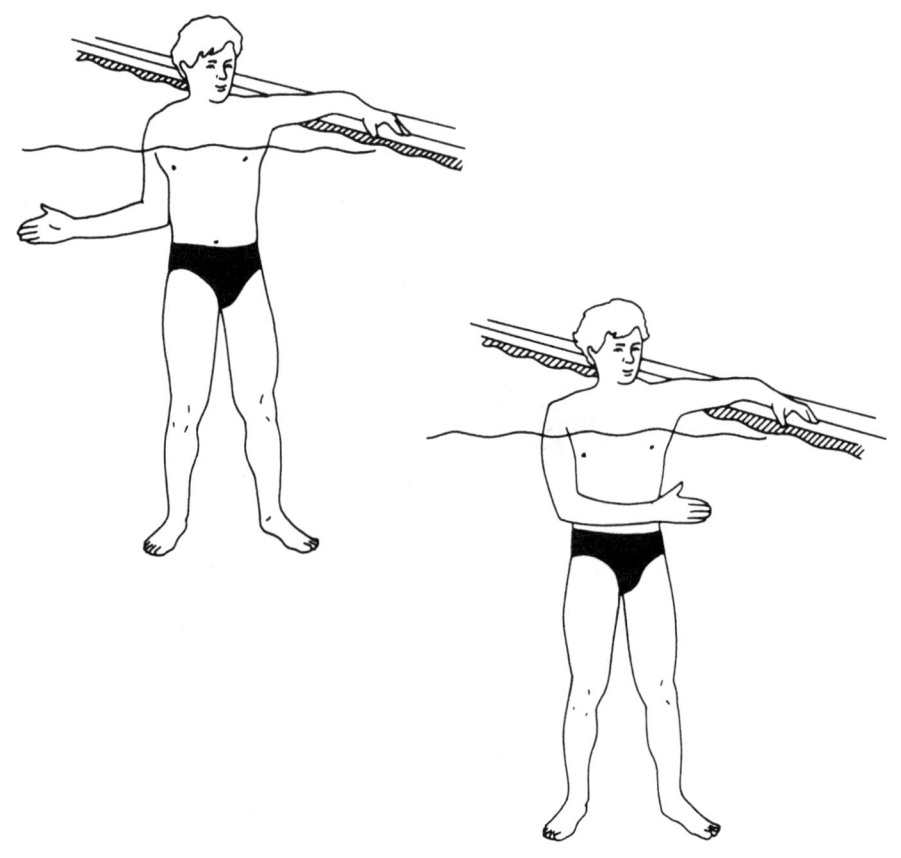

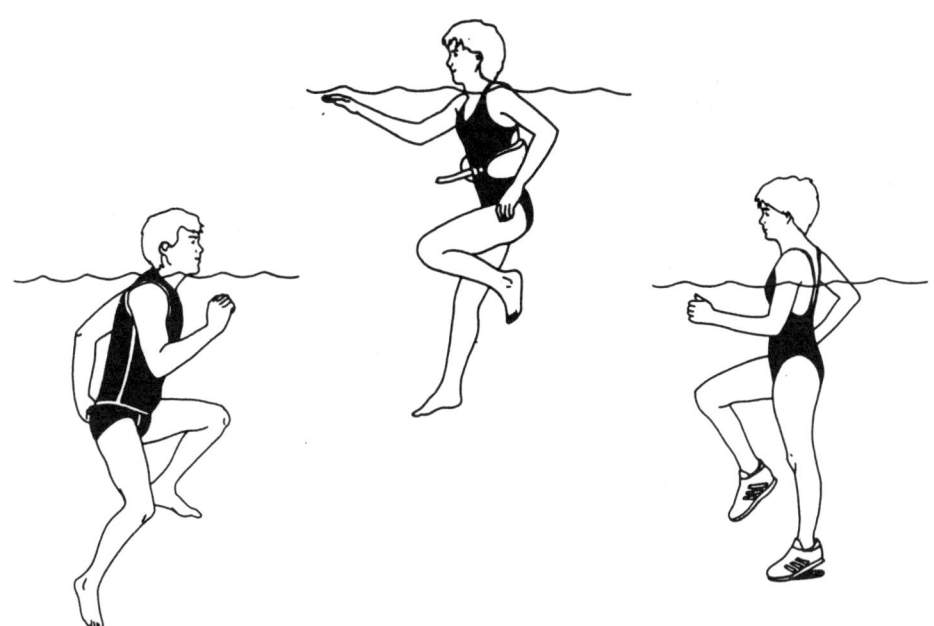

준비운동 : 수중 자전거 타기나 수중 조깅

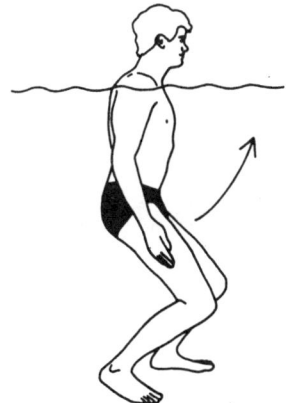 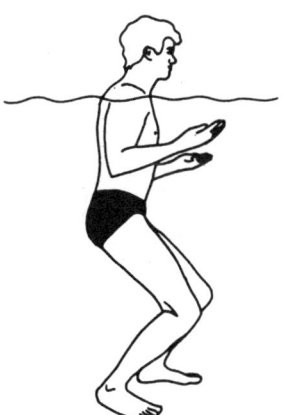

1. 양팔 당기기

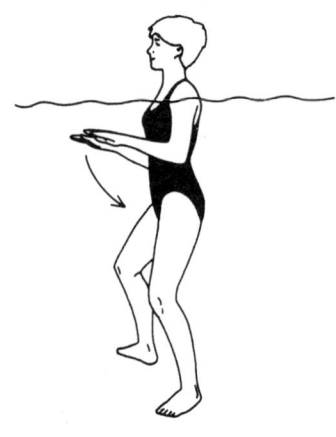

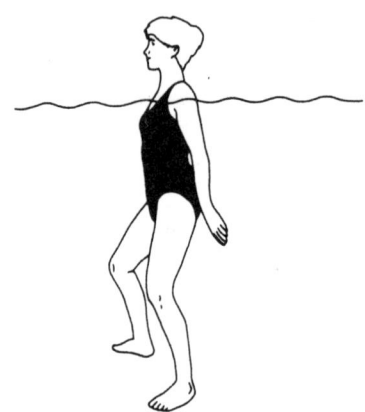

2. 양팔 밀기

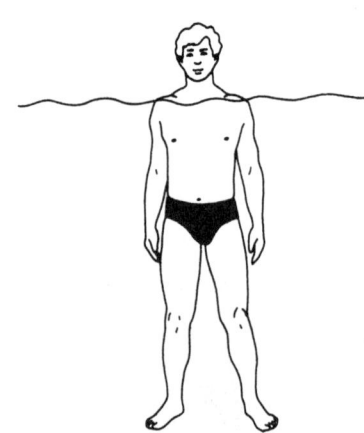

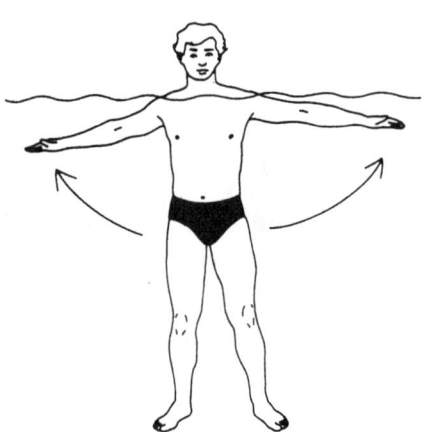

3. 양팔 옆으로 올리기

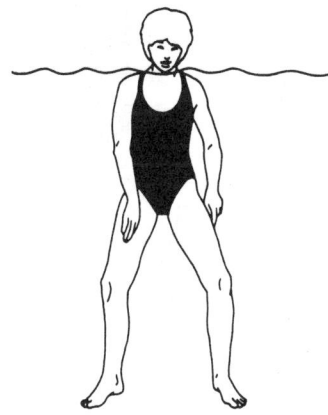

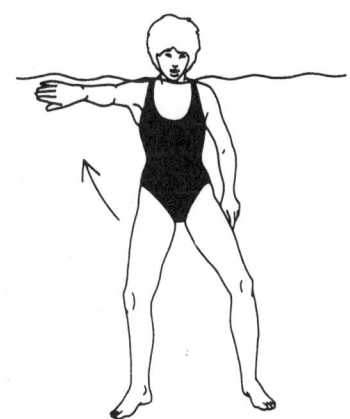

4. 30° 팔 올리기

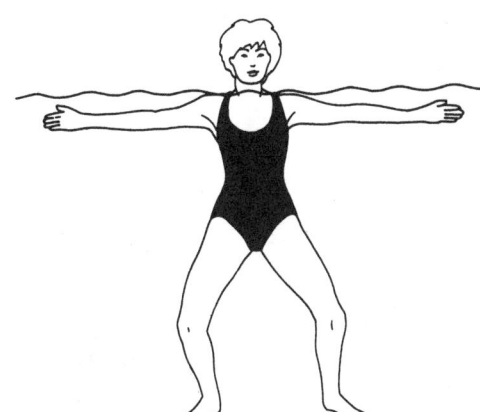

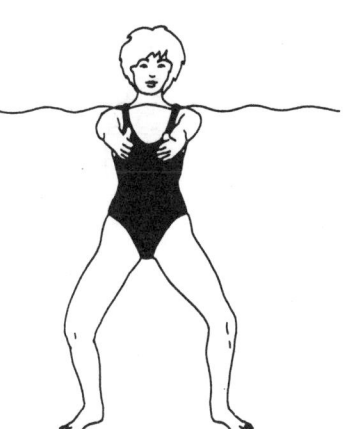

5. 팔 펼치기

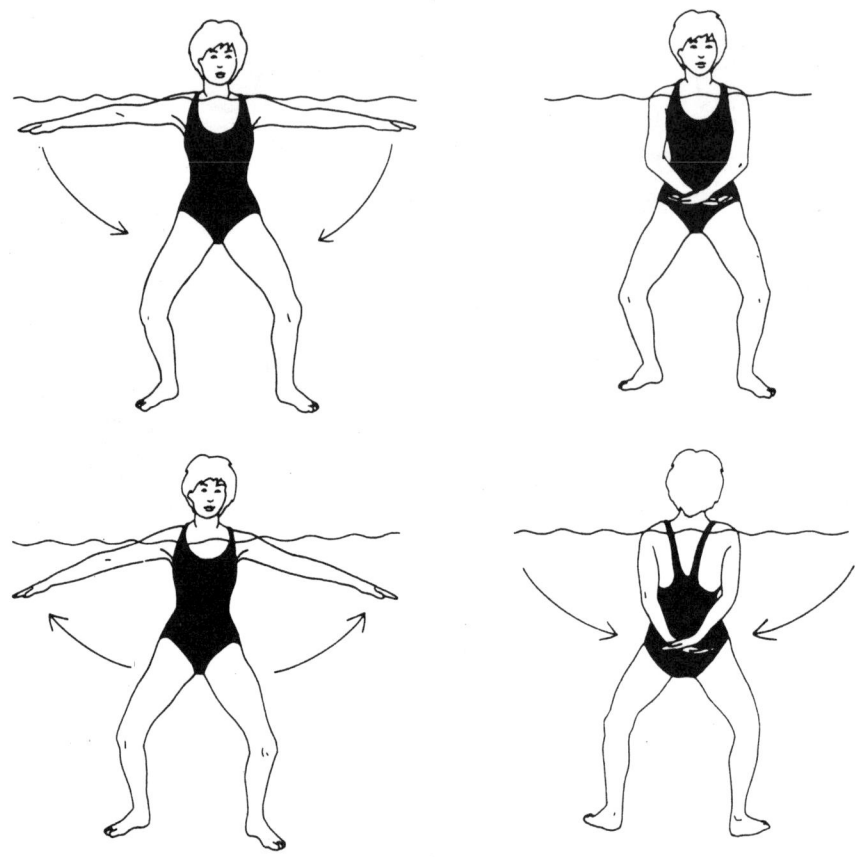

6. 양팔 교차시키기

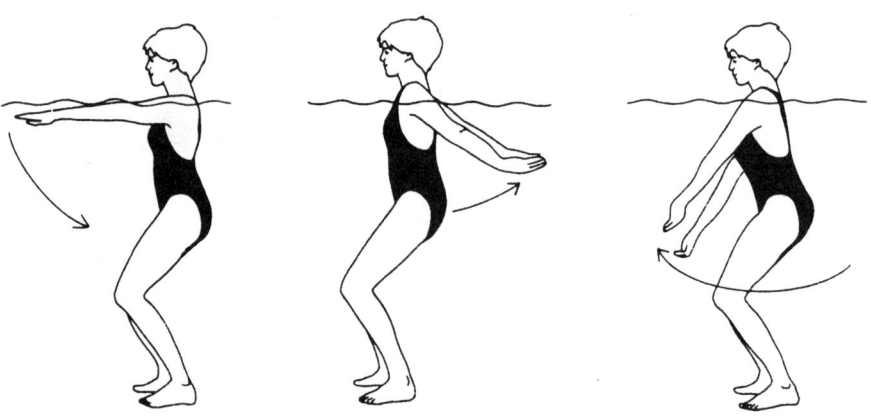

7. 양팔로 물 파기

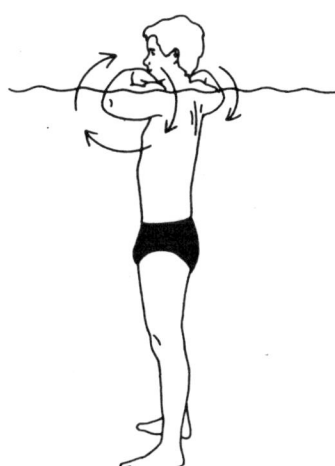

8. 어깨에 손 올려 팔 돌리기

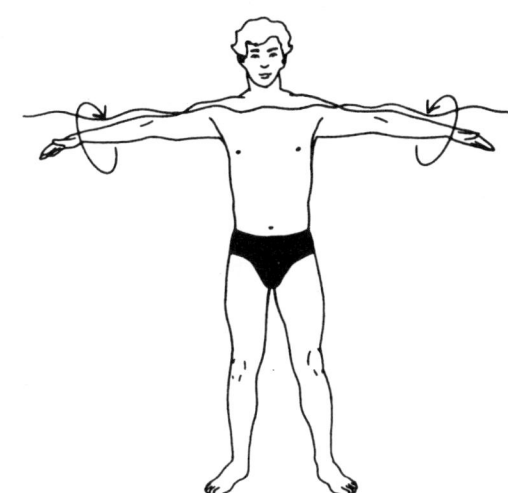

9. 팔 뻗어 돌리기

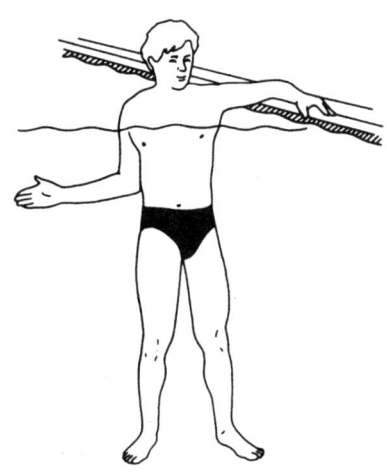

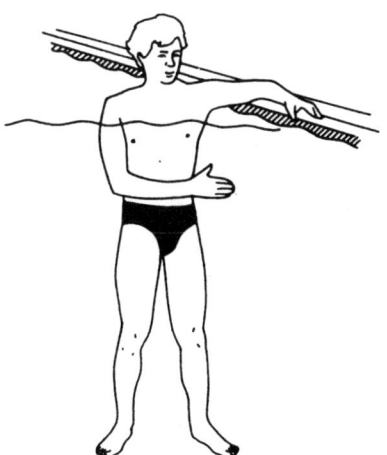

10. 팔꿈치 굽혀 팔 흔들기

훈련 스케줄

제 1~2주

빈　　도 : 일주일에 3일. 훈련하는 날 사이에 최소 하루는
　　　　쉰다.

강　　도 : 수중 준비 운동 및 이 장에 나오는 최초 3가지 운
　　　　동.

계속시간 : 각 운동별로 10회 반복운동 2세트.

제 3~4주

빈　　도 : 일주일에 5일. 이틀 휴식, 연달아 이틀은 쉬지 말
　　　　것.

강　　도 : 수중 준비 운동. 1~2주에 한 3가지 운동 외에
　　　　매주 2가지 운동을 프로그램에 추가할 것.

계속시간 : 각 운동별로 10회 반복운동 3세트.

제 5~8주

빈　　도 : 일주일에 6일. 하루 휴식.

강　　도 : 수중 준비 운동. 4주째에 한 운동 외에 이 장에
　　　　등장하는 모든 동작을 다할 때까지 매주 한 가지
　　　　또는 두 가지 운동을 추가할 것.

계속시간 : 각 운동별로 10회 반복운동 4세트.

Elbows and Wrists

팔꿈치와 손목

팔꿈치와 손목

팔꿈치는 두 개의 관절이 하나로 결합되어 이루어진 것으로, 그중 하나는 우리가 팔을 굽혔다 폈다 할 수 있게 해 주는 접번(경첩)관절이다. 이것은 무릎이 다리를 굽혔다 폈다 할 수 있게 해 주는 것과 같은 것이다. 다른 하나는 전완을 회전시킬 수 있도록 되어 있어서 손목을 거의 180° 돌릴 수 있게 해 준다.

경첩관절은 전완골인 척골과 요골이 상완골을 만나는 곳에서 생기는데 이 관절에는 그 구조상 흥미로운 그루터기 하나가 있다. 상완골에 있는 작은 손잡이 모양으로 생긴 이 상완골 활차는 전완이 신전할 때 전완이 약간 바깥쪽으로 굽어지도록 하는 캠(역주 : 회전 운동을 왕복 운동으로 또는 진동으로 바꾸어 주는 장치) 같은 역할을 한다.

더 자세하게 알고 싶으면 손바닥을 위로 향하여 튼 채 팔을 신전시켜 보라. 전완은 우리 몸으로부터(엄지손가락 방향으로) 약간 벗어나는 곡선을 그린다는 사실을 알게 될 것이다.

이렇게 비스듬한 곡선을 그리게 되는 것은 활차의 위치 때문인데, 이것은 우리가 일상 생활에서 무거운 양동이를 나를 때 실제로 도움이 된다(사실 이 곡선을 "운반 각도"라 부른다).

그러나 던지는 동작은 상완골과 척골이 만나는 관절의 측부에 커다란 스트레스를 줌으로써 이 곡선 모양의 설계 구조상에 약화를 초래하게 된다. 그래서 야구 선수, 특히 투수 및 창던지기 선수는 이 부위에서 근육을 뼈에 연결해 주는 힘줄에 발생하는 파열 및 염좌에 시달리게 되는 것이다.

팔꿈치에 있는 두 번째 관절은 요골척골관절이라 불리는 데서 짐작할 수 있듯이 요골과 척골이 만나는 곳에 있다. 척골은 큰 정류골이며, 요골은 두 개의 전완골 가운데 작은 것으로서 척골을 축으로 하여 회전하며, 전완의 회내전(안쪽으로 돌리는 것) 및 회외전(바깥쪽으로 돌리는 것)을 가능하게 해 준다. 이 관절이 견관절과 함께 회전하게 되면 손목과 손을 거의 360° 회전할 수 있게 된다.

손바닥을 위로 하고 팔을 신전할 경우, 팔 안쪽에 생기는 돌출부가(상완골) 내측상과이며, 바깥쪽에 생기는 돌출부가(상완골) 외측상과이다. 전완의 근육은 이 뼈 구조물에 힘줄로 부착되어 있다—이 근육들은 손을 위아래로 움직일 때 손목을 굽혔다 폈다 할 수 있도록 해 준다—가장 일반적인 팔꿈치 부상을 입게 되면 팔꿈치 부분에서 가장 톡 튀어나와 있는 이 두 군데에서 통증을 유발하게 된다.

상완의 주요 근육들인 상완근, 삼두박근 및 이두박근—보디 빌딩 선수같이 팔을 구부릴 때 생기는 큰 근의 덩어리를 만드는 바로 그것이다—은 팔꿈치에 부착되어 있어 팔꿈치를 굽혔다 폈다 할 수 있게 해 주는 것들이다. 또 수많은 전완의 근육들이 손목과 팔꿈치에 있는데 이들은 전완을 틀 수 있게 할 뿐만 아니라 손목을 여러 방향으로 틀 수 있게 해 주는 근육들이다.

이 근육들이 약할 때 팔의 작용력은 이들 근육을 뼈에 부착해 주는 힘줄로 옮겨 가게 된다. 많은 여타의 부상과 같이 근육을 강화하는 것(이 경우는 상완과 전완의 근육들)이 재부상을 방지하는 최고의 방책이다. 근육이 튼튼하면 힘줄이 염증을 일으키거나 또는 더 나쁜 경우로 파열되는 경우가 훨씬 덜하게 된다.

1. 손목

손목은 우리 신체에서 가장 작으면서도 가장 복잡한 관절이다. 10개도 넘는 뼈가 함께 움직여서 그 놀라운 범위의 동작을 할 수 있게 한다.

요골과 척골도 이런 뼈에 속하는 것들로서 이 두 개의 뼈는 인대와 힘줄로 된 복잡한 시스템에 의해서 수근골이라 불리는 8개의 작은 뼈들에 연결되는데 이 뼈들은 손목에 네 개씩 두 줄로 배열되어 있다. 수근골은 서로서로 연관성을 가지고 미끄러지면서 손목에 전완과는 독립된 유연함을 제 공해 주고 있다. 방금 앞에서 설명했듯이 요골은 차축 동작 으로 손을 회전시키는 기능을 한다.

대부분의 손목 근육은 전완에서 기시(근을 고정시키는 곳)하는데 그 근육들은 주관절(팔꿈치관절)에서 시작되어 손목을 가로질러 힘줄에 의하여 손에 연결된다. 이 근육들 이 손목을 회전시키고 구부리는 역할을 맡고 있으며 우리가 손을 쥐는 동작을 할 수 있게 해 준다.

이 동작 외에도 이들 근육은 다른 중요한 기능을 부여해 준다. 즉 우리가 글을 쓰거나 신발끈을 매거나 바늘에 실을 꿰거나 할 때와 같이 섬세한 운동 동작을 할 때 손목을 제자 리에 있도록 안정시키는 역할도 하는 것이다. 여러분의 손 목을 움직여 이 동작 가운데 어떤 것을 시도해 보면서 관절 의 움직임을 상상해 보기 바란다.

2. 팔꿈치 및 손목 부상 치료를 위한 수중 운동

손목이나 팔꿈치에 부상을 입게 되면 전완근육이 약해진 다. 뒤에 등장하는 운동은 이들 근육을 강화하도록 특별히 꾸며진 것이며, 여기에는 주관절을 굴곡하고 신전하는 일을 담당하고 있는 상완근육을 강화하는 운동도 함께 포함되어 있다.

전체 팔 부분은 손목 부상이나 팔꿈치 부상에 의해서 약 화되기가 쉽다. 이는 통증이 있게 되면 손목이나 팔꿈치 관 절을 사용하는 동작을 제한받기 때문이다. 그러므로 손목 부위에 부상을 당하게 되면 이들 팔꿈치 굴곡 및 신전 운동 을 포함시켜서 해야 한다.

3. 팔꿈치 및 손목 부상

팔꿈치와 손목 부상에는 한 가지 공통점이 있다. 즉 그 부상으로 겪게 되는 통증으로 인해 팔근육을 움직일 수가 없게 된다는 점이다. 이런 부상을 당한다는 사실 자체가 여러분의 팔근육이 스포츠를 할 수 있을 만큼 튼튼하지 못했다는 것을 나타내 주는 것일 수도 있기 때문에 근육을 못 움직이게 되면 이 문제를 더 악화시킬 것이다.

통증이 가라앉게 되면 여러분은 풀장에 들어가서 근육 재건 프로그램을 시작하고 싶어할 것이다. 이 장에 등장하는 운동은 다음의 부상에서 회복하는 데 도움이 되도록 꾸며진 것이다.

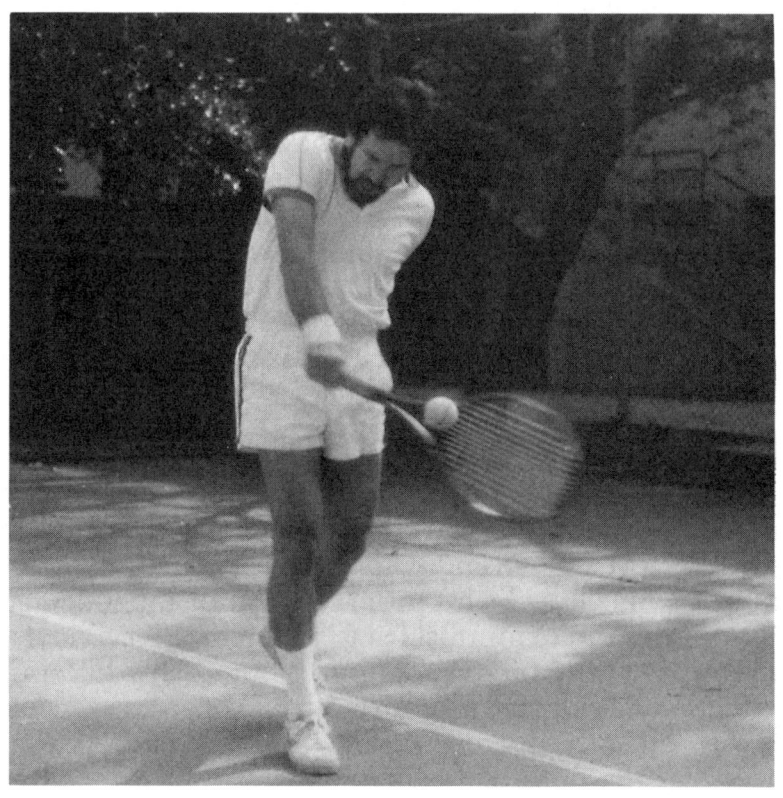

정확한 백핸드 기술과 강한 전완근육은 테니스 엘보를 방지해 준다.

테니스 엘보(외측상과염)

이 부상은 아마추어 테니스 선수들에게는 죽음과도 같은 것이다. 우리가 아마추어 선수들이라고 하는 것은 대부분의 프로 선수들은 적절한 테니스 기술을 구사할 수 있는 충분한 전완의 힘을 가지고 있기 때문이다.

테니스 엘보는 전완근육을 외측상과(팔꿈치 바깥쪽의 돌출부)에다 연결시켜 주는 힘줄에 생기는 염증이다. 이 염증은 보통 백핸드 스트로크를 할 때 전완근육을 부적절하게 쓰기 때문에 발생한다. 선수가 공을 칠 때에 손목이 틀리면서 이 근육에 과도한 스트레스가 가해지는데 이 스트레스는 가장 약한 연결부인 근육을 뼈에 연결시켜 주는 힘줄에 전해진다. 이 경우 대부분의 의사들이 여러분에게 제일 먼저하는 이야기는 테니스를 그만두고 쉴 것과 힘줄이 나을 수 있도록 기회를 주라는 것이다.

여기에 등장하는 전완 강화 운동을 하게 되면 여러분이 테니스 코트를 떠나 있는 동안 부상에서 회복하는 데 도움이 될 것이다. 전완근육이 튼튼하게 되면 손목을 안정시켜주어 자기도 모르는 사이에 이 부상의 재발 위험을 줄일 수 있다.

내측상과염

이것은 관절의 반대쪽 부위라는 것만 제외하고는 테니스엘보와 같다. 전완근육을 내측상과에 연결하는 힘줄이 너무 무리한 사용으로 인해 염증을 일으키거나 파열되는 부상으로서, 이 부상은 던지는 동작이 들어 있는 운동, 특히 야구투수들에게서 흔한 부상이다.

전완근육, 특히 손목을 굴곡하는 근육들이 튼튼하면 이 부상의 재발 위험을 줄일 수 있다.

요골두 골절

이 부상의 가장 흔한 원인은 팔을 과도하게 뻗은 상태로 짚고 넘어지는 것이다. 떨어질 때의 힘은 주관절에 있는 요골두 쪽으로 옮겨진다. 이것은 심각한 부상으로서 의사의 치료를 받아야 한다.

요골은 팔을 비트는 역할을 담당하고 있는데 이 뼈가 정확한 위치에서 낫지 않으면 이 동작이 제한을 받을 수도 있다. 골절이 회복되기까지는 팔을 멜빵붕대에 매달고 수 주일을 있어야 한다.

뼈가 다 낫고 나면 이 책이 제시하는 팔을 튼튼하게 해 주는 운동이 약해진 근육을 회복시키는 데 훌륭한 첫 번째 단계가 될 것이다.

팔꿈치 탈구

이 부상은 팔에 충격이 가해져서 팔꿈치가 과도 신전될 때 발생한다. 팔꿈치가 적정 위치를 훨씬 벗어난 곳까지 펴질 때 생기는 것으로서 미식축구나 럭비 그리고 레슬링 같은 몸을 직접 부딪치게 되는 스포츠에서 흔하게 일어난다.

요골과 척골이 상완골로부터 빠져 버리면 엄청난 통증과 부기가 뒤따른다. 그렇게 되면 아마 여러분은 수 주 동안 팔을 못쓰게 될 것이며, 당연히 근육을 약화시키게 된다. 이들 근육을 강화하면 관절이 움직이는 전체 범위로 다시금 움직일 수 있게 될 것이다.

주상골 골절

작은 주상골은 손목에 있는 여덟 개의 수근골 가운데 하나이다. 엄지손가락 바로 아래에 자리잡고 있어서 손을 편 상태로 짚고 넘어지면 골절되는 수가 있다. 이것도 미식축구나 럭비, 레슬링 등 몸을 서로 맞부딪치는 스포츠에서 흔한 부상이며, 체조 선수나 빙상 선수들 또한 일상적인 운동 도중 넘어질 때 이 부상을 당할 위험이 있다.

주상골이 골절되면 — 이것의 골절 여부는 X-레이로도 나타나지 않는 수가 있기 때문에 문제가 어려워질 수도 있다 — 의사는 손목에 깁스를 하도록 할 것이다. 뼈가 다 낫고 나면 여러분은 강화 운동을 시작할 수 있다.

손목 염좌

테니스나 스쿼시, 배드민턴, 라켓볼 그리고 노젓기 등과 같은 스포츠에서 반복해서 손목을 비틀게 되면 손목에 있는 힘줄이나 인대에 염증을 일으킬 수가 있다.

또 이들 결합 조직은 손을 편 상태로 짚고 넘어지면 파열되거나 늘어날 수가 있다. 손목을 비트는 전완의 근육을 강화하게 되면 재부상을 방지하는 데 도움이 될 것이다.

4. 운동

관절, 특히 부상 부위에 통증을 유발하는 운동은 절대 하지 말 것이며, 4장에 나와 있는 훈련 지침을 따른다.

준비 운동

수중 자전거 타기나 수중 조깅(53~55페이지 참조).

1. 양팔 당기기

강화되는 신체부위 : 상완전면(이두근, 상완근).

어깨 깊이의 물 속에 서서 다리를 어깨 넓이만큼 벌리고 무릎을 약간 굽힌다. 양팔을 몸 옆으로 똑바로 늘어뜨린 상태에서 시작한다. 손바닥을 위로 향하게 하고 양손을 불편을 느끼지 않고 할 수 있는 데까지 가능한 한 상체 쪽으로 가까이 올린다. 이때 팔꿈치와 상완은 몸 옆에 붙여야 한다. 힘을 빼고 천천히 전완을 원위치로 내린다.

이것이 1회 반복이다.

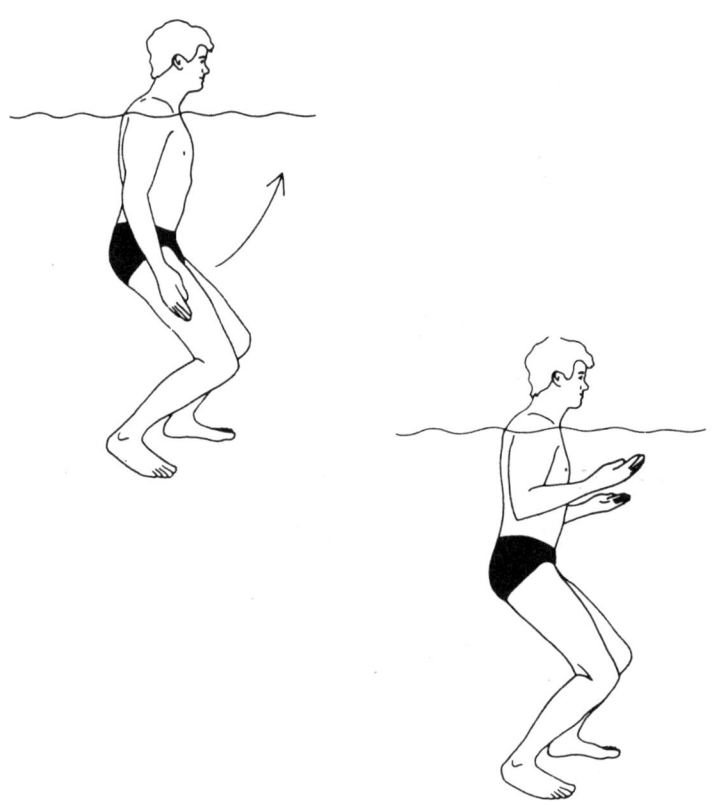

2. 손목으로 8자 쓰기

강화되는 신체부위: 전완(요측 수근굴근, 척측 수근굴근, 장장근, 척측 수근신근, 장요측 수근신근 및 단요측 수근신근, 지신근).

가슴 깊이의 물 속에 서서 다리를 어깨 넓이만큼 벌리고 무릎을 약간 굽힌다. 오른쪽 팔꿈치를 90°로 구부린다. 이때 팔꿈치는 여러분의 몸 쪽으로 당기도록 한다. 오른쪽 손바닥이 풀장 바닥을 향하게 하고 시작한다. 가운데 손가락 끝을 펜으로 사용하여 수근관절(손목관절)만을 움직여서 손으로 옆으로 누운 8자 모양을 쓴다.

숫자를 한 번 쓰는 것이 1회 반복이다. 오른 손목으로 10회 반복 후 왼 손목으로 10회 반복한다. 이것이 1세트이다.

주 : 팔꿈치와 전완은 제자리에 있도록 한다. 손을 전완으로 움직여서는 안 되며, 동작은 모두 손목 부위에서 이루어져야 한다.

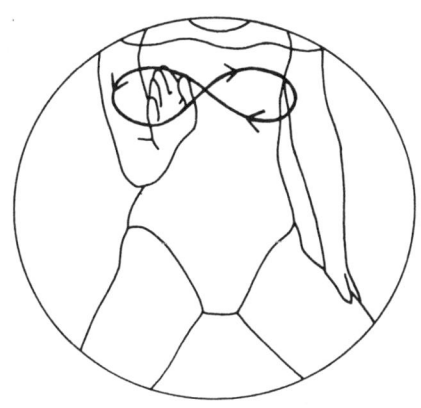

3. 양팔 밀기

강화되는 신체부위 : 상완후면(삼두근).

어깨 깊이의 물 속에 서서 다리를 어깨 넓이만큼 벌리고 무릎을 약간 굽힌다. 팔꿈치를 90°로 구부리고 손바닥은 풀장 바닥 쪽으로 향하게 뒤집는다. 팔꿈치와 상완은 몸 옆쪽에 가까이 붙인 채 양손이 몸 옆쪽에 이를 때까지 밀어 내린다. 힘을 빼고 전완을 90° 출발점으로 들어올린다.

이것이 1회 반복이다.

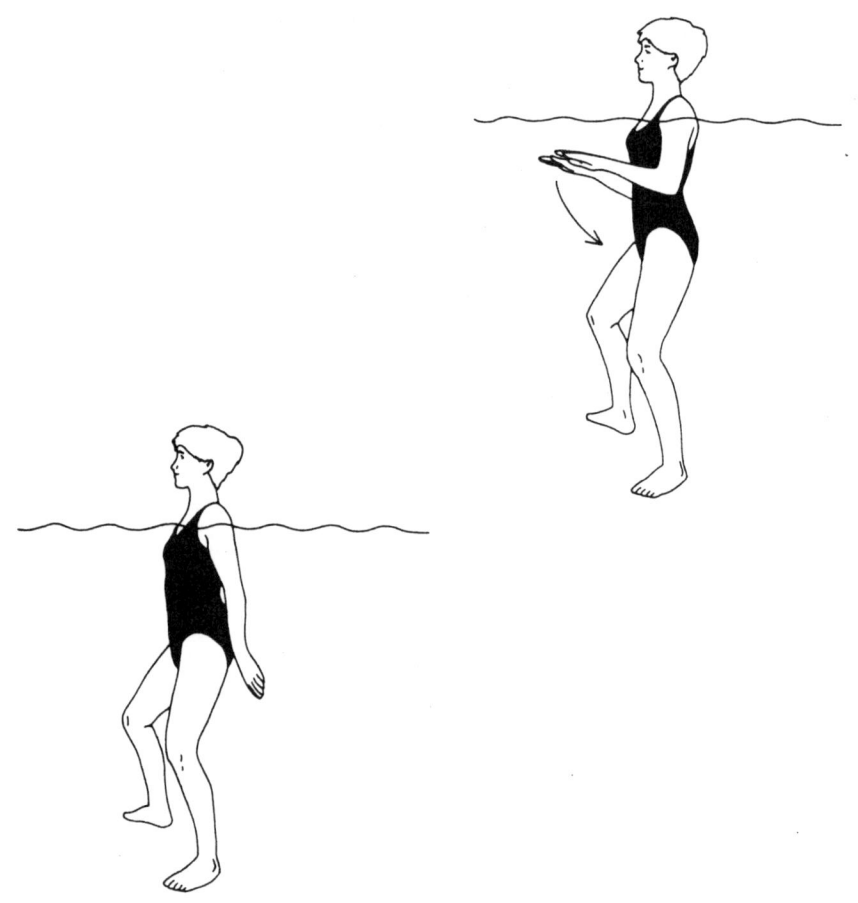

4. 손목으로 알파벳 쓰기

강화되는 신체부위: 전완(요측 수근굴근, 척측 수근굴근, 장장근, 척측 수근신근, 장요측 수근신근, 단요측 수근신근, 지신근).

가슴 깊이의 물 속에 서서 다리를 어깨 넓이만큼 벌리고 무릎을 약간 굽힌다. 오른쪽 팔꿈치를 90°로 구부린다. 이때 팔꿈치는 몸 쪽으로 당기도록 한다. 오른쪽 손바닥이 풀장 바닥을 향하게 하고 시작한다. 가운데 손가락 끝을 펜으로 사용하여 알파벳 A부터 J까지 쓴다.

각 한 자씩 쓰는 것이 1회 반복이다. 오른손으로 10자(A~J까지)를 쓰고 난 후 왼손으로 10자를 쓴다. 이것이 1세트이다.

주: 팔꿈치와 전완은 제자리에 있도록 한다. 손을 전완으로 움직여서는 안 되며, 동작은 모두 손목 부위에서 이루어져야 한다.

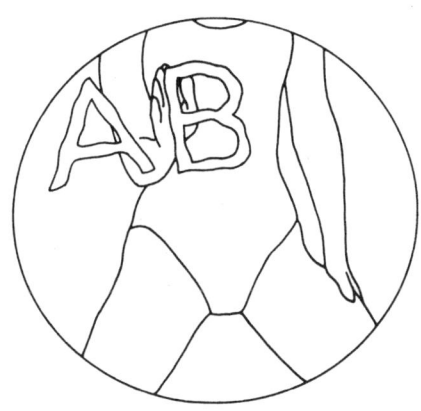

5. 전완 내젓기

강화되는 신체부위 : 상완전면(이두근, 상완근) ; 상완후면(삼두근).

목 깊이 물 속에 서서 다리를 어깨 넓이만큼 벌리고 무릎은 약간 구부린다. 양팔을 어깨 높이 정도에서 옆으로 쭉 펴서 풀장 바닥과 평행이 되도록 한다. 팔을 구부려 전완 및 양손을 가슴 쪽으로 당긴다. 팔꿈치를 올린 채 손등으로 물을 밀어 내며 원위치로 돌아온다. 손을 가슴 쪽으로 가져 갈 때와 떨어져 나올 때는 같은 힘으로 물을 밀어 낸다.

전완을 안쪽으로 한번 가져 갔다 바깥쪽으로 내젓는 것이 1회 반복이다.

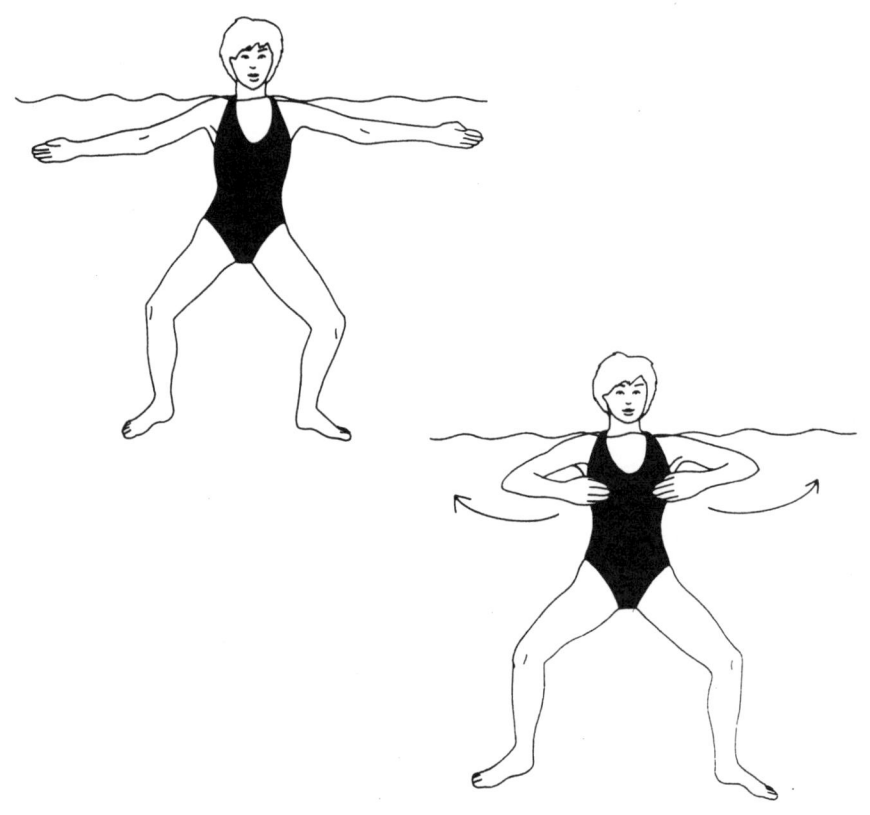

6. 손바닥 올리기

강화되는 신체부위 : 전완(요측 수근굴근, 척측 수근굴근, 장장근).

양쪽 손바닥에 핸드 패들을 끼고서 가슴 깊이 물 속에 서서 다리를 어깨 넓이만큼 벌리고 무릎을 약간 구부린다. 양쪽 팔꿈치를 90°로 구부리고 몸 옆으로 당긴다. 이때 양손 바닥이 수면 쪽을 향하게 한다. 손목관절만을 사용하여 양손을 가능한 위쪽으로 높이 들어올린다. 힘을 빼고 양손을 원위치로 내린다.

한 번 들어올리는 것이 1회 반복이다.

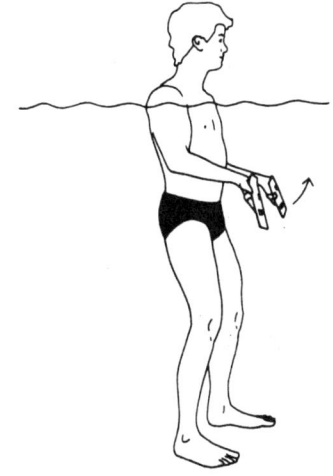
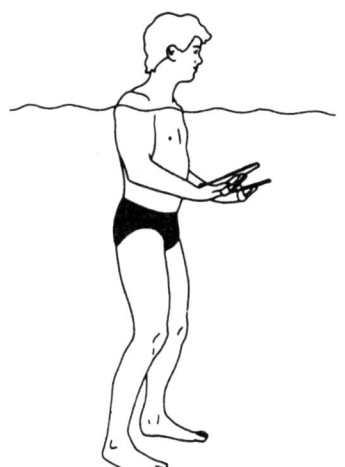

7. 손등 올리기

강화되는 신체부위 : 전완(척측 수근신근, 장요측 수근신근 및 단요측 수근신근).

양쪽 손등에 핸드 패들을 끼고서 가슴 깊이 물 속에 서서 다리를 어깨 넓이만큼 벌리고 무릎을 약간 구부린다. 양쪽 팔꿈치를 90°로 구부리고 몸 옆으로 당긴다. 양손등이 수면 쪽을 향하게 한다. 손목관절만을 사용하여 양손을 가능한 위쪽으로 높이 들어올린다. 힘을 빼고 양손을 원위치로 내린다.

한 번 들어올리는 것이 1회 반복이다.

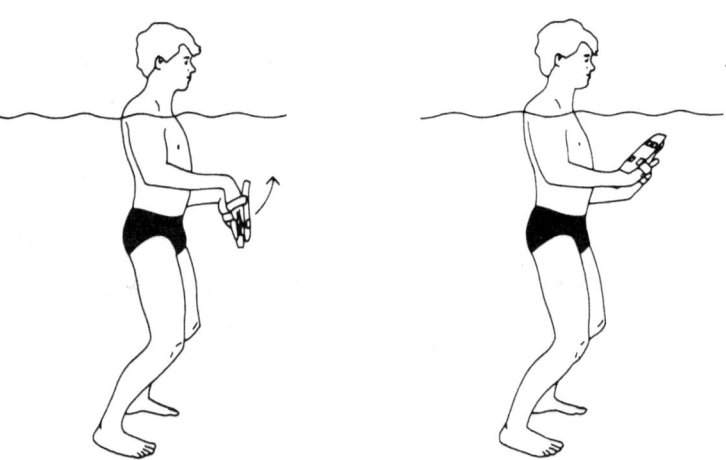

8. 팬 케이크 뒤집기

강화되는 신체부위 : 전완(장요측 수근신근, 단요측 수근신근, 요측 수근굴근).

이 운동을 하려면 주방 용기인 플라스틱제 또는 금속제의 팬 케이크 뒤집는 기구가 필요하다. 가슴 깊이의 물 속에 서서 다리를 어깨 넓이만큼 벌리고 무릎을 약간 구부린다. 오른손으로 이 기구를 잡는데 마치 팬 케이크를 뒤집을 때처럼 엄지손가락을 위로 한다. 오른쪽 팔꿈치를 90°로 구부리고 몸 쪽으로 당긴다. 이 기구를 잡고 있는 손을 들어올린다. 이때 손목만 굽히도록 한다. 힘을 빼고 원위치로 다시 손을 내린다.

기구를 한 번 들어올리는 것이 1회 반복이다. 오른 손목으로 10회 반복한 후 왼 손목으로 10회 반복한다. 이것이 1세트이다.

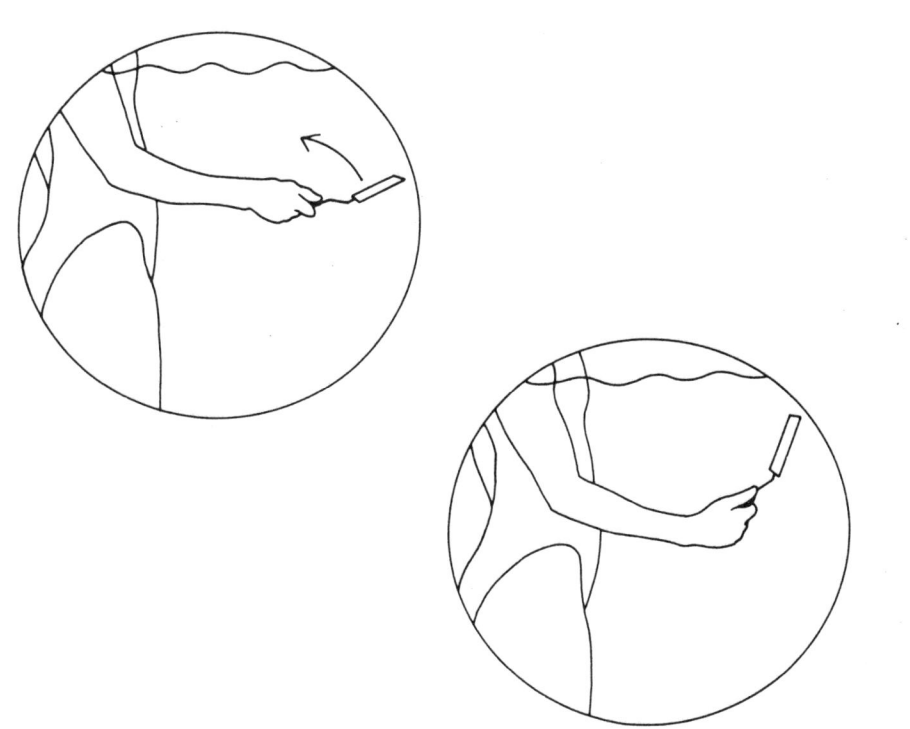

9. 뒤로 팬 케이크 뒤집기

강화되는 신체부위 : 전완(척측 수근신근, 척측 수근굴근).

금속제나 플라스틱제 팬 케이크 뒤집는 기구를 사용한다. 가슴 깊이의 물 속에 서서 다리를 어깨 넓이만큼 벌리고 무릎을 약간 구부린다. 오른쪽 팔은 몸 옆 바로 아래로 내리고, 기구를 잡을 때 기구의 넓은 면(끝쪽)이 수면을 향하게 하면서 몸 뒤쪽으로 가게 잡는다. 손을 들어올려 기구가 위로 향하도록 손목을 구부린다. 힘을 빼고 원위치로 돌아온다.

이것이 1회 반복이다. 오른 손목으로 10회 반복 후 왼 손목으로 10회 반복한다. 이것이 1세트이다.

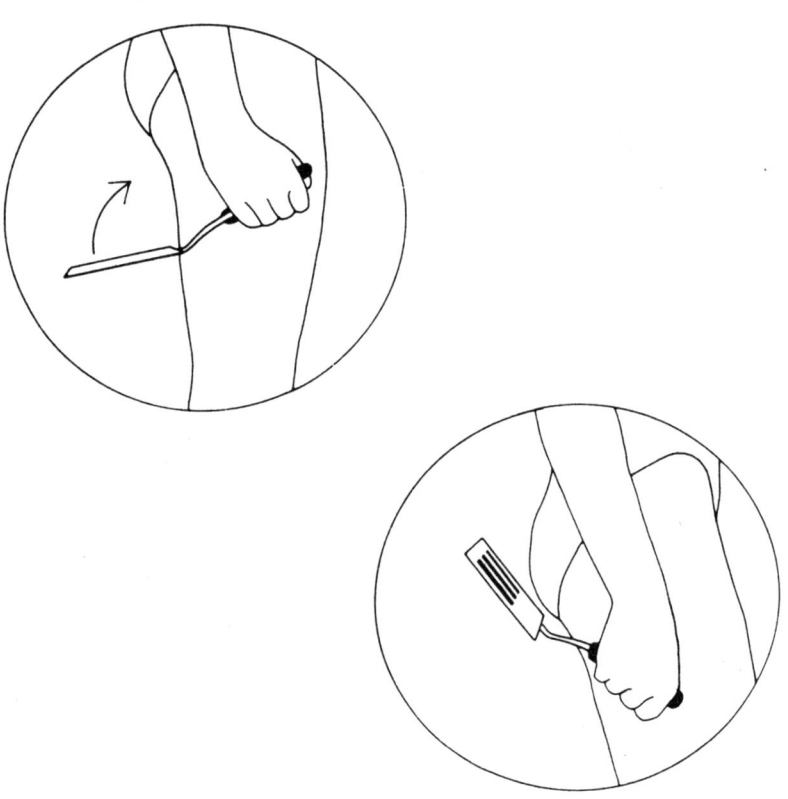

10. 손목 안쪽으로 돌리기

강화되는 신체부위 : 전완(방형회내근, 원회내근).

가슴 깊이 물 속에 서서 다리를 어깨 넓이만큼 벌리고 무릎을 약간 구부린다. 오른쪽 팔꿈치를 90°로 구부려 몸 쪽으로 당긴다. 오른손으로 팬 케이크 뒤집는 기구의 앞면이 여러분 몸의 중심선 쪽으로 향하게 수직으로 세워 잡는다. 손목과 손을 가능한 안쪽으로 많이 회전시킨다. 회전시켰을 때는 기구의 앞면은 풀장 바닥 쪽을 향해야 한다.

손목을 뒤로 돌려서 원위치하는 것이 1회 반복이다. 오른팔로 10회 한 후 왼팔로 10회 하면 1세트이다.

주 : 기구를 돌릴 때는 손목과 전완만을 사용해야 하며 상완이나 어깨를 사용해서는 안 된다. 팔꿈치는 구부려서 몸 쪽으로 당겨져 있도록 할 것.

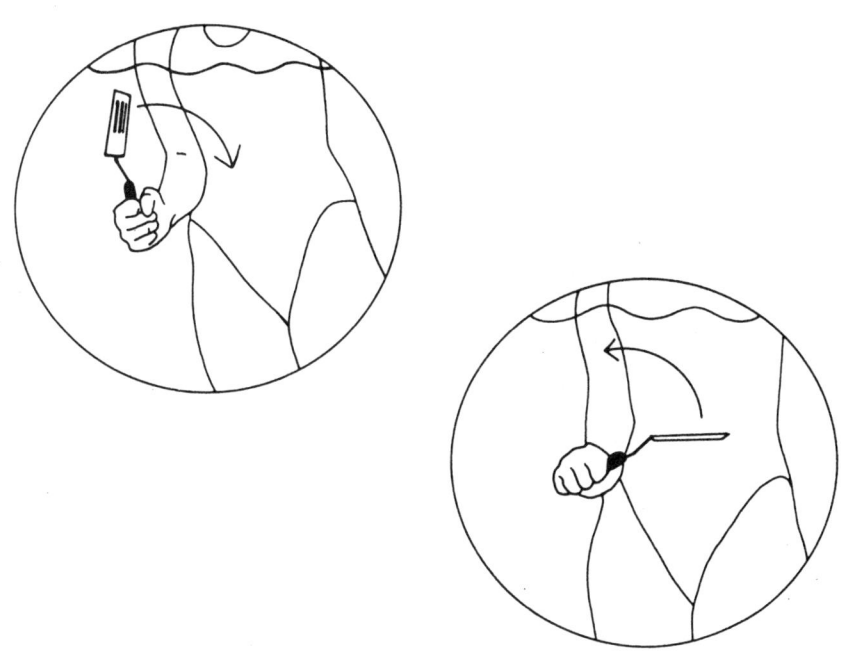

11. 손목 바깥쪽으로 돌리기

강화되는 신체부위 : 전완(회외근).

가슴 깊이 물 속에 서서 팔꿈치를 90°로 구부려 몸 쪽으로 당긴다. 오른손으로 기구의 앞면이 몸의 바깥쪽으로 향하게 하여 수직으로 세워 잡는다. 손목과 손을 가능한 바깥쪽으로 많이 회전시킨다. 회전시켰을 때는 기구의 앞면은 풀장 바닥 쪽을 향해야 한다.

손목을 뒤로 돌려서 원위치하는 것이 1회 반복이다. 오른팔로 10회 한 후 왼팔로 10회 하면 1세트이다.

주 : 기구를 돌릴 때는 손목과 전완만을 사용해야 하며 상완이나 어깨를 사용해서는 안 된다. 팔꿈치는 구부려서 몸 쪽으로 당겨져 있도록 할 것.

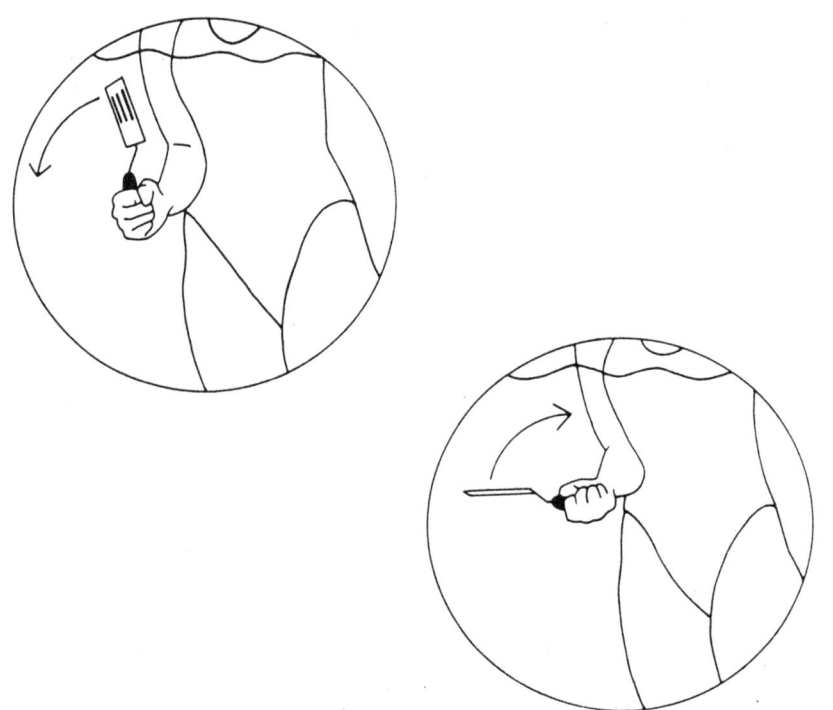

팔꿈치와 손목

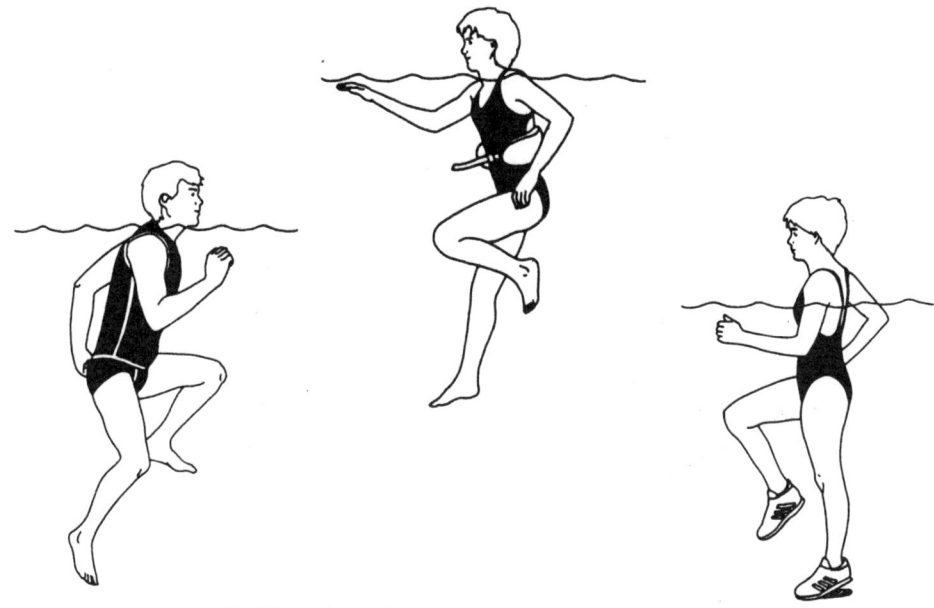

준비운동 : 수중 자전거 타기나 수중 조깅

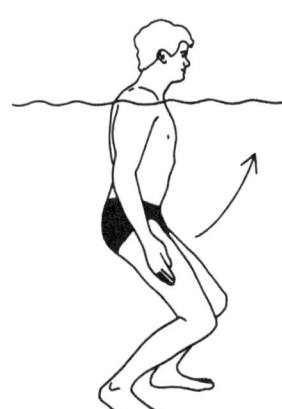

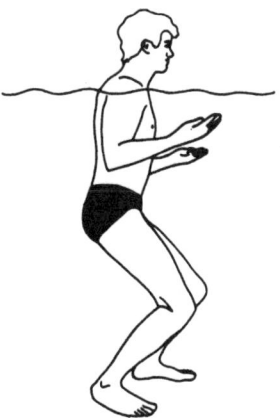

1. 양팔 당기기

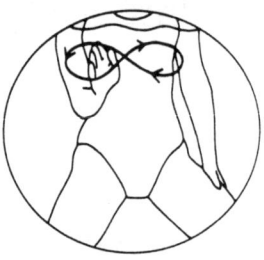

2. 손목으로 8자 쓰기

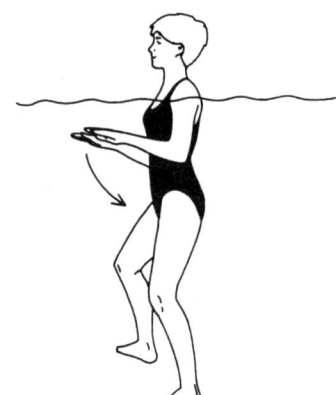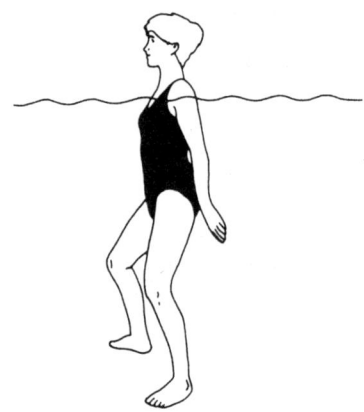

3. 양팔 밀기

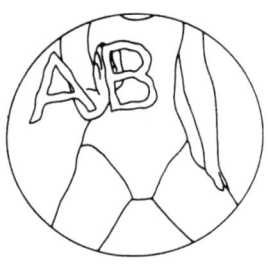

4. 손목으로 알파벳 쓰기

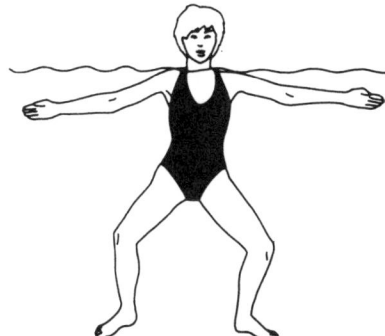 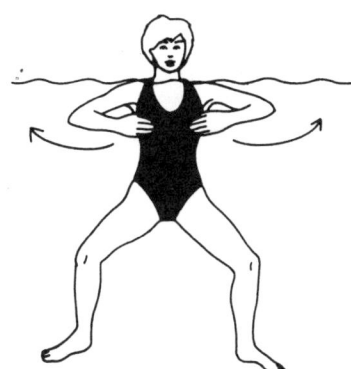

5. 전완 내젓기

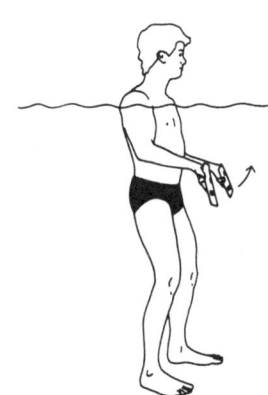 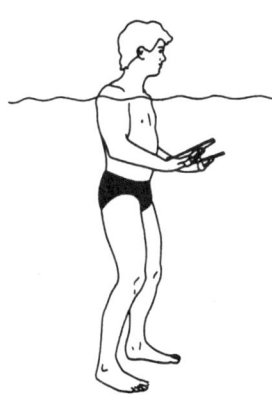

6. 손바닥 올리기

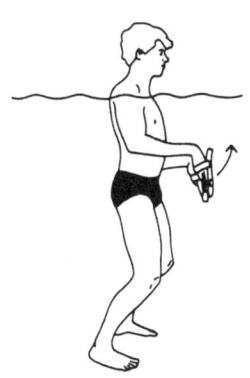 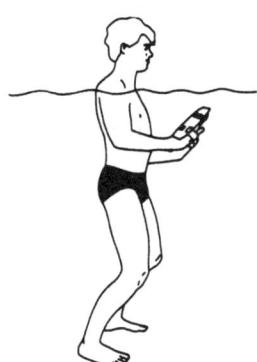

7. 손등 올리기

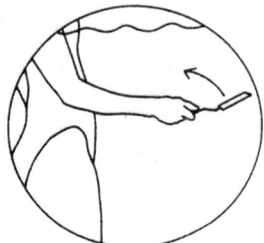 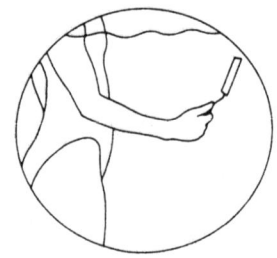

8. 팬 케이크 뒤집기

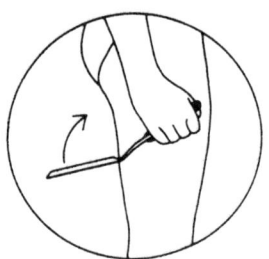 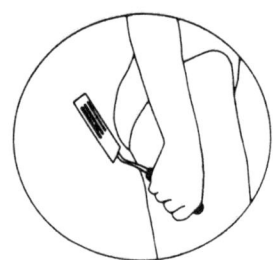

9. 뒤로 팬 케이크 뒤집기

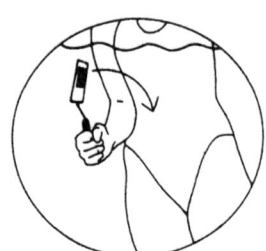 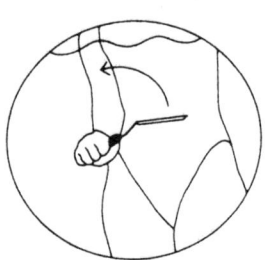

10. 손목 안쪽으로 돌리기

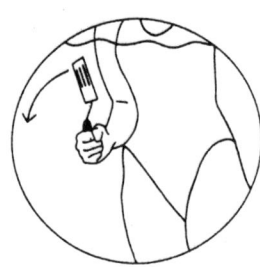 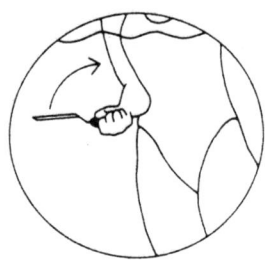

11. 손목 바깥쪽으로 돌리기

훈련 스케줄

제 1~2주

빈　　도 : 일주일에 3일. 한 번 훈련하고 나면 최소 하루는
　　　　　쉴 것.

강　　도 : 수중 준비 운동 및 이 장에 나오는 최초 3가지 운
　　　　　동.

계속시간 : 각 운동별로 10회 반복운동 2세트.

제 3~4주

빈　　도 : 일주일 5일. 이틀 휴식, 연달아 이틀은 쉬지 말
　　　　　것.

강　　도 : 수중 준비 운동, 1~2주에 했던 3가지 운동 외에
　　　　　매주 2가지 운동을 프로그램에 추가할 것.

계속시간 : 각 운동별로 10회 반복운동 3세트.

제 5~8주

빈　　도 : 일주일에 6일. 하루 휴식.

강　　도 : 수중 준비 운동. 4주째에 한 운동 외에 이 장에
　　　　　등장하는 모든 동작을 다 할 때까지 매주 한 가지
　　　　　또는 두 가지 운동을 추가할 것.

계속시간 : 각 운동별로 10회 반복운동 4세트.

제 11 장

The Total-Body Water Workout

전신 수중 훈련

전신 수중 훈련

　여러분이 건강을 되찾게 되어 다시 스포츠에 참가하더라도 풀장에서 하는 운동을 그만둘 필요는 없다. 풀은 계속해서 효과적인 훈련 장소가 될 수 있으며, 특히 훈련 과정에서 유산소 운동 능력을 조절하는 단계에서 더욱 그러하다.

　유산소 운동(에어로빅 훈련) 중 가장 보편적인 것 가운데 하나인 달리기는 육상에서 하면 아주 충격을 많이 받는 운동이다. 달릴 때 여러분의 발은 체중의 세 배에서 다섯 배까지의 충격을 받으며 땅을 울리게 되는데, 이는 몸무게가 150파운드(67.5kg)되는 사람은 대략 700파운드(317.5kg)의 압력을 받는 것과 같은 것이다.

　달리는 동안에 몸이 계속해서 쿵쾅거리게 되면 관절이나 연조직에 부상을 입기 쉽다. 수 년 동안 너무 많은 거리를 달리게 되면 이런 부상을 피하기란 거의 불가능하게 되며, 여러분의 발, 발목, 무릎 및 등 부위 등은 이런 종류의 혹사를 견뎌 내지를 못하는 것이다.

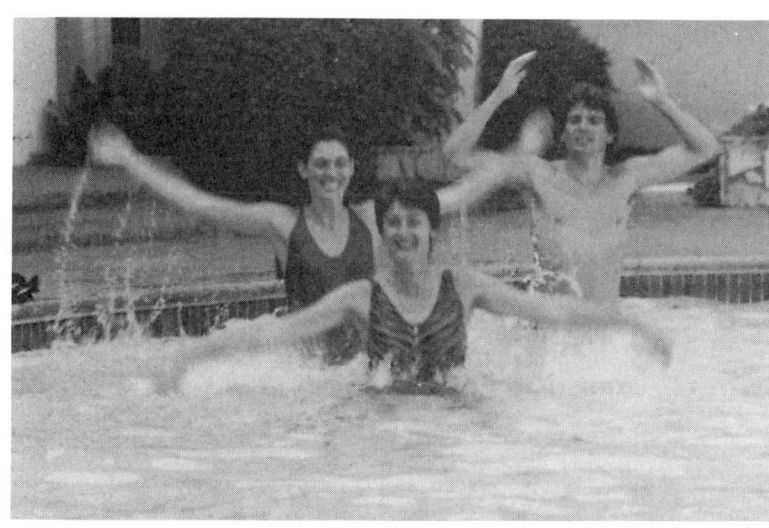

수중 유산소 운동은 심장 및 폐와 순환계의 기능을 개선시켜 준다.

　여기에 등장하는 수중 달리기 프로그램이 육상에서의 달리기를 완전히 대체한다고는 할 수 없다. 풀장 깊은 곳에서 달릴 때에도 달라지는 것은 별로 없다. 그러나 여러분이 한 주일 동안 달리기하는 운동량의 일부를 풀장에서의 훈련으로 대체한다면 자신의 몸에 가해지는 스트레스 및 부상의 위험을 줄일 수 있으며, 또한 유산소 운동 능력을 배양하는 달리기에서 얻게 되는 모든 건강의 혜택도 계속 누릴 수 있을 것이다.

1. 유산소 운동 능력이란?

　유산소 운동을 하게 되면 심장과 폐, 그리고 순환계 기능을 더욱 촉진시켜 준다. 연구 결과에 따르면 유산소 운동은 관상동맥성 심장병과 뇌졸중의 발생 위험을 줄여 주며, 혈압을 낮추어 혈중 콜레스테롤 수치를 건강한 수준으로 유지하는 데 도움을 준다고 한다.

　이런 중요한 생리적인 혜택 외에도 규칙적으로 유산소 운동을 하는 사람들은 기분이 상쾌해지고, 잠도 더 잘 자며, 자신에 대한 이미지 개선 효과 및 스트레스에 보다 더 효과적으로 대처할 수 있게 되는 것으로 나타났다. 고로 유산소 운동은 여러분의 신체적, 정신적 건강에 중요한 운동이며, 젊은 운동선수들에서부터 나이 든 사람들에 이르기까지 모든 사람들이 유산소 운동의 혜택을 누릴 수 있다.

　유산소 운동으로부터 건강한 신체의 혜택을 얻기 위해서는 전문가들이 말하는 자신의 "훈련 심박수 범위" 이내에서 훈련을 해야만 한다. 여러분의 심장이 일정한 수준—이 수준은 사람마다 다르다—으로 뛸 때는 건강을 촉진하는 유산소 운동 수준에서 운동하고 있는 것이다.

　미국 스포츠 의학 협회의 연구 결과에 의하면 자신의 훈련 심박수 범위 이내에서 1회 최소 15분 정도, 일주일에 3회에서 5회 정도 운동을 하게 되면 유산소 운동을 통하여 정신적, 신체적인 혜택을 보게 될 것이라고 한다.

2. 자신의 훈련 범위를 산정할 것

심박수 범위를 산정하려면 자신의 안정시 맥박수를 알아
야 한다. 아침에 잠자리에서 일어나기 전에 1분 동안 맥박

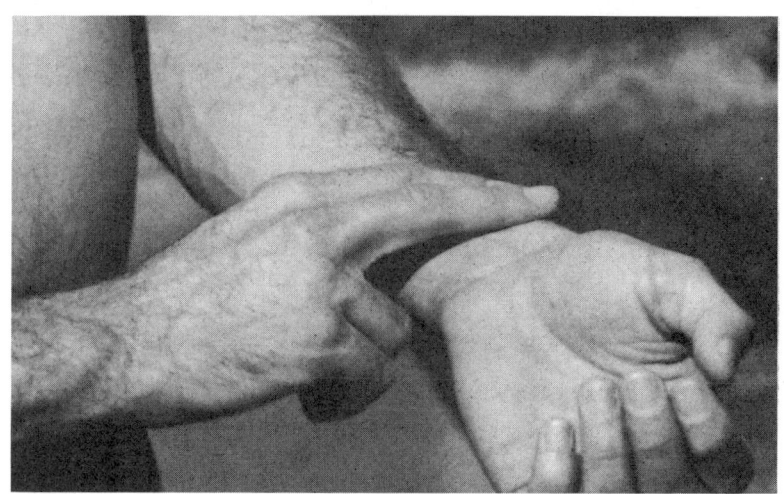

사진에서 보는
것처럼 손목에
손가락 끝부분을
대고 요골동맥의
맥박을 잰다.

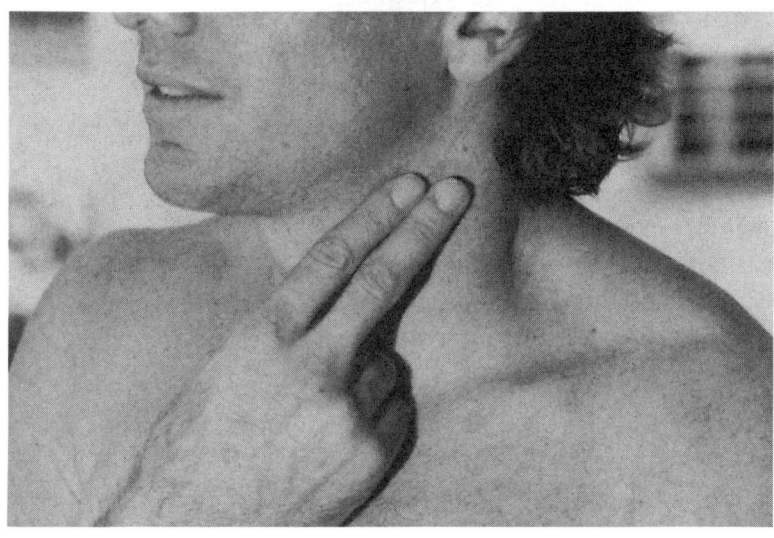

목에 손가락 끝
부분을 대고 경
동맥의 맥박을
잰다.

전신 수중 훈련 • **217**

을 재어 보라. 맥박을 재는 요령은 손목 안쪽의 엄지손가락 가까이에 있는 요골동맥에 둘째와 셋째 손가락을 대고 재거나, 또는 턱 바로 밑에 있는 경동맥을 재면 된다. 217페이지 사진은 맥박을 재는 데 알맞은 위치를 보여 주고 있다.

아침 맥박이 곧 자신의 최소 심박수 또는 안정시 맥박수인데 잠자리에서 일어난 직후 이렇게 측정한 수치를 가지고 나머지 계산을 해 나가기 바란다.

먼저 220에서 자신의 나이를 뺀다. 이 수치가 여러분의 최대 심박수이다. 이 최대 심박수에서 자신의 안정시 심박수를 **뺀다**. 이 값은 여러분의 예비 심박수이다. 이 수치에다 곱하기 0.6, 0.9를 해서 예비 심박수의 60퍼센트와 90퍼센트의 값을 구한다. 이중 60퍼센트 값에다 아침에 잰 안정시 맥박수를 더한다. 이렇게 해서 나온 수치가 여러분의 훈련 심박수 범위의 하한선이다.

이번에는 90퍼센트 값에다 안정시 맥박수를 더해 보라. 이렇게 해서 나온 수치가 상한선이다.

220
－자신의 나이
＝최대 심박수
－자신의 안정시 심박수
＝최대 예비 심박수
×0.6
＝자신의 최대 예비 심박수의 60%
＋자신의 안정시 맥박수
＝자신의 훈련 심박수 범위의 하한선

220
－자신의 나이
＝최대 심박수
－자신의 안정시 심박수
＝최대 예비 심박수

×0.9

=자신의 최대 예비 심박수의 90%

+자신의 안정시 맥박수

=자신의 훈련 심박수 범위의 상한선

그럼 여기서 분당 안정시 맥박수가 65회인 35살 된 사람의 경우를 계산해 보자.

220

−35 이 사람의 나이

=185 최대 심박수

−65 안정시 심박수

=120 최대 예비 심박수

×0.6

=72 이 사람의 최대 예비 심박수의 60%

+65 이 사람의 안정시 맥박수

=137 이 사람의 훈련 심박수 범위의 하한선

220

−35 이 사람의 나이

=185 최대 심박수

−65 안정시 심박수

=120 최대 예비 심박수

×0.9

=108 이 사람의 최대 예비 심박수의 90%

+65 이 사람의 안정시 맥박수

=173 이 사람의 훈련 심박수 범위의 상한선

이제 여러분은 유산소 운동을 위한 자신의 훈련 심박수의 상한선과 하한선을 알았다. 풀장에서 유산소 운동을 할 때는 훈련을 하는 중간과 훈련을 끝낸 직후에 맥박수를 재보라.

맥박수를 잴 때는 손가락 끝을 경동맥이나 요골동맥에 대고서 10초 동안에 뛰는 심장 박동수를 세어 보면 된다. 이 수치에다 6을 곱하게 되면 60초 동안의 자신의 심장 박동수를 알 수 있다. 여러분이 유산소 운동을 할 때의 심박수는 훈련 심박수 범위 이내여야 한다.

만일 육상에서 유산소 운동을 하는 동안에 자신의 맥박을 규칙적으로 체크해 보면 같은 힘을 들인 것 같은 데도 풀장에서의 심박수가 조금 낮다는 사실을 알게 될 것이다.

최근의 연구에서 심박수는 육상에서 같은 수준의 힘을 들일 때보다 물 속에서는 1분당 8회에서 10회 정도 더 떨어진다고 한다. 이유는 부력이 가져다 주는 생리적인 효과 및 순환계와 심장에 작용하는 수압 때문이다. 자신의 훈련 심박수 범위 내에서만 하면 여러분은 유산소 운동을 하는 데서 얻게 되는 혜택을 누리게 될 것이다.

3. 수중 유산소 훈련

이 프로그램에는 두 가지 형태의 훈련이 들어 있다. 하나는 아주 즐겁게 할 수 있는 접촉 훈련으로서, 풀장 바닥에 발을 딛고 하는 것이다. 이 프로그램은 여러분을 풀장 주위에서 철벅거리거나 물에 떠다니면서 놀던 어린 시절로 되돌아가게 할 수도 있다. 접촉 훈련은 다양한 훈련을 포함하고 있으며, 그것은 우리 신체의 주요한 근육군을 강화하고 조율하여 산소를 많이 섭취하도록 하여 신체 건강을 증진시키도록 꾸며진 것이다.

다음은 달리기 훈련, 즉 비접촉 훈련이다. 이 운동은 풀장 바닥을 딛지 않고 깊은 곳에서 한다는 것을 뜻한다. 부상 중일 때 풀장에서 달리는 운동을 하게 되면, 자신의 유산소 운동 능력을 계속해서 유지할 수 있게 해 준다. 또한 발이 풀장 바닥에 닿지 않기 때문에 근육이나 관절이 충격 스트레스를 받지 않는다. 물 속에서 달리는 것이 부상 부위에 통증을 유발하지만 않는다면 여러분은 회복 과정에서 유산소 운동 능력을 유지하기 위해서 이 운동 방법을 이용할 수 있을 것이다.

또 부상에서 회복되었다면 달리기나 자전거 타기 또는 에어로빅 댄스 등 육상 유산소 운동에 대한 대체 운동으로서 풀장에서의 달리기나 접촉 유산소 운동 프로그램을 활용할 수 있을 것이다.

4. 접촉 유산소 훈련

장비

다음의 장비는 본 프로그램으로부터 최대한의 효과를 얻어 내는 데 도움이 되는 것들이다.

1. 초침(또는 문자판)이 있는 방수 시계, 또는 스톱 워치나 탁상 시계
각 운동 별로 시간을 재고 훈련 중간과 끝마친 직후에 맥박을 재는 데 사용한다.
2. 운동화

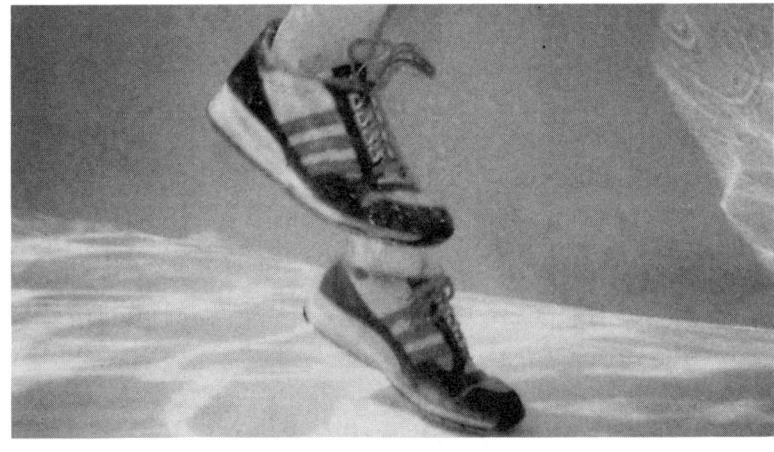

풀장에서 운동화를 착용하면 발의 안정감을 더해 준다.

운동화를 착용하고서 풀장 바닥을 딛는 것이 좀더 안전하다는 것을 알게 될 것이다.

3. 음악

운동할 때 활기찬 음악을 들으면서 하면 자신이 하는 훈련의 효과가 아주 높아진다. 풀장에 갈 때 휴대용 카세트나 라디오를 가지고 갈 것(주의 : 감전사태를 피할 것. 물 가까이에서 플러그를 꽂아 사용하는 전기 기기를 사용하지 말 것).

접촉 유산소 훈련 스케줄

준비 운동 및 마무리 운동을 제외한 9가지의 운동을 끝마치는 데 15분 정도가 소요된다. 이 15분은 여러분의 심박수 범위 내에서 유산소 운동을 위해 해야 하는 최소한의 시간이다. 훈련 시간을 늘리려면 이 9가지 운동을 반복해서 30분, 45분, 60분 또는 그 이상의 시간으로 늘리면 된다.

빈　　도 : 이 훈련을 일주일에 3회에서 5회 하거나, 여러분이 규칙적으로 하는 유산소 훈련과 연계시켜 한다. 예를 들면 여러분은 일주일에 이틀은 달리기나 자전거 타기를 원할 수도 있으므로 그런 경우 3일째 되는 날은 풀장에서 하는 접촉 유산소 훈련을 할 것.

계속시간 : 최소 15분.

강　　도 : 훈련 중간과 끝난 직후에 맥박을 잰다. 심장 박동수는 여러분의 훈련 심박수 범위 이내여야 함.

접촉 유산소 운동

이 운동 프로그램은 신체의 주요 근육 전부를 망라하게끔 꾸며진 것으로서 이 훈련의 전 과정을 다 하게 되면 유산소 운동을 통한 건강 증진 뿐만 아니라 근육을 강화하여 튼튼하게 만들 수도 있게 된다.

이 운동은 다음과 같은 신체 부위 및 근육을 포함하고 있
다 : 종아리(후경골근, 비복근, 가자미근) ; 종아리 전면(전
경골근, 단지신근, 장모지신근) ; 대퇴전면(사두근) ; 대퇴
후면(햄스트링) ; 대퇴내측(장내전근, 단내전근, 대내전근,
치골근, 대퇴박근) ; 히프(장요근, 봉공근, 대퇴근막장근) ;
둔부(대둔근, 중둔근, 소둔근) ; 복부(복직근, 내복사근, 외
복사근) ; 등(척추기립근, 승모근, 능형근) ; 어깨(광배근,
소원근 및 대원근, 삼각근, 극하근, 극상근, 견갑하근) ; 팔
(이두근, 삼두근) 등.

준비 운동

가슴 깊이의 물 속에 서서 풀장 한 쪽에서 다른 쪽까지 천
천히 달린다.

계속시간 : 4∼5분간.

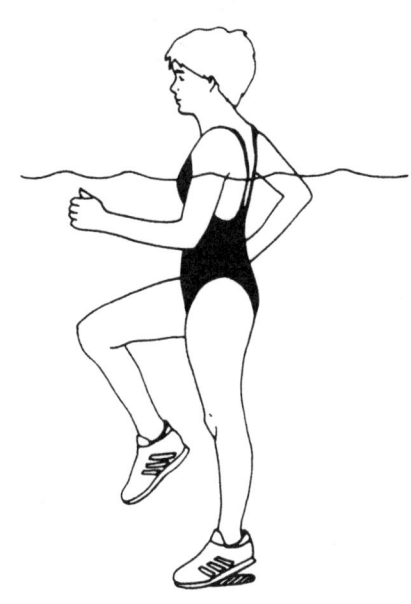

1. 제자리 달리기

가슴 깊이 물 속에 서서 제자리에서 힘차게 달린다. 이때 무릎은 대퇴가 풀장 바닥과 평행하게 되는 위치까지 올린다. 팔은 90°로 구부리고 팔꿈치는 반대쪽 다리를 올릴 때 뒤쪽으로 가져 간다.

계속시간 : 2분간.

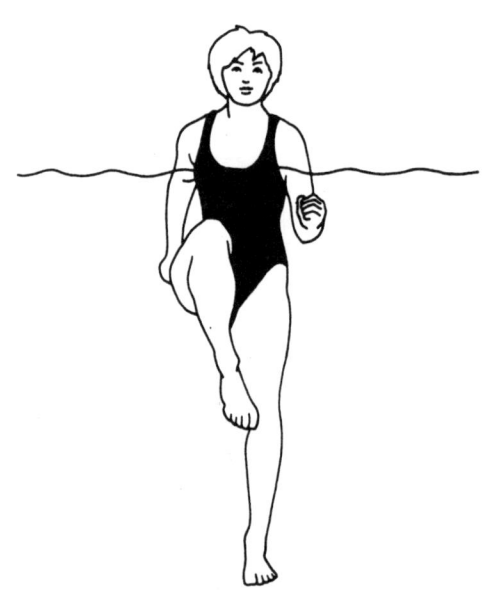

2. 거수 도약 운동

가슴 깊이 물 속에 서서 다리를 어깨 넓이만큼 벌리고 무릎을 약간 구부린다. 양팔은 머리 위로 올려서 운동을 하는 동안 계속 물 밖에 나와 있도록 한다. 위로 뛰어오르면서 동시에 두 다리를 함께 모은다. 뛰어오르자마자 다시 벌렸다가 내려설 때는 다리를 어깨 넓이만큼 벌리고 무릎을 약간 구부린 자세로 내려선다. 다리를 함께 모은 상태로 풀장 바닥을 딛지 않도록 하며, 다리를 벌린 채 내려서도록 할 것. 양다리를 안팎으로 움직이면서 점프를 계속하도록 한다.

계속시간 : 1분간.

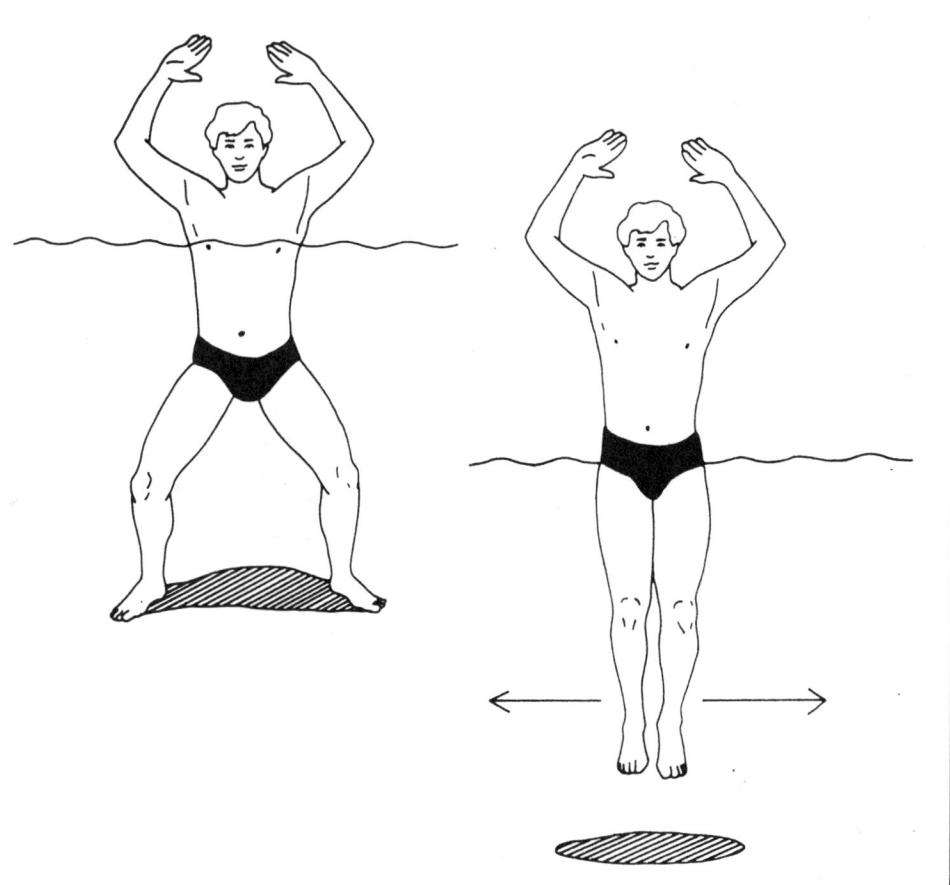

3. 주먹 내지르며 달리기

어깨 깊이의 물 속에 선다. 제자리 달리기를 하면서 물 속으로 양팔을 몸 앞쪽을 향하여 8회 내지른다. 그 다음 오른쪽 무릎을 올리면서 왼팔을 앞으로 내지르고 왼쪽 무릎을 올리면서 오른팔을 내지르는데 앞쪽을 향해 각 8회씩 내지른다. 이것을 하고 나면 계속 뛰면서 양팔을 같은 방법으로 옆으로 8회 내지른다. 이렇게 앞과 옆으로 내지르기를 하며 달리기를 계속한다.

계속시간 : 2분간.

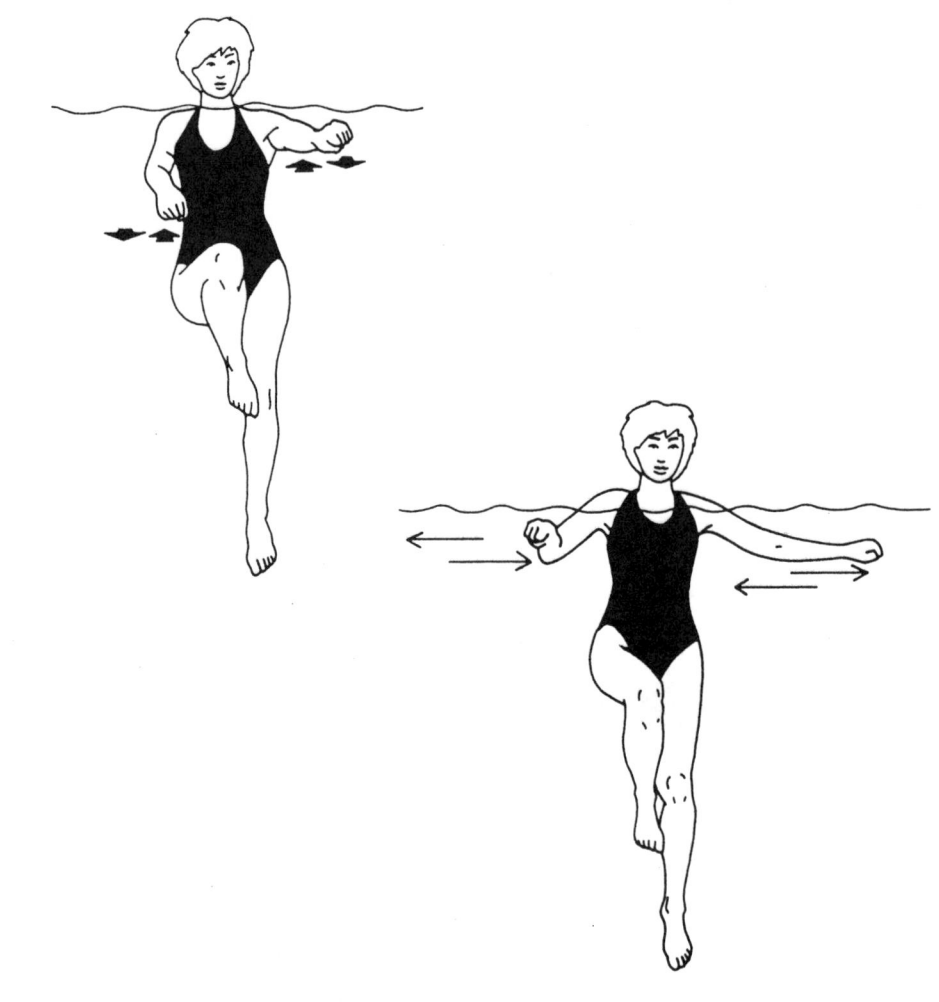

4. 찌르기 자세와 도약하기

가슴 깊이 물 속에 서서 왼쪽 무릎을 구부려 체중이 왼쪽 발에
실리도록 하고 오른쪽 다리는 뒤쪽으로 뻗는다. 위로 뛰어오르면
서 오른쪽 다리를 앞으로, 왼쪽 다리는 뒤쪽으로 뻗는다. 양팔을
90°로 구부리고 오른쪽 다리가 앞으로 나갈 때는 왼팔이 뒤로, 왼
쪽 다리가 앞으로 나갈 때는 오른쪽 팔이 뒤로 하는 식으로 마치
달리기를 하는 것처럼 움직인다.

계속시간 : 1분간.

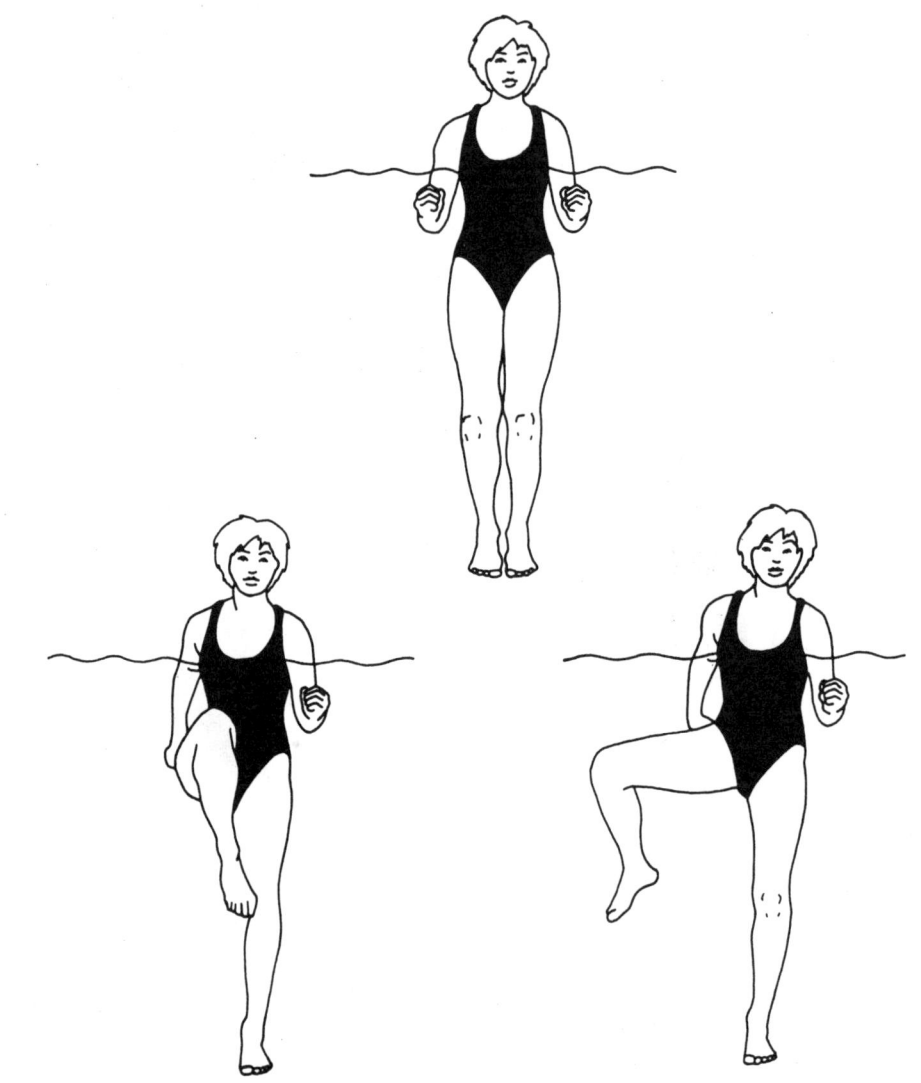

5. 앞과 옆으로 무릎 들어올리기

가슴 깊이의 물 속에 양다리를 모으고 선다. 왼쪽 무릎을 4회 들어올리는데, 이때 오른쪽 다리는 곧게 유지한다. 다리를 옆으로 돌려서 무릎을 4회 들어올린다. 양다리를 함께 모으며 원위치한다. 그 다음 오른쪽 무릎을 앞쪽으로 4회, 옆으로 4회 들어올린다. 이렇게 양쪽 다리를 번갈아가며 앞으로, 옆으로 들어올리기를 계속한다.

계속시간 : 2분간.

6. 껑충 뛰어가기

풀장 벽을 등지고 가슴 깊이 물 속에 선다. 풀장 한 쪽에서 다른 쪽까지 튀어오르듯이 뛰어가는데 오른쪽 무릎을 앞으로 힘차게 내뻗음과 동시에 왼쪽 다리와 발로 몸을 앞으로 밀어 낸다. 다음에는 왼쪽 무릎을 앞으로 내뻗으면서 동시에 오른쪽 다리와 발로 몸을 밀어 낸다. 이때 팔은 90°로 구부려서 힘차게 앞뒤로 움직인다. 왼쪽 무릎을 내뻗을 때는 오른쪽 팔이 앞으로 오고, 오른쪽 무릎을 내뻗을 때는 왼쪽 팔이 앞으로 오도록 한다.

계속시간 : 2분간.

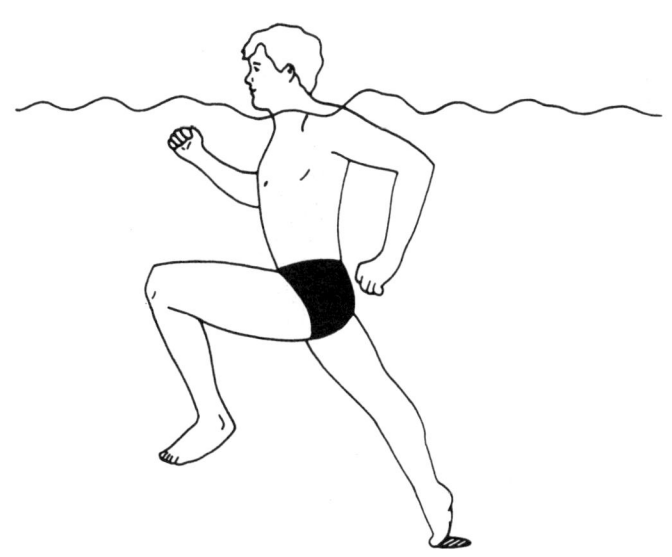

7. 양다리 모아 뛰어오르기

가슴 깊이의 물 속에 서서 양쪽 다리를 모으고 무릎은 약간 구부린다. 양쪽 팔은 몸 옆에 붙인다. 가능한 높이 뛰어오른다. 무릎을 구부리고 내려서자마자 다시 뛰어오른다.

계속시간 : 1분간.

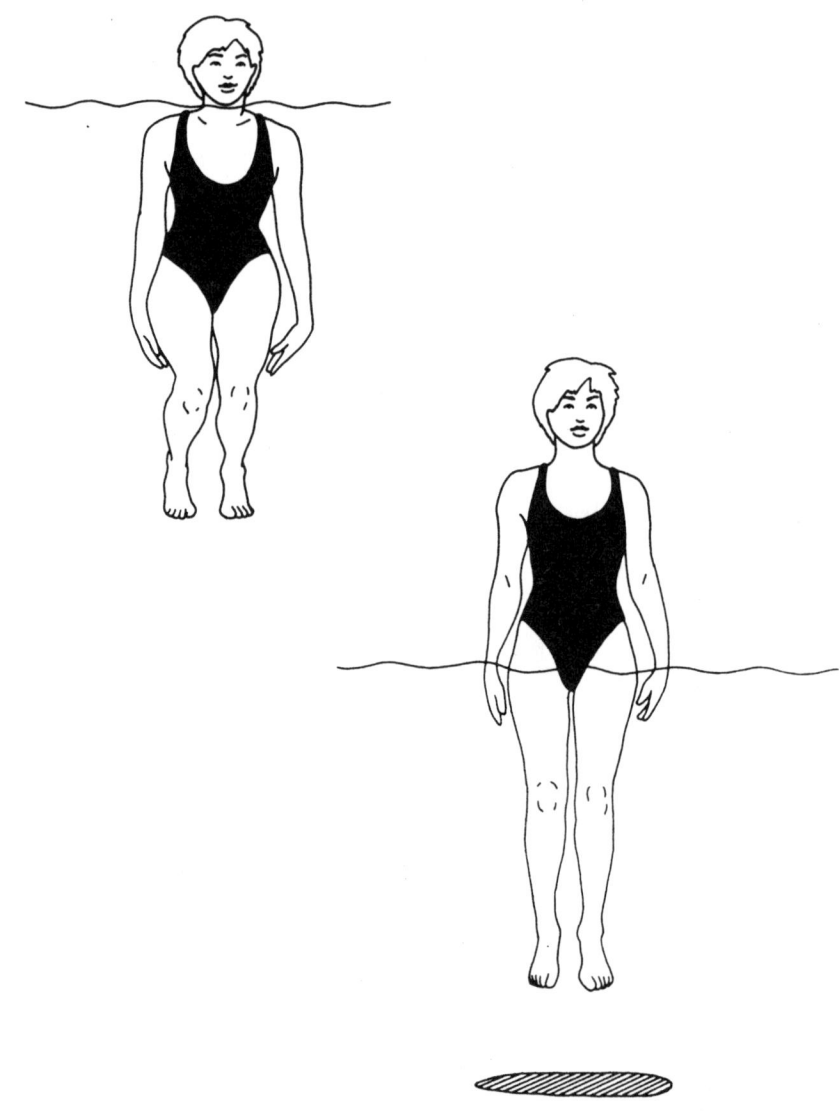

8. 웅크려 팔 당기기

가슴 깊이의 물 속에 서서 다리를 곧게 펴고 어깨 넓이만큼 벌린다. 양팔은 옆으로 벌리고 양손은 찻종 모양으로 오므리고 손바닥이 아래쪽으로 오도록 한다. 다리를 구부려 웅크린 자세를 취하면서 양팔을 아래로 내려 몸통 앞에서 교차시킨다. 다리를 곧게 펴면서 다시 팔을 위로 올린다.

이 동작을 몸 앞쪽으로 3회 반복한 후 마찬가지 요령으로 팔을 뒤쪽으로 돌려 반복한다. 이때 다리는 계속 구부렸다 폈다 하고 팔 동작은 몸 앞쪽으로 3회, 뒤쪽으로 3회 실시한다.

계속시간 : 2분간.

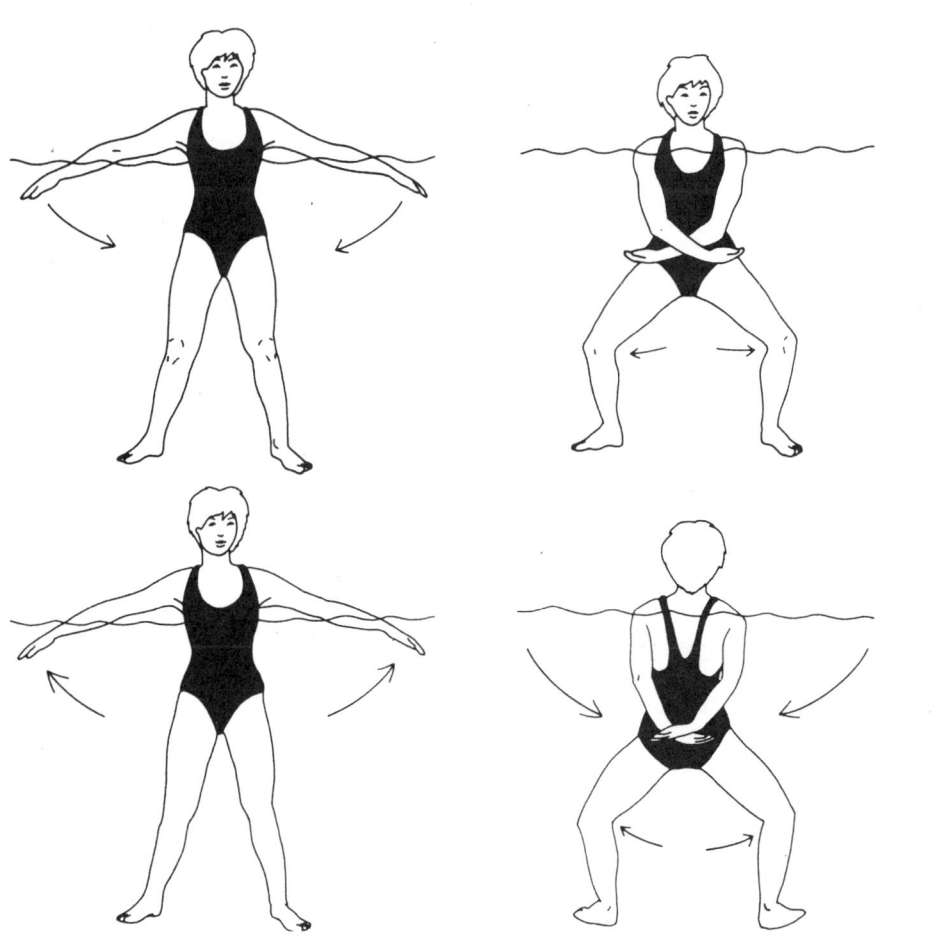

9. 비틀기

가슴 깊이의 물 속에 똑바로 선다. 양팔을 같은 방향으로 향하게 하고 한 쪽 손(바깥쪽 손)의 엄지손가락은 위쪽으로, 다른 쪽 손(안쪽)의 엄지손가락은 아래쪽으로 가게 한다. 위로 뛰어오르며 다리와 몸을 오른쪽으로 트는데, 이때 양쪽 손으로 물을 밀어내며 양쪽 팔을 몸과 반대 방향으로 내젓는다. 바닥에 내려서면 다시 뛰어올라 이번에는 몸을 왼쪽으로 틀고 양쪽 팔은 오른쪽으로 내젓는다.

계속시간 : 2분간.

자신이 훈련 심박수 범위 이내에서 운동을 하고 있는지 맥박을 재어 볼 것.

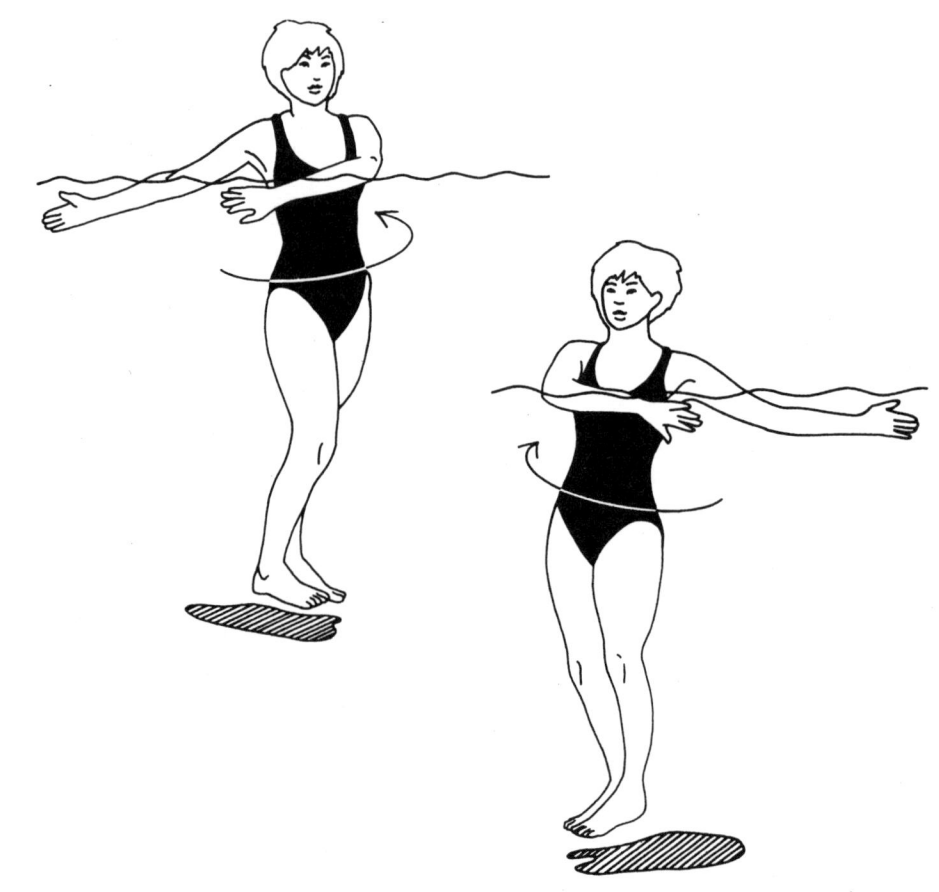

마무리 운동

풀장 한 쪽에서 다른 쪽까지 5분 동안 천천히 달리기를
한 후 다음 장에 설명되어 있는 전신 스트레칭 프로그램을
실시한다.

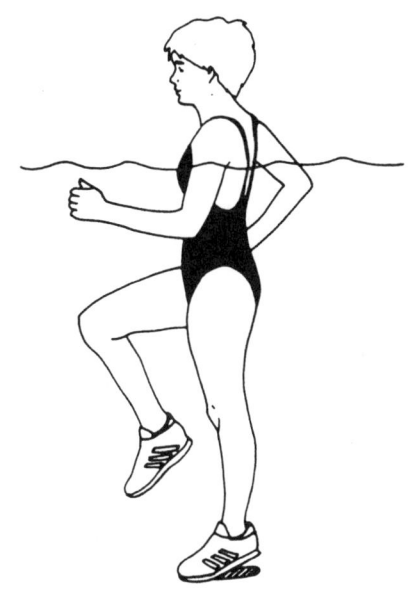

5. 비접촉 훈련 : 물 속 달리기

여러분이 부상을 입게 되면 회복 기간 동안에는 육상에서
의 달리기는 아예 하지 않거나 줄이게 된다. 이 경우 부상
때문에 빼먹게 되는 훈련을 풀장에서의 달리기로 대체해야
한다. 여러분이 매일 40m의 오르막길을 전력질주하는 훈련
을 하는 미식축구 선수이거나, 일주일에 수백 마일을 달리
는 트라이애슬론 — 하루에 장거리 수영, 자전거 경주, 마라
톤 세 가지를 이어하는 운동 경기, 철인 3종 경기 — 선수이
든간에 달리기 프로그램은 풀장에서 똑같이 할 수 있다.

또한 수중 달리기 프로그램은 초보자들에게는 아주 좋은 운동이 될 수 있다. 만약 여러분이 몸무게가 지나치게 많이 나가거나 오랫동안 움직이지 않다가 운동을 재개하는 경우에 수중 달리기는 안전하면서도 효과적으로 시작할 수 있는 방법인 것이다.

수중 달리기

수중 달리기 훈련은 풀장의 깊은 쪽에서 하는 것으로서 머리를 계속 수면 위로 내놓을 수 있도록 부양기구를 착용하면 마치 육상에서 달리는 것처럼 달릴 수 있다.

여러분이 평상시에 하던 프로그램이 장거리 달리기이거나, 심장혈관을 튼튼하게 유지 또는 개선시키길 원한다면 준비 운동을 하고 나서 15분, 또는 그보다 좀더 오래 달리기를 하면 된다. 자신의 달리기 프로그램에 단거리를 빨리 달리는, 소위 인터벌 트레이닝이라는 형태의 훈련이 들어 있으면 풀장 가장자리에 줄을 매달아서 이 운동을 할 수도 있다.

6. 장거리 유산소 훈련

여러분이 이미 육상에서 훈련의 일부로서 달리기를 하고 있다면 풀장에서의 훈련은 다음의 3가지 방식으로 시작한다.

1. 현재 부상을 입고 있지 않으며 또 계속 그 상태를 유지하고자 한다면 자신이 달리는 거리의 일정량을 풀장에서 보내는 것으로 대체한다. 예를 들어 일주일에 4일을 30분간 달리는 경우라면, 그 4일 중 하루는 풀장에서 30분간 달리기를 할 것.

2. 자신의 훈련 프로그램에 다양한 유산소 운동 ── 자전거 타기, 달리기 및 에어로빅 댄스 등 ──이 들어 있으면 육상에서 하는 훈련 가운데 하나를 일주일에 한 번 물 속에서 달리기를 하는 것으로 대체한다. 이렇게 하면 심장혈관을 건강한 상태로 유지할 수 있고 또 관절과 근육에 가해지는 스트레스를 크게 감소시켜 부상 위험도 줄어든다.

3. 여러분이 부상을 입고 있는 상태라면 부상이 호전될 때까지 자신이 하는 모든 달리기 운동을 풀장에서 한다. 회복이 되고 나서도 계속 건강한 상태로 있길 원한다면 풀장 깊은 쪽에서 몇 가지 유산소 훈련을 할 것.

여러분이 자신의 훈련 심박수 범위 이내에서 훈련을 한다면 물 속에서의 달리기 운동을 통해서 심장혈관의 건강을 유지, 증진할 수 있다. 풀장의 깊은 쪽에서 달리기를 하는 도중과 훈련을 막 끝낸 직후에 자신의 맥박을 체크해 봐서 훈련 심박수 범위 이내에서 훈련을 하고 있는지를 확인해 보기 바란다.

만약 자신의 훈련 심박수 범위의 하한선보다 아래라면 좀 더 빨리 달리고, 상한선보다 위라면 속도를 좀 늦춰야 할 것이다.

장비

여러분에게는 먼저 한 쪽이 깊게 되어 있는 풀장이 필요하며, 훈련 효과를 높일 수 있는 다음의 몇 가지 장비가 필요하다.

1. 부양 기구
가급적 팔다리가 자연스럽게 움직일 수 있는 것이어야 한다. 수상스키 벨트나 조끼, 또는 물 속에서의 달리기 훈련을

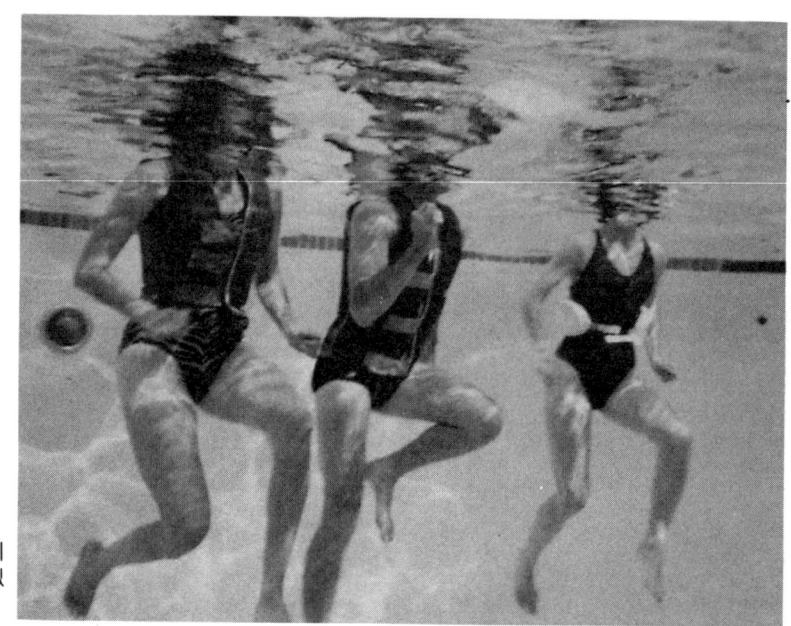

장거리 달리기
선수들이 함께
풀장에서 달리기
운동을 하고 있
다.

위해 특별히 제작된 조끼를 착용한다.

2. 방수 손목시계

초침이나 초시간이 나타나는 타이머나 시계가 있으면 자
신의 훈련 시간을 측정하고 맥박을 잴 수 있다. 요즘은 다양
한 종류의 방수 스포츠 시계를 구할 수 있다. 자신의 훈련
시간이 끝나면 "삐" 소리를 내는 디지털 시계면 더욱 좋다.

3. 음악

물 속에서의 달리기는 지루해질 수가 있는데 이때 조금
즐겁게 하는 것은 어떨까? 풀장에 갈 때 휴대용 카세트나
라디오를 가지고 가보라.

4. 훈련 동료

육상에서건 물 속에서건 친구와 함께한다면 자신의 프로
그램을 충실하게 실행하는 것이 훨씬 수월할 뿐만 아니라
즐거움도 더할 것이다.

기술

물 속에서 달릴 때 여러분의 자세는 육상에서와 같이 몸을 똑바로 세우고 달려야 한다. 처음 물 속에서의 운동을 배우게 되면 허리 부분에서 몸을 구부리는 경향이 있는데 상체는 양다리의 위에, 머리는 목 위에 위치하도록 해야 한다. 팔은 팔꿈치를 뒤로 쭉 빼면서 앞뒤로 움직여야 하며, 양무릎은 넓적다리가 풀장 바닥과 거의 수평이 될 때까지 들어올린다.

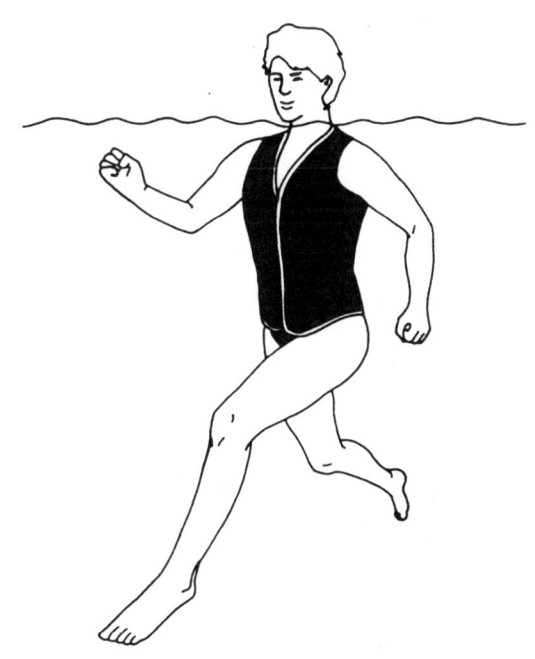

장거리 유산소 훈련 스케줄

몸무게가 너무 많이 나가거나 부상을 쉽게 입거나 운동을 처음 시작하는 사람이라면 다음의 6주간의 에어로빅 물 속 달리기는 유산소 운동 능력을 키우는 데 아주 좋은 운동 프로그램이 된다.

제 1∼2주

준비운동 : 풀장 깊은 쪽에서 4분 동안 천천히 달린다.

빈　도 : 일주일에 3회 실시. 에어로빅 달리기 훈련을 하는 날 사이에 최소 하루는 휴식.

계속시간 : 15분간.

강　도 : 훈련 중간에 맥박을 재봐서 자신의 훈련 심박수 범위 내에서 운동을 하고 있는지를 확인할 것. 맥박수치가 너무 낮으면 조금 더 빠르게 달리고 너무 높으면 속도를 줄인다.

제 3∼4주

준비운동 : 풀장 깊은 쪽에서 4분 동안 천천히 달린다.

빈　도 : 1주일에 4일, 3일은 휴식. 연속해서 4일 운동하지 말 것.

계속시간 : 셋째 주에는 20분간, 넷째 주에는 30분간.

강　도 : 훈련 도중에 맥박을 재어 봐서 자신의 훈련 심박수 범위 내에서 운동을 하고 있는지를 확인할 것. 맥박수치가 너무 낮으면 조금 더 빠르게 달리고 너무 높으면 속도를 줄인다.

제 5∼6주

준비운동 : 풀장 깊은 쪽에서 4분 동안 천천히 달린다.

빈　도 : 1주일에 5일, 2일 휴식.

계속시간 : 다섯째 주에는 40분간, 여섯째 주에는 50분간.

강　도 : 훈련 도중에 맥박을 재어 봐서 자신의 훈련 심박수 범위 내에서 운동을 하고 있는지를 확인할 것.
맥박수치가 너무 낮으면 조금 더 빠르게 달리고
너무 높으면 속도를 줄인다.

7. 풀장 깊은 쪽에서의 단거리 전력질주

자신이 하는 스포츠에 들어 있는 단거리 전력질주 훈련은
풀장 깊은 쪽에도 가능하다. 부상 중일 때는 풀장에서 단거
리 달리기를 하면 부상 부위에 가해지는 스트레스를 덜어
주어 자신의 전력질주 자세 및 건강을 유지할 수 있게 해 준
다. 이 전력질주 훈련은 유산소 운동이 아니라 짧은 시간 동

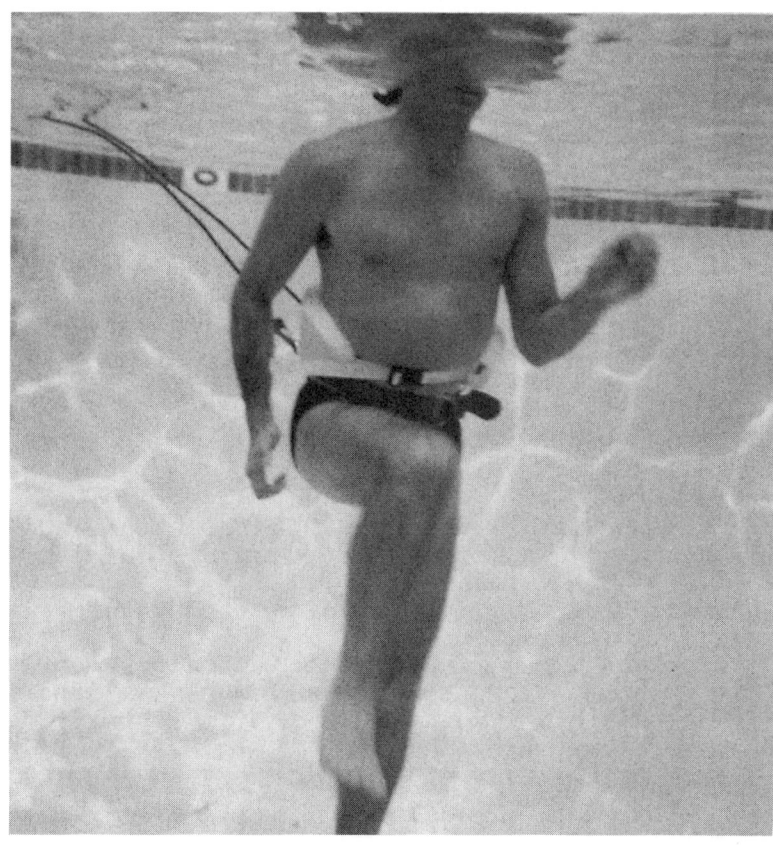

풀장 깊은 곳에
서 몸에 줄을 묶
고 하는 전력질
주 운동은 뼈와
관절 및 근육에
스트레스를 주지
않고 속도를 내
어 달릴 수 있다.

안에 전속력으로 달렸다가 잠시 쉬고 다시 전력으로 질주하는 그런 운동이다.

이런 식의 컨디션 조절은 배구, 미식축구, 야구 등과 같이 짧은 시간에 폭발적인 속도를 내야 하는 운동에 필요하다. 이렇게 전력질주→휴식→전력질주를 반복하는 기술을 인터벌 트레이닝이라 부르는데 이것은 일정한 간격을 두고 힘을 쏟았다 쉬었다를 반복하는 운동을 의미한다.

물 속에서 전력으로 질주하는 최선의 방법은 줄을 가장자리에 묶고 달리기를 하는 것이다. 손수 만들 수 있는 가장 적당한 줄은 7.6m 길이의 의사들이 사용하는 탄력 있고 튼튼한 튜브이다. 이 줄을 여러분 허리에 단단히 묶여 있는 천으로 만든 벨트에다 고리 모양으로 둘러매어 줄이 등 가운데에 오도록 한다. 전력질주 운동을 할 때는 이 줄의 한 쪽 끝을 풀장 가장자리에 있는 훈련 파트너가 잡아 주든지 아니면 풀장 사다리에다 묶는다.

이제 이 튜브 모양의 줄이 당기는 힘에 대항에서 달리기를 하는데 이렇게 하면 풀장 가장자리에 부딪치는 일없이

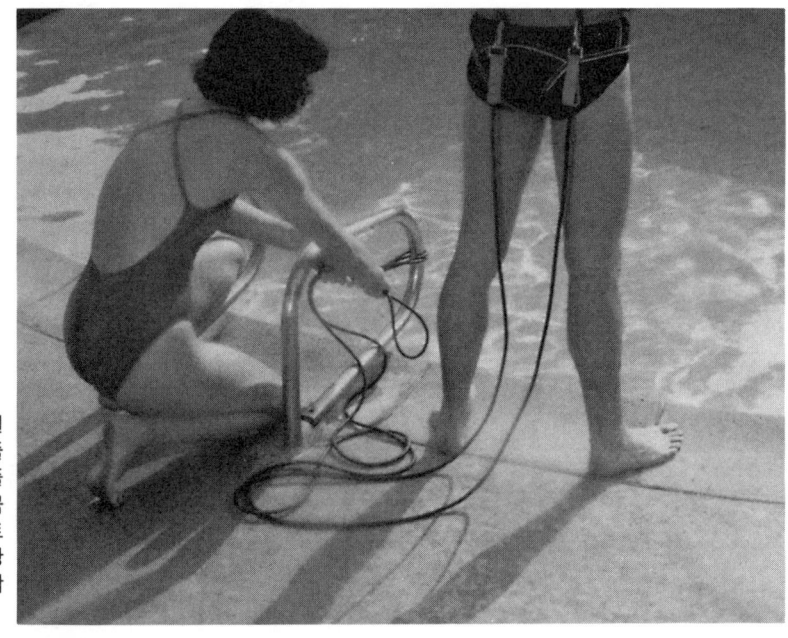

전력질주 인터벌 훈련을 할 때 줄의 한 쪽 끝을 풀장 사다리에 묶거나, 훈련 파트너가 풀장 가장자리에 서서 잡아 주면 된다.

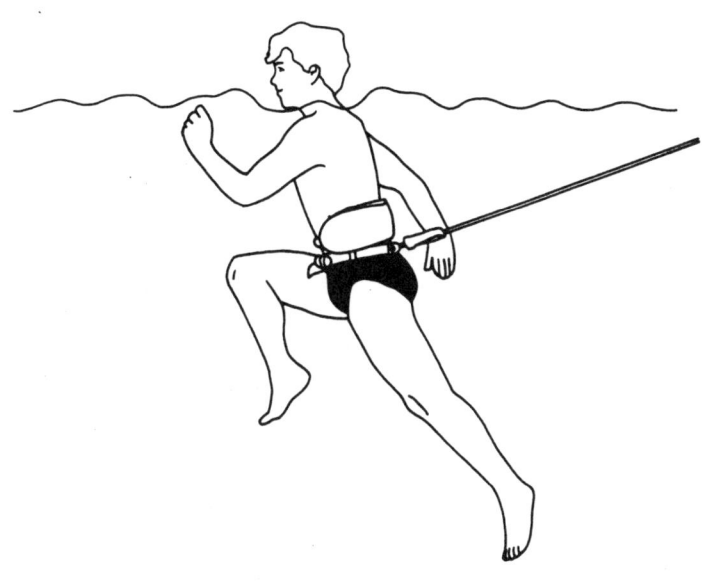

팔과 다리를 아주 빠르게 움직일 수 있게 된다.

전력질주의 기술

풀장 깊은 쪽 한가운데에 떠서 부양 기구를 착용하고 벨트와 줄을 그림에서 보는 것과 같은 위치에 오도록 한다. 전력질주 훈련을 할 때는 육지에서 하듯이 팔다리를 힘차게 움직이도록 하며, 몸을 약간 비스듬하게 기울여도 된다. 팔꿈치를 90°로 구부린 상태에서 무릎을 높이 올리고 양팔을 앞뒤로 힘차게 움직이는데 허리를 굽히지 않도록 하며, 상체의 몸통은 자신의 양다리와 나란하게 한다.

주의:풀장에서의 인터벌 트레이닝은 아주 힘들어서 지치기가 쉽다. 훈련 파트너가 없이는 이 훈련은 절대 하지 말 것이며, 만약 과로하게·되면 자신을 도와 줄 수 있는 누군가가 반드시 풀장에 있어야 한다.

인터벌 트레이닝 훈련

다음 세 가지 방법으로 풀장에서의 인터벌 트레이닝 프로그램을 시작할 수 있다.

1. 부상 중이면 회복될 때까지 풀장의 깊은 쪽에서 전력질주 훈련을 한다. 그리고 운동장에서 보통 70초 동안 400m를 뛰고 중간에 60초 휴식을 취하는 훈련을 5회 하는 경우, 풀장에서는 이 시간들을 두 배로 할 것.

2. 부상 중이 아니더라도 풀장의 깊은 쪽에서 어느 정도의 주간 인터벌 훈련을 하게 되면 전력질주 훈련에서 오는 스트레스를 줄일 수 있다.

3. 장거리 수중 달리기 훈련에다 폭발적이며 아주 빠른 속도로 달리기를 더하고 싶으면, 자신의 훈련 프로그램 중 풀장의 깊은 쪽에서 하는 유산소 달리기 운동을 하지 않는 날에 인터벌 훈련을 한다(인터벌 훈련은 휴식 시간 동안에 심박수가 떨어지기 때문에 유산소 운동은 아니다. 유산소 운동이 효과적이기 위해서는 심박수가 최소한 15분 동안은 훈련 심박수 범위 내에 들어 있어야 한다).

인터벌 트레이닝 훈련 스케줄

인터벌 전력질주 훈련은 앞에서 설명한 6주간의 에어로빅 수중 훈련 프로그램 중 하나를 다 끝낸 후에 하도록 한다. 또한 이들 훈련은 유산소 수중 달리기 운동을 하지 않는 날이나 유산소 달리기 운동을 끝낸 후에 실시한다. 중간에 하루를 휴식하는 경우는 일주일에 4회까지 실시 가능하다.

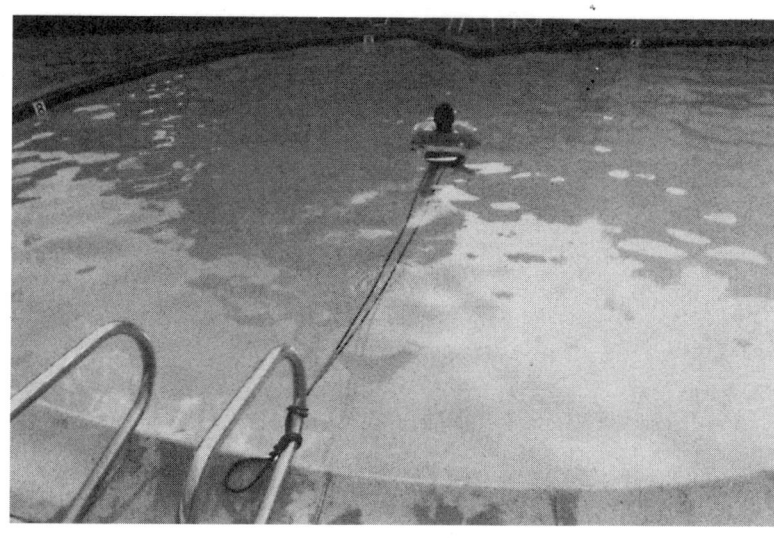

전력질주 인터벌 훈련 사이에 휴식은 제자리에 떠 있거나, 천천히 걷거나, 또는 서서 헤엄치기 등을 하면서 쉰다.

초보단계 : 제 1~2주

준비운동 : 깊은 쪽에서 4분간 천천히 달리기.

계속시간 : 15초 동안의 전력질주 6회 실시. 중간에 60초씩 휴식. 휴식은 물 속에서 천천히 걷거나, 서서 헤엄을 치거나 또는 제자리 떠 있기를 하면서 휴식을 취할 수도 있다.

중간단계 : 제3~4주

준비운동 : 초보단계와 동일.

계속시간 : 30초 동안의 전력질주 10회 실시. 중간에 60초씩 휴식. 휴식 방법은 초보단계와 동일.

고급단계 : 제5~6주

준비운동 : 초보단계와 동일.

계속시간 : 30초 동안의 전력질주 10회 실시. 중간에 30초씩 휴식. 휴식 방법은 초보단계와 동일.

전신 수중 훈련

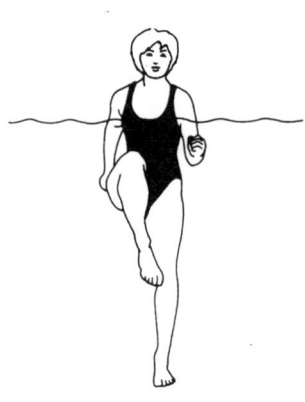

1. 제자리 달리기 - 2분간

준비운동 : 수중 조깅 - 4~5분간

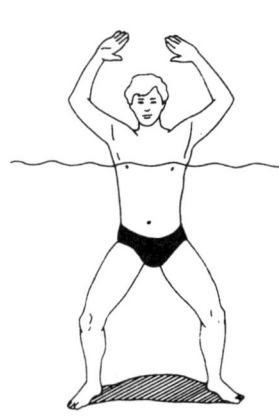

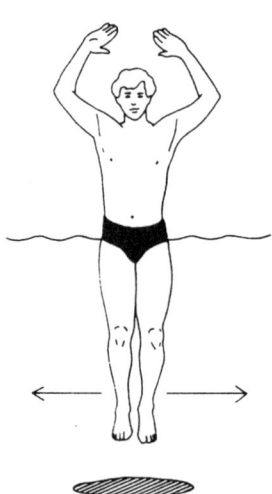

2. 거수도약 운동 - 1분간

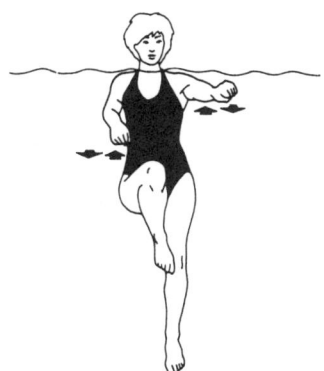 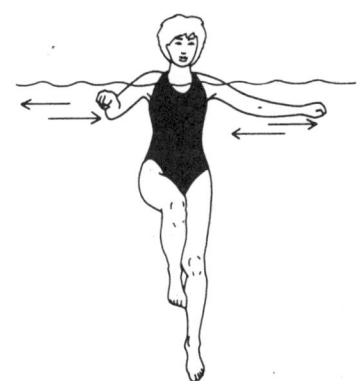

3. 주먹 내지르며 달리기 −2분간

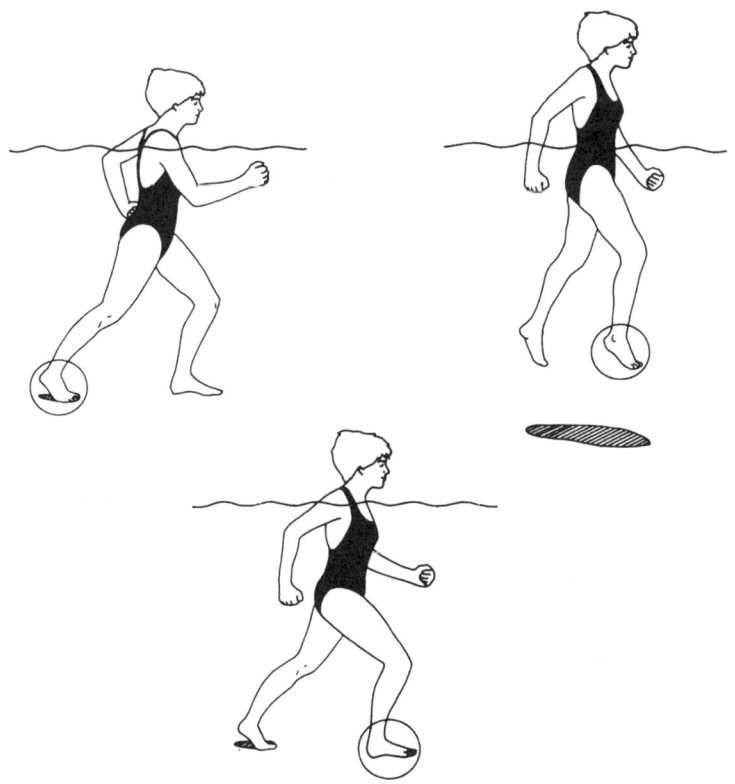

4. 찌르기 자세와 도약하기 −1분간

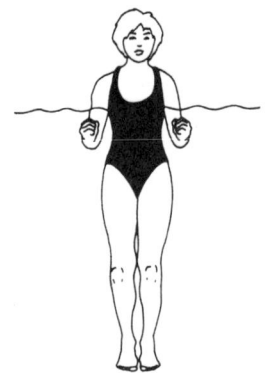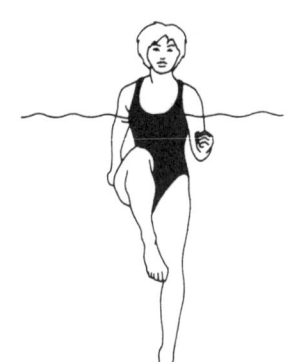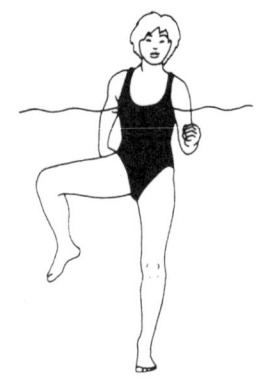

5. 앞과 옆으로 무릎 들어올리기 — 2분간

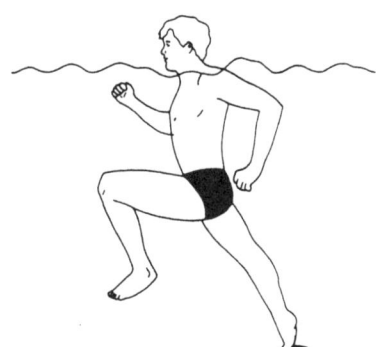

6. 껑충 뛰어가기 — 2분간

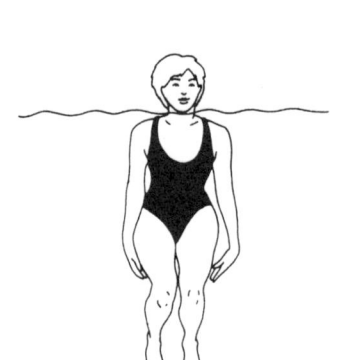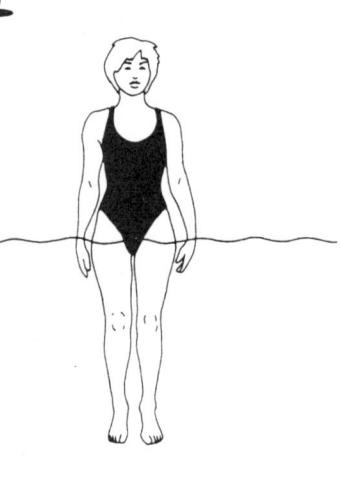

7. 양다리 모아 뛰어오르기 — 1분간

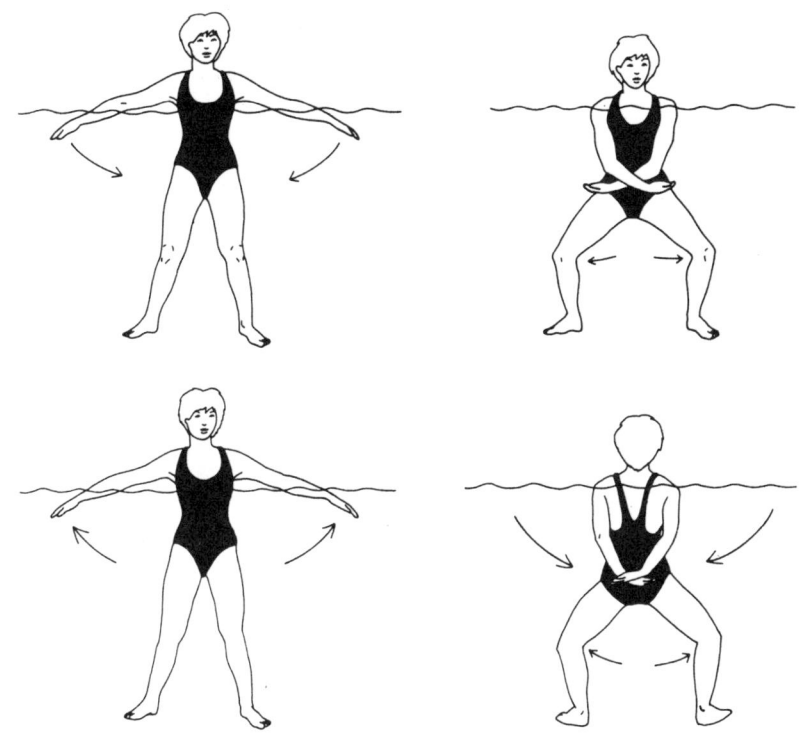

8. 웅크려 팔 당기기 — 2분간

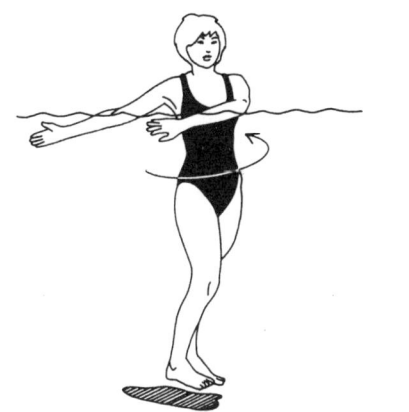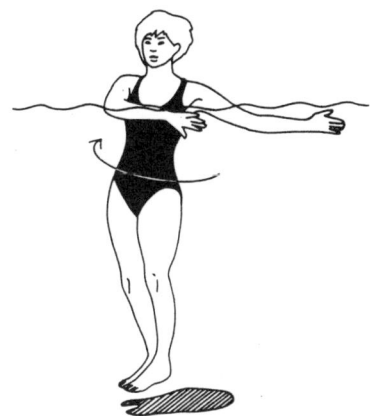

9. 비틀기 — 2분간

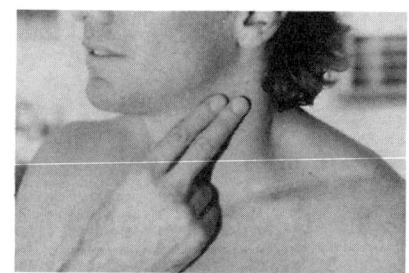

맥박을 잰다

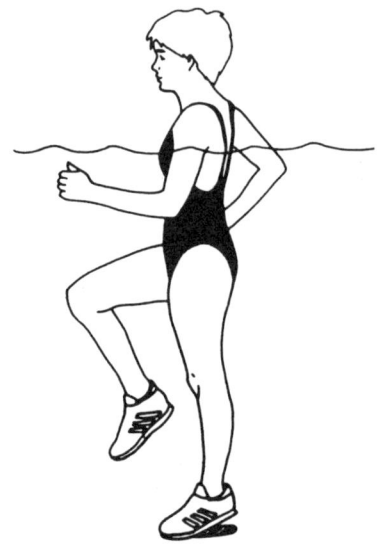

마무리 운동 : 수중 조깅 ─ 5분간

접촉 유산소 훈련 스케줄

빈　　도 : 이 훈련을 일주일에 3회에서 5회 하거나 자신이
　　　　　규칙적으로 하는 유산소 훈련과 연계시켜 할 것.

계속시간 : 최소 15분간. 준비 운동 및 마무리 운동을 제외하
　　　　　고 유산소 운동 동작만 이 시간에 넣을 것.

강　　도 : 맥박을 재어 볼 것. 자신의 심박수가 훈련 심박수
　　　　　범위 이내여야 한다.

장거리 유산소 훈련 스케줄

유산소 수중 달리기

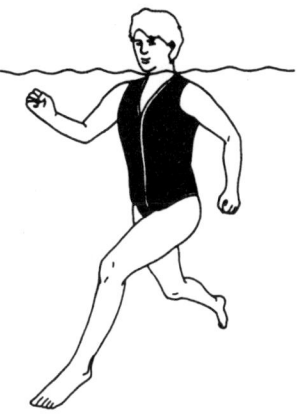

1. 비접촉 수중 달리기

제 1~2주

준비운동 : 풀장 깊은 쪽에서 4분간 천천히 달리기.

빈   도 : 일주일에 3일 실시. 유산소 달리기
훈련 중간에 최소 하루는 휴식.

계속시간 : 15분간 달린다.

강   도 : 훈련 중간에 맥박을 재어 봐서 훈련 심박수 범
위 내에서 훈련하고 있는지를 확인한다.
맥박 수치가 너무 낮으면 조금 더
빠르게 달리고 너무 높으면
속도를 줄일 것.

제 3~4주

준비운동 : 풀장 깊은 쪽에서 4분간 천천히 달리기.

빈   도 : 일주일에 4일 실시, 3일 휴식. 연속해서 4일 운
동하지 말 것.

계속시간 : 셋째 주에는 20분간, 넷째 주에는 30분간 달린
다.

강   도 : 훈련 중간에 맥박을 재어 봐서 훈련 심박수 범위
내에서 훈련하고 있는지를 확인한다. 맥박 수치
가 너무 낮으면 조금 더 빠르게 달리고 너무 높으
면 속도를 줄일 것.

제 5~6주

준비운동 : 풀장 깊은 쪽에서 4분간 천천히 달리기.

빈   도 : 일주일에 5일 실시, 2일 휴식.

계속시간 : 다섯째 주에는 40분간, 여섯째 주에는 50분간.

강   도 : 훈련 중간에 맥박을 재어 봐서 훈련 심박수 범위
내에서 훈련하고 있는지를 확인한다. 맥박 수치
가 너무 낮으면 조금 더 빠르게 달리고 너무 높으
면 속도를 줄일 것.

인터벌 트레이닝 훈련 스케줄

풀장 깊은 쪽에서의 전력질주 훈련

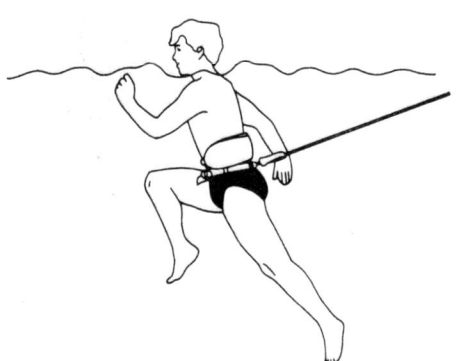

1. 줄을 묶고 하는 전력질주

앞에서 설명한 6주간의 유산소 수중 훈련 프로그램 가운데 하나를 다 끝낸 후에 인터벌 전력질주 훈련을 한다. 이 훈련은 유산소 수중 달리기 운동을 하지 않는 날이나 유산소 달리기 운동을 끝낸 후에 실시한다. 이 훈련은 중간에 하루를 쉬면 일주일에 4회까지 실시 가능하다.

초보단계 : 제 1∼2주
준비운동 : 깊은 쪽에서 4분간 천천히 달리기.
계속시간 : 15초 동안의 전력질주 6회 실시. 중간에 60초씩 휴식. 휴식은 물 속에서 천천히 걷거나, 서서 헤엄을 치거나 또는 제자리 떠 있기를 하면서 휴식을 취할 수도 있다.

중간단계 : 제 3∼4주
준비운동 : 초보단계와 동일.
계속시간 : 30초 동안의 전력질주 10회 실시. 중간에 60초씩 휴식. 휴식 방법은 초보단계와 동일.

고급단계 : 제 5∼6주
준비운동 : 초보단계와 동일.
계속시간 : 30초 동안의 전력질주 10회 실시. 중간에 30초씩 휴식. 휴식 방법은 초보단계와 동일.

The Total-Body Stretching Workout

전신 스트레칭 훈련

전신 스트레칭 훈련

풀장에서의 스트레칭은 여러분이 부상 중이든, 앞에서 설명한 유산소 운동 프로그램 중의 하나를 하든지 간에 수중 훈련을 마무리하는 데 있어 가장 좋은 방법이다. 훈련을 마무리하는 시점에서 스트레칭을 하면 그 효과를 극대화하게 되며, 또한 이 시점에서는 여러분의 근육은 더워져서 최대한으로 풀어져 있는 상태가 된다.

이때 스트레칭을 하게 되면 여러분을 평온하고도 느긋한 마음 상태로 만들어 줄 뿐만 아니라 훈련으로 인해 생길 수도 있는 뻣뻣하거나 쑤시는 증상도 경감시켜 주기도 한다.

1. 스트레칭 방법

스트레칭은 시합이 아니며 통증도 없는 운동으로서 균형이 잘 잡힌 훈련 프로그램에 있어서도 중요한 운동 요소이

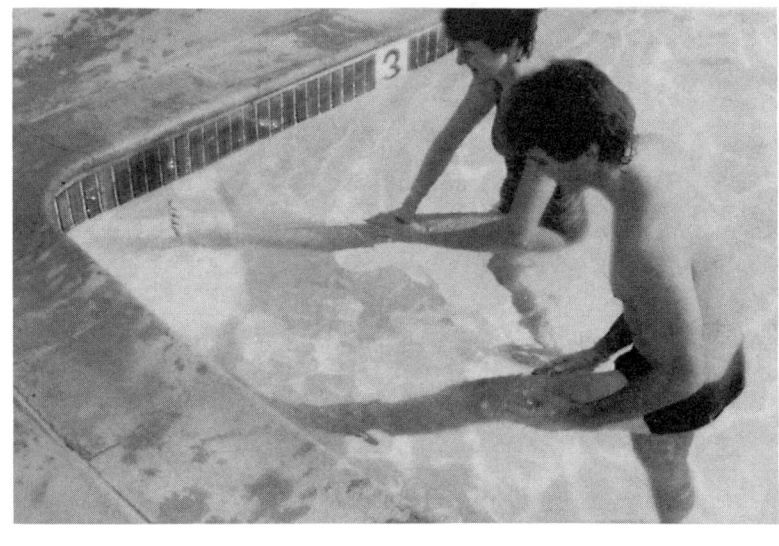

스트레칭은 여러분의 물 속 훈련을 마무리하는 방법이다.

다. 10분에서 15분 동안 하는 스트레칭은 정확한 동작으로
한다면 훈련이 끝난 후에 긴장을 푸는 데 도움이 된다.

다음은 정확한 스트레칭을 하기 위한 단계들이다.

1. 스트레칭을 할 때는 동작을 천천히 취해야 하며 반동
을 이용해서는 안 된다.

우리의 몸은 빠른 동작에 대해서 반사반응을 보이는데 이
반사반응이 실제로는 근육을 이완시키기보다는 긴장시키는
역할을 한다. 고로 천천히 움직이는 것이 이 반사반응을 억
제하고 근육의 탄력을 높일 수 있는 유일한 방법이다.

2. 근육이 부드럽게 긴장하는 위치까지 스트레칭을 하되
절대 통증을 느끼는 정도까지 해서는 안 된다.

사람마다 신체의 유연성은 서로 다르기 때문에 자신의 스
트레칭을 남과 비교하지 말라. 통증을 느끼는 정도까지 스
트레칭을 해보았자 자신의 유연성을 높여 주지는 못하며,
도리어 근육이나 관절에 부상을 초래할지도 모른다.

3. 근육이 부드럽게 긴장하는 위치까지 스트레칭을 했으
면 그 상태에서 10초에서 30초 정도 멈춰 있도록 한다.

그렇게 스트레칭한 자세로 오래 멈춰 있을수록 근육 조직
의 탄력성은 더 높아진다.

4. 호흡은 스트레칭 상태로 멈춰 있는 동안 숨을 깊숙이
들이쉬고 천천히 내쉬도록 한다.

깊이 들이쉬는 숨을 조절하게 되면 근육을 더욱 이완시켜
근육 섬유가 더 쉽게 펴지게 된다.

5. 스트레칭은 즐거워야 한다.

만약 통증이 느껴지면 제대로 하고 있지 않다는 것을 뜻
한다. 스트레칭은 즐거운 마음으로 하라. 위의 단계를 따라
서 스트레칭 동작을 이용하여 평온하고 느긋한 마음 상태로

자신의 훈련을 마무리하도록 한다.

물 속에서 하는 스트레칭은 물이 균형을 유지하는 데 도움이 되기 때문에 육상에서 보다 훨씬 용이하다. 때문에 이런 단순한 동작들로 통증을 일으키거나 부상 부위에 압박을 주는 일은 거의 일어나지 않는다.

그러나 만약에 여러분이 이들 동작에 의해서 부상이 악화되었다면 그 동작은 프로그램에 넣지 않도록 해야 하며, 그 동작을 재시도하기에 앞서 먼저 스포츠 전문의나 물리치료사와 의논해야 한다.

2. 스트레치

훈련 스케줄

스트레칭 프로그램으로부터 충분한 혜택을 얻으려면 다음의 스케줄을 따라서 실시한다.

빈　　도 : 모든 수중 훈련 종료 시점에서 스트레칭할 것.

계속시간 : 각 스트레치 동작에서 10~30초간 멈출 것.

강　　도 : 근육이 부드럽게 긴장하는 것을 느끼는 위치까지 움직이되 절대 통증을 느끼는 정도까지는 하지 말 것. 그 상태에서 스트레칭 계속 시간만큼 멈출 것.
이때 숨은 천천히 깊게 쉬고 근육을 이완시키는 데 집중할 것.

1. 종아리 스트레치

스트레치 되는 신체부위: 종아리(비복근, 가자미근).

풀장 얕은 쪽에서 벽을 마주보고 서서 양손으로 벽을 잡는다. 왼쪽 다리를 뒤쪽으로 곧게 내뻗는다. 이때 뒤꿈치는 풀장 바닥에 붙인다. 왼쪽 무릎은 곧게 편 상태에서 오른쪽 무릎을 굽히고 풀장 벽 쪽으로 전신을 기울인다. 이때 양팔은 종아리 부분의 스트레치를 증강시키기 위해 굽힌다. 스트레치 한 상태에서 멈추었다가 이완시키고 다리 위치를 바꾸어 반복한다.

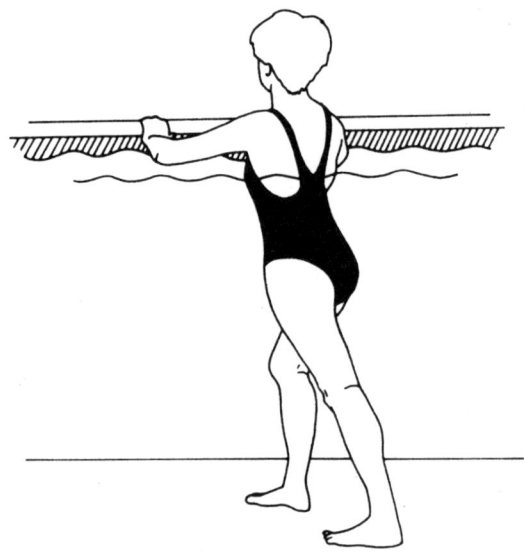

2. 대퇴내측 스트레치

스트레치 되는 신체부위 : 대퇴내측(장내신근, 단내전근 및 대내전근, 치골근, 대퇴박근).

풀장 얕은 쪽에서 양다리를 넓게 벌리고 양팔을 옆으로 펴고 선다. 오른쪽 다리를 구부려 몸무게가 오른쪽 다리 위에 실리도록 한다. 왼쪽 다리는 옆으로 뻗어 곧게 펴고 발은 앞쪽을 향하도록 한다. 스트레치한 상태에서 멈추었다가 이완시키고 다시 왼쪽 다리를 구부리고 오른쪽 다리를 뻗어 반복한다.

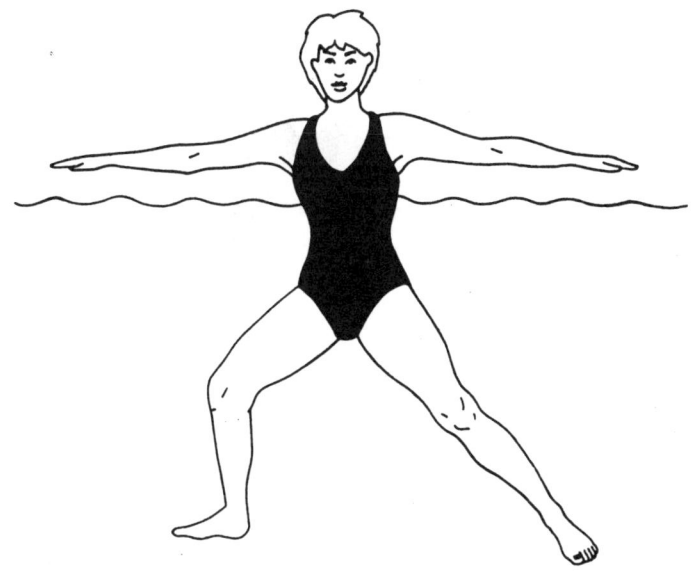

3. 풀장 벽을 이용한 햄스트링 스트레치
스트레치 되는 신체부위 : 대퇴후면(햄스트링).

가슴 깊이의 물 속에서 풀장 벽을 마주보고 선다. 풀 가장자리를 양손으로 잡고 왼쪽 발바닥을 풀장 벽에다 댄다. 이때 다리는 곧게 편다. 발은 여러분이 대퇴후면에 부드러운 긴장이 느껴지는 순간까지만 벽에다 댄다. 등은 곧게 유지해야 허리 부위에서가 아닌 다리 부위에서 스트레치가 된다. 스트레치한 상태에서 멈추었다가 이완시키고 오른쪽 다리로 반복한다.

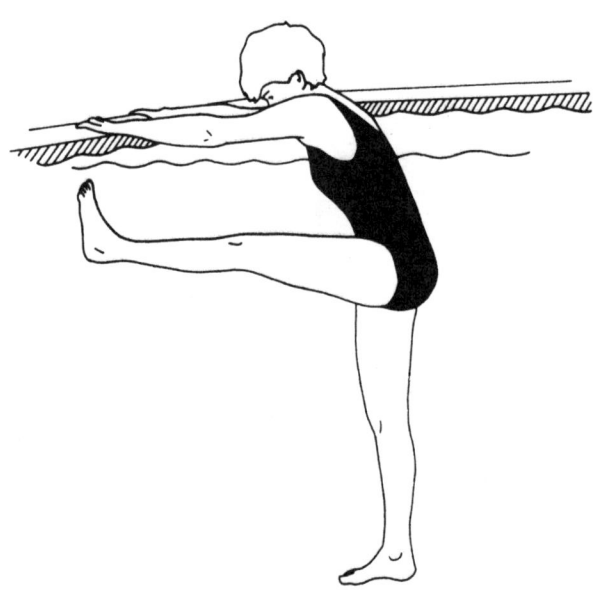

4. 풀장 계단을 이용한 햄스트링 스트레치

스트레치 되는 신체부위 : 대퇴후면(햄스트링).

풀장 계단을 마주하고 선다. 왼쪽 발꿈치를 계단에다 댄다. 계단 높이는 아프지 않고 편안한 위치의 것을 선택할 것. 대퇴후면에 부드러운 긴장이 느껴질 때까지 스트레치하는데 이때 등은 바르게 하고 양팔은 힘을 빼서 왼쪽 다리 위에다 올려놓는다. 스트레치한 상태에서 멈추었다가 이완시키고 다시 오른쪽 다리로 반복한다.

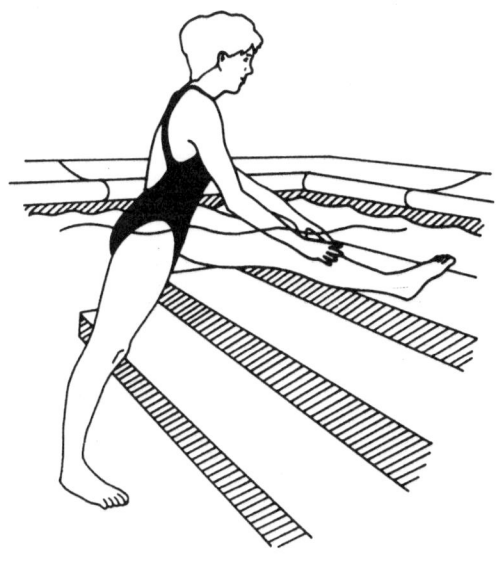

5. 대퇴전면 스트레치
스트레치 되는 신체부위 : 대퇴전면(사두근).

가슴 깊이 물 속에서 몸의 오른쪽을 풀장 벽 가까이하고 선다.
오른쪽 팔로 풀장 가장자리를 잡고 균형을 유지한다. 왼쪽 무릎
을 굽혀 발을 몸 뒤쪽으로 가져 가서 왼손으로 왼쪽 발목을 잡는
다. 등은 곧게 세우는데 허리 쪽을 휘어서 스트레치 강도를 높이
려 하지 말 것. 양무릎은 나란히 하며, 왼쪽 다리가 오른쪽 다리
의 움직임에 따라 앞뒤로 움직이지 않도록 한다. 스트레치한 상
태에서 멈추었다가 이완시키고, 다시 몸을 돌려 왼쪽을 풀장 벽
가까이에 대고 오른쪽 다리로 반복한다.

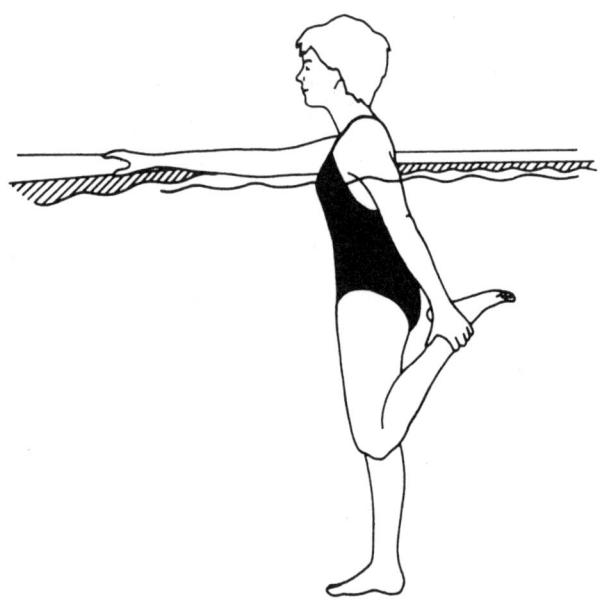

6. 히프 스트레치

<u>스트레치 되는 신체부위</u> : 히프 외측(대퇴근막장근).

가슴 깊이 물 속에서 몸의 왼쪽이 풀장 가장자리를 향하도록
하고 선다. 풀장 벽을 왼손으로 잡는다. 왼쪽 다리를 오른쪽 다리
뒤로 교차시킨다. 양발은 제자리에서 풀장 바닥을 평평하게 딛고
왼쪽 히프를 풀장 벽 쪽으로 비스듬히 기울인다. 스트레치한 상
태에서 멈추었다가 이완시키고 몸을 돌려 몸의 오른쪽이 벽을 향
하도록 하여 오른쪽 히프로 반복한다.

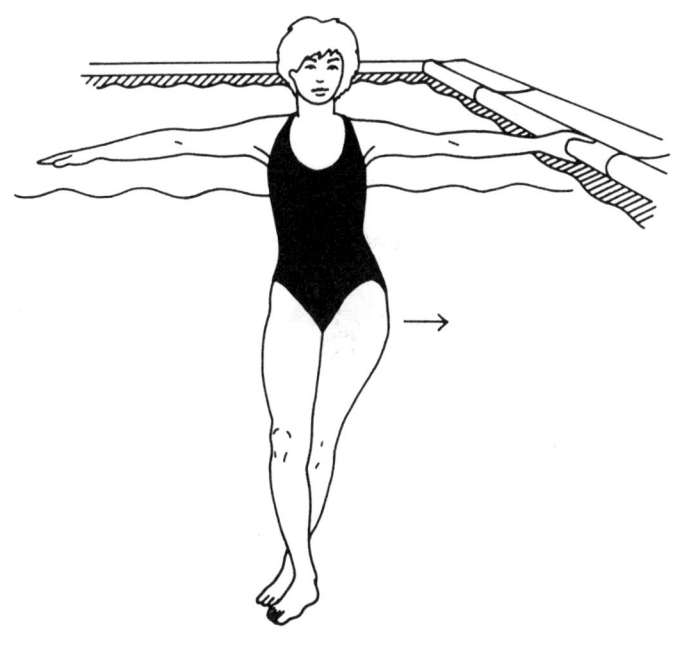

7. 측면 스트레치

스트레치 되는 신체부위: 몸통 측면(내 · 외복사근) ; 등(척추기
립근).

가슴 깊이 물 속에서 몸의 오른쪽을 풀장 벽 가까이 붙이고 선
다. 오른팔로 풀장 가장자리를 잡고 균형을 유지한다. 왼팔을 귀
를 스쳐 위로 뻗는데 이때 양쪽 히프는 제자리에서 움직이지 않
도록 하고 몸통 좌측에 스트레치가 느껴지도록 한다. 스트레치한
상태에서 멈추었다가 이완시키고 몸을 돌려 몸의 왼쪽을 풀장 벽
가까이로 하여 반복하는데 이번에는 몸통 우측을 스트레치한다.

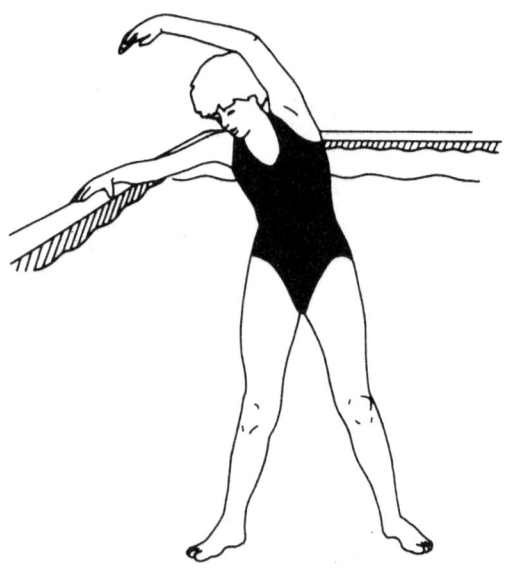

8. 어깨 스트레치(팔을 가슴 쪽으로 끌어당겨서)

스트레치 되는 신체부위 : 어깨(극하근, 후삼각근, 대 · 소원근) ;
상완(삼두근).

풀장 얕은 쪽에 서서 왼손으로 오른쪽 팔꿈치를 잡고 오른쪽
팔을 가슴 쪽으로 부드럽게 당긴다. 스트레치한 상태에서 멈추었
다가 이완시키고 이번에는 오른손으로 왼쪽 팔꿈치를 잡고 반복
한다.

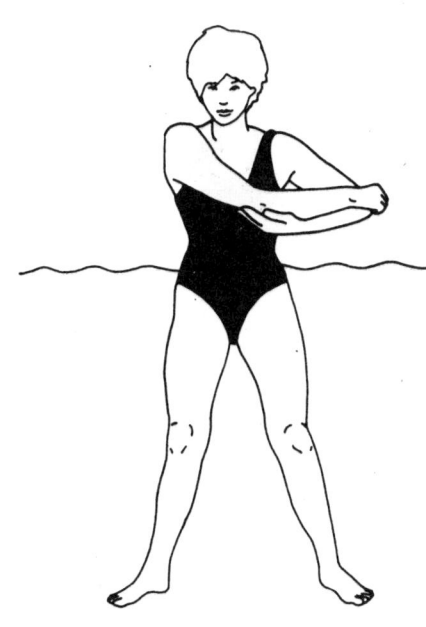

9. 어깨 스트레치(팔을 머리 뒤로 넘겨서)

스트레치 되는 신체부위: 어깨(대원근, 광배근, 후삼각근) ; 상완
(삼두근).

오른팔을 머리 뒤로 넘겨 팔꿈치를 구부려서 손을 머리 뒤로
늘어뜨린다. 왼손으로 오른쪽 팔꿈치를 잡고 오른팔을 신체 중심
선 쪽으로 부드럽게 끌어당긴다. 스트레치한 상태에서 멈추었다
가 이완시키고 이번에는 오른손으로 왼쪽 팔꿈치를 잡고 반복한
다.

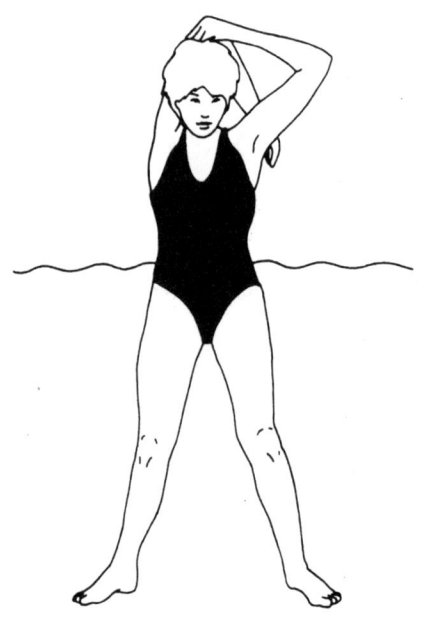

10. 목 스트레치

__스트레치 되는 신체부위__ : 목(상 승모근, 경부굴근 및 신근).

풀장 얕은 쪽에서 양팔과 어깨에 힘을 빼고 선다. 머리를 왼쪽 어깨 쪽으로 부드럽게 젖힌다. 이때 어깨를 들어 올려서 머리와 맞닿도록 하지 않도록 하며 머리의 힘을 뺄 것. 눈을 감고 스트레치한 상태에서 멈추고 숨을 깊게 쉰다. 원위치로 돌아와서 머리를 오른쪽으로 돌려 반복한다.

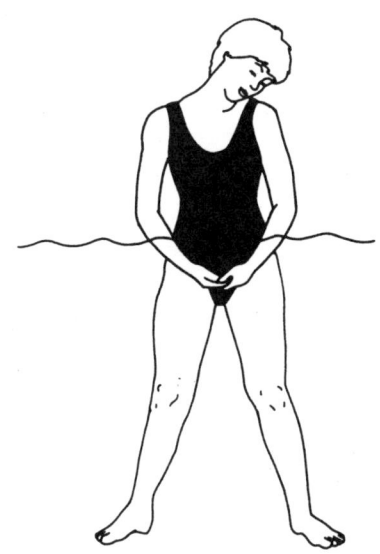

전신 스트레칭 훈련

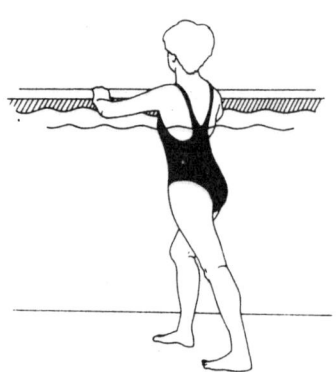

1. 종아리 스트레치

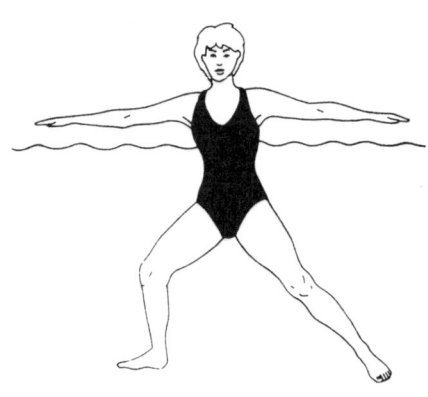

2. 대퇴내측 스트레치

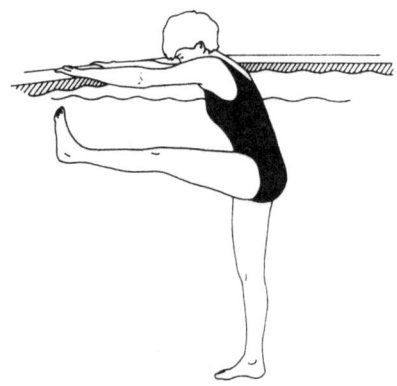

3. 풀장 벽을 이용한 햄스트링 스트레치

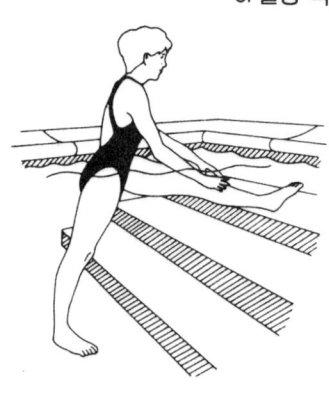

4. 풀장 계단을 이용한 햄스트링 스트레치

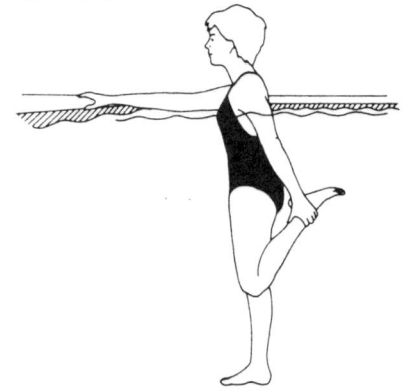

5. 대퇴전면 스트레치

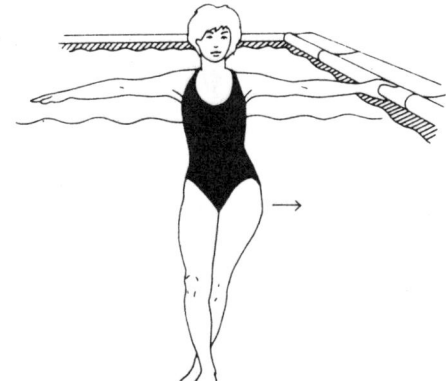

6. 히프 스트레치

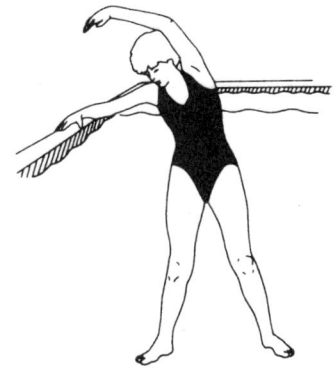

7. 측면 스트레치

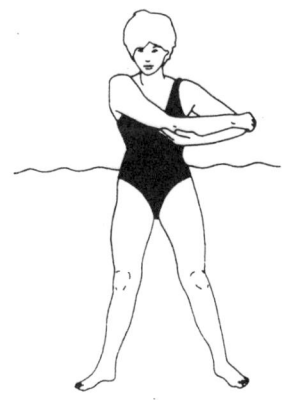

8. 팔을 가슴 쪽으로 끌어당겨서 어깨 스트레치

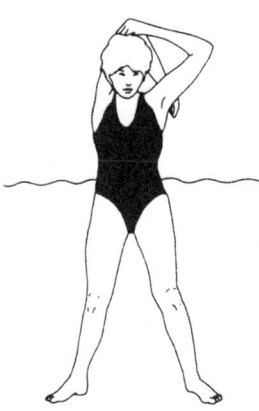

9. 팔을 머리 뒤로 넘겨서 어깨 스트레치

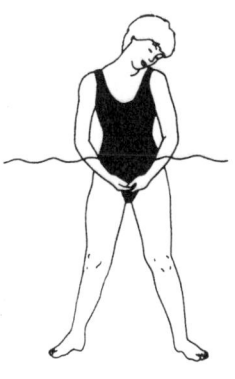

10. 목 스트레치

훈련 스케줄

빈　　도 : 수중 훈련 종료 시점에서 실시.

계속시간 : 각 스트레치 동작에서 10초에서 30초간 멈출 것.

강　　도 : 근육이 부드럽게 긴장하는 것을 느끼는 위치까지
　　　　　움직이되 절대 통증을 느끼는 정도까지는 하지 말
　　　　　것. 그 상태에서 스트레칭 계속 시간만큼 멈춘다.
　　　　　이때 숨을 천천히 깊게 쉬고 근육을 이완시키는
　　　　　데 집중할 것.

Water Workout Accessories

수중 훈련 보조 기구

수중 훈련 보조기구

이 책 전반을 통해 우리는 여러분의 수중 훈련 회복 프로그램의 효과를 높이는 많은 부대 용품을 제시하였다. 다음의 몇 페이지는 수중 훈련에 필요한 보조기구를 구입하고자 할 때 어디서 사야 하며, 품질 면에 있어서 어떤 것을 살 것인지를 알려 주고자 한다.

이 책에 등장하는 대부분의 보조기구들은 그렇게 비싸지도 않을 뿐더러 구하기도 쉽다. 물론 부상을 당하게 되면 의료비가 많이 들어서 "추가"로 부담할 수 있는 돈이 그리 많지 않을 수도 있다는 것을 알고 있다. 또한 부상을 입으면 기분이 썩 내키지 않아 특별한 수중 훈련 장비를 구하러 온 시내를 다 돌아다니고 싶지도 않을 것이다. 그래서 우리는 구하기 쉬운 기구들을 선정하였으며, 여러분이 살고 있는 곳에 제품이 없는 경우를 대비해서 기구를 공급하는 곳의 정보를 일부 게재해 놓았다.

이들 보조기구들은 훈련 효과를 한층 높여 주어 여러분이 정상 상태로 회복될 때까지 훈련을 충실히 하는 것을 도와 줄 것이다. 또한 의료보험에 가입해 있고 의사나 물리치료사의 치료를 받고 있다면 여러분이 이용하는 부양기구에 대한 비용은 그 치료 프로그램 안에 함께 포함될 수도 있을 것이므로 보험회사나 직장에서 의료보험 업무를 담당하는 동료와 상의해 보기 바란다.

자신이 부양기구 비용을 부담해야 하는 경우라도 중요한 품목이므로 꼭 구입해야 하며, 특히 하체나 등 쪽에 부상을 입고 있는 경우는 더욱 그러하며, 이것은 또한 부상에서 회복이 된 이후에도 풀장 깊은 쪽에서 달리기 운동을 계속하고자 할 때도 필요하다.

시중에는 수중 훈련 효과를 획기적으로 높여 준다고 선전해 대는 그럴듯한 제품들이 나와 있다. 그러나 우리의 회복 프로그램은 대부분의 경우 수 주 안에 끝내게끔 짜여져 있기 때문에 "그럴듯한 제품" 따위와는 거리가 멀며, 가급적 장비가 필요 없이 용이하게 운동을 할 수 있도록 하고 있다. 그러므로 이 책에 등장하는 거의 모든 운동을 별도의 장비를 사용하지 않고도 할 수 있다. 우리는 여기 등장하는 보조 기구를 최소한으로 줄여 왔으나, 만일 자신의 프로그램을 최대한으로 활용하고자 한다면 이 보조기구 목록을 한번 훑어보기 바란다. 여러분을 풀장에 보다 쉽게 들어가게 하여 그만큼 더 빨리 부상에서 완쾌하도록 해 주는 것이 있는지 한번 알아 보도록 하라.

1. 부양기구

수상 스키용 벨트 또는 수상 스키용 조끼

착용하기는 벨트가 좀더 편하지만 이 제품은 해안경비대가 승인한 품목이 아니라서 구하기가 조금 힘들 것이다. 스포츠 용품점에서도 수상 스키용의 부양기구로서 승인받은

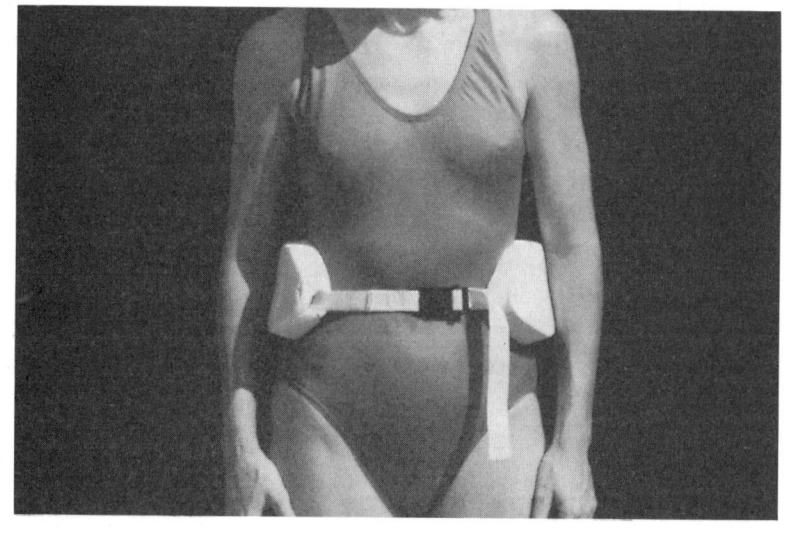

수상 스키용 벨트를 착용하면 팔과 어깨를 자유롭게 움직일 수 있다.

것이 아니면 재고를 가지고 있지 않을 수도 있을 것이다.

이에 비해 조끼는 입었을 때 팔을 움직이는 데 약간의 제한을 받을 수도 있지만 구하기는 훨씬 쉽다. 조끼는 입어 봐서 팔을 앞뒤로 편안하게 움직일 수 있는지를 확인해 보도록 해야 한다.

구입장소 : 스포츠 용품점이나 수상 스키 장비 전문점에서 알아 보도록 한다.

윗 베스트(고무옷)

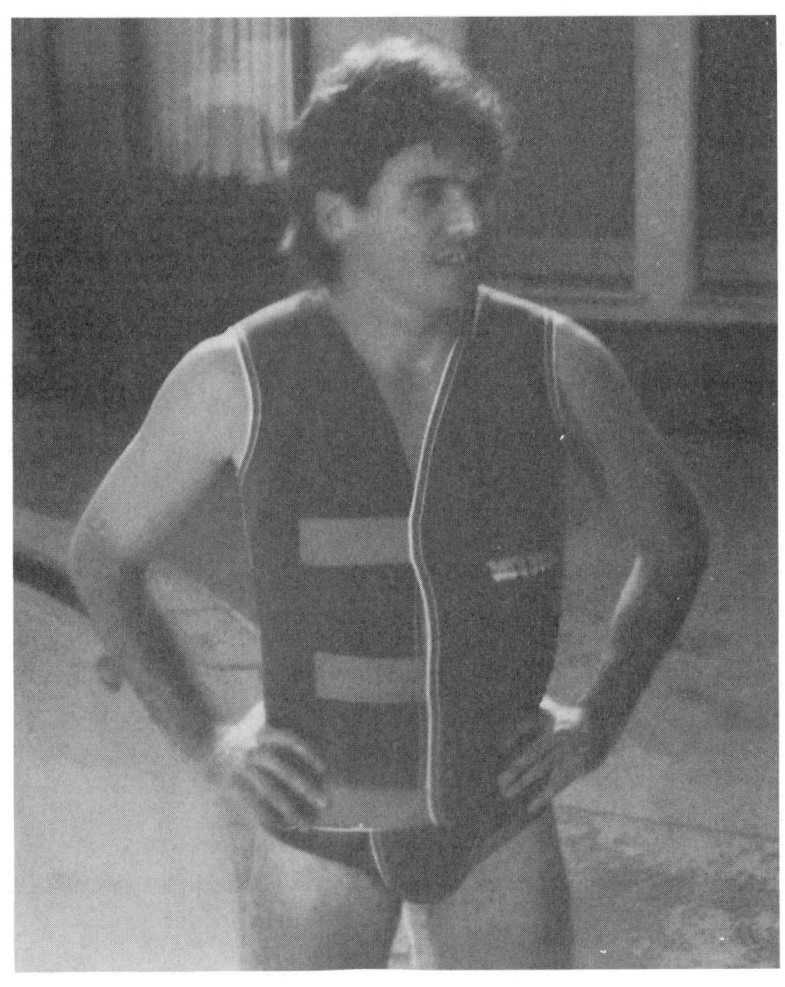

윗 베스트는 깊은 곳에서의 달리기 운동을 위해 특별히 제작된 것이다.

이 제품은 풀장 깊은 쪽에서 달리기 훈련을 하는 사람들을 위해 특별히 제작된 것으로 이것을 입으면 목 높이께의 물 속에서도 아주 자유롭게 움직일 수 있다. 사이즈는 다양하게 나와 있으며 추가로 돈을 더 주면 맞춰 입을 수도 있다.

이것은 몸집이 아주 크거나 몸무게가 많이 나가기 때문에 일반 수상 스키용 벨트나 조끼를 입어서는 충분하게 몸이 뜰 수 없는 경우에 아주 유용하다.

2. 휴대용 라디오, 카세트

훈련하는 동안에 계속해서 움직일 수 있게 하는데 음악은 많은 도움이 된다. 라디오나 카세트 가운데는 초침 시계가 달려 있는 것도 있는데 이런 시계가 있으면 맥박을 재거나 훈련 시간을 잴 때 유용하다. 물가에서는 건전지를 사용하는 라디오나 카세트만을 사용해야 한다. 전기를 사용하는 제품은 감전의 위험이 있으므로 안전하지 못하다.

구입장소 : 백화점 및 가전제품을 전문으로 취급하는 상점이 가장 좋은 구입 장소이며, 이들 제품에 대한 가격은 생산하는 회사마다 차이가 심하므로 가격을 조사한 후에 살 것.

3. 방수시계

요즈음 스포츠 시계는 디지털 방식이라서 랩타임이나 스톱워치와 같은 스포츠와 관련한 여러 가지 기능을 가지고 있다. 이런 종류의 시계는 유산소 운동을 할 때 맥박을 측정하는 데 유용하며, 운동 시간, 특히 준비 운동 및 마무리 운동 시간을 재는 데 도움이 된다. 많은 기능을 갖고 있는 데 비해서 이들 시계는 가격이 별로 비싸지 않다.

구입장소 : 백화점, 스포츠 용품점, 스킨스쿠버 다이빙 장

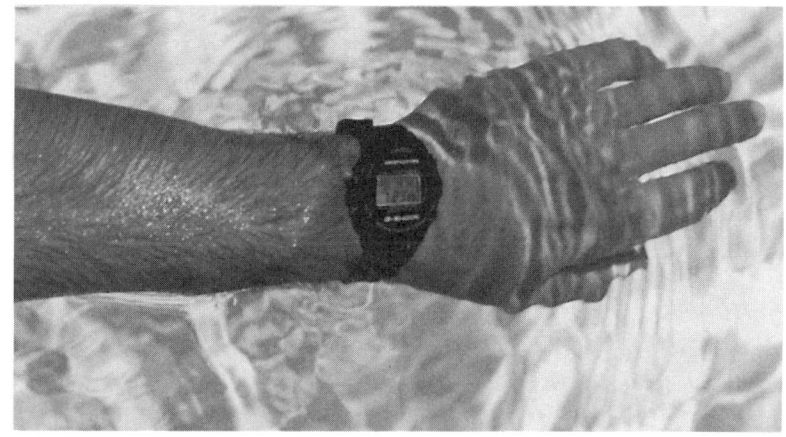

방수시계는 유산소 운동을 하는 동안 여러분의 맥박을 재거나 운동 시간을 잴 때 용이하다.

비 전문점, 또는 서핑(파도 타기) 장비 전문점 등에서 구입할 수 있다. 보석 판매점도 몇 가지 스타일의 시계를 취급하는 수도 있으나 스포츠 용품을 주상품으로 취급하는 가게에 가는 것이 좋다.

4. 핸드 패들

이것은 손목이나 팔꿈치에 부상을 입은 사람들을 위한 기구로서 핸드 패들을 사용하면 물 속에서 손과 전완을 움직일 때 저항을 크게 해 주는 역할을 한다. 보통 수영 선수들

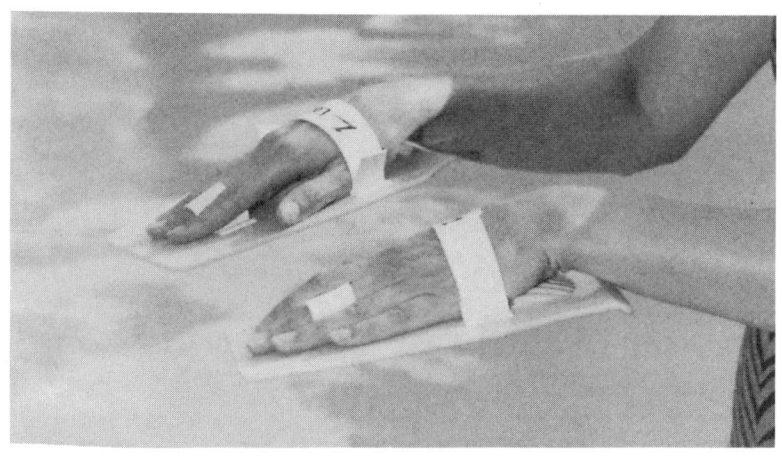

손목 운동이나 팔꿈치 운동을 위한 핸드 패들.

이 훈련할 때 사용한다.

구입장소 : 일부 스포츠 용품점, 특히 수영 경기용 제품을 특별 품목으로 취급하는 곳에서 구입이 가능하다. 여러분이 다니는 수영장의 매니저나 코치로부터 도움을 받을 수 있을 것이다.

5. 킥 보드

이 기구를 사용하면 발차기 운동을 하는 데 한층 수월하게 해 줄 것이다. 보통 수영 선수들이 훈련 기간 동안에 많

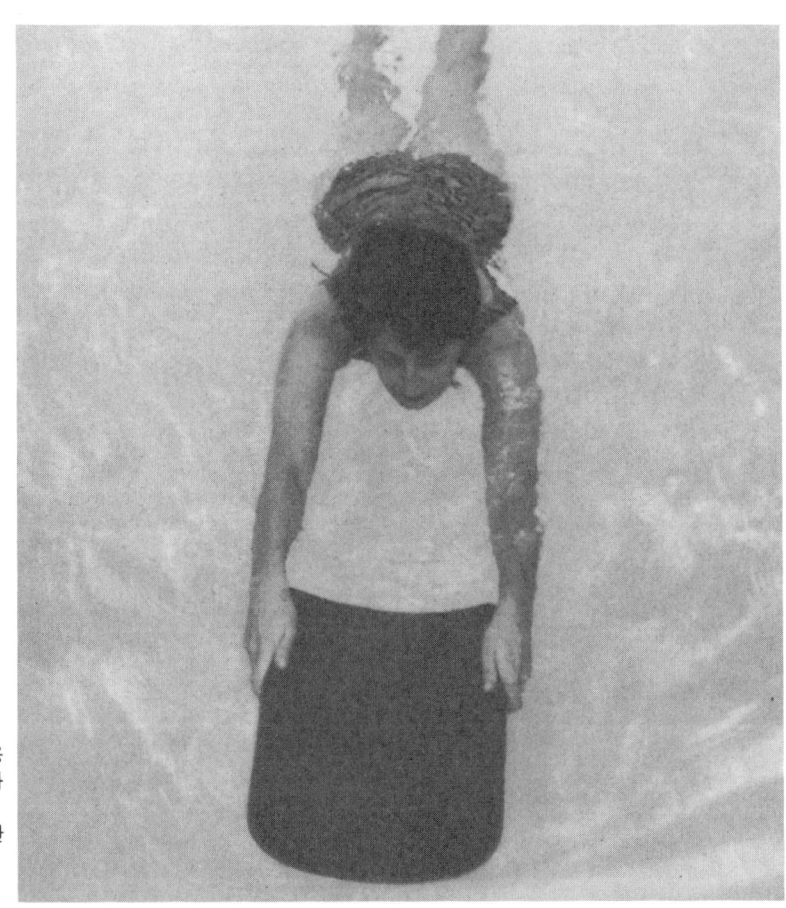

킥 보드를 사용 하면 다양한 하 체운동을 하는 데 있어 중요한 요소인 부력을 얻을 수 있다.

이 사용한다.

구입장소 : 스포츠 용품점 및 수영 선수들을 위한 장비를 취급하는 전문점에서 살 수 있다.

6. 벨트와 줄

아마 이것이 우리의 목록 가운데서 구하기가 가장 힘든 기구일 것이다. 이 기구는 풀장의 깊은 쪽에서 전력질주 훈련을 하는 경우에만 필요한 것으로서 여러분 스스로가 만들어 쓸 수도 있다. 즉 약 7.6m 길이의 의료용으로 쓰는 튜브를 허리에 착용하는 천으로 된 벨트와 고리로 연결하여 사용하거나 공급업자로부터 구입이 가능하다.

구입장소 : 젖는 것을 개의치 않으면 허리에 기분 좋게 맞

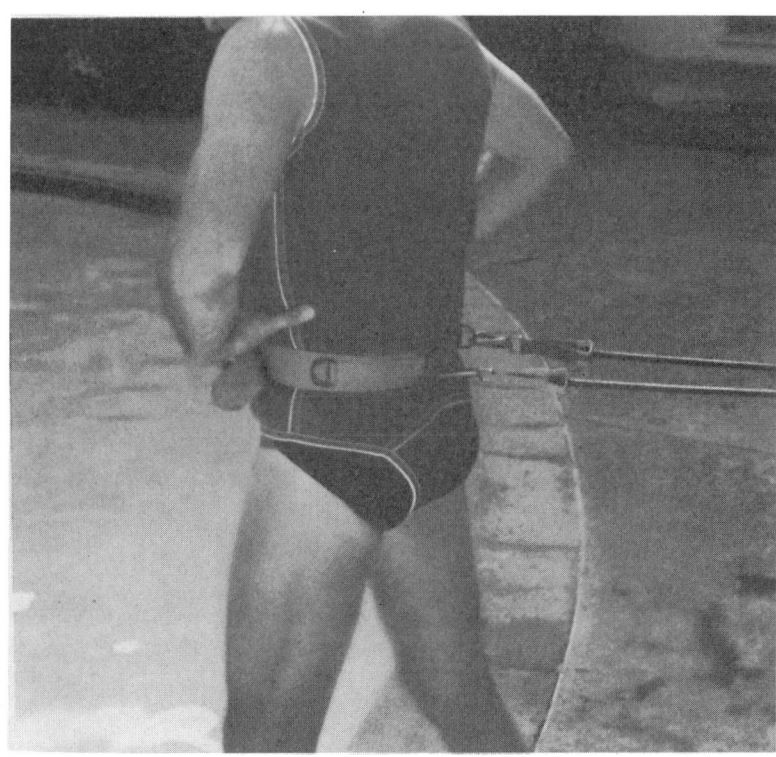

스윔머 제품은 깊은 쪽에서 전력질주 훈련을 할 때 부양기구와 함께 착용할 수 있는 줄이 달린 벨트이다.

는 벨트를 사용할 것. 튜브는 의료, 병원용품 판매점에서 구입이 가능하다.

7. 물갈퀴 (오리발)

이것은 발, 발목 또는 하퇴 부상을 입었을 경우에만 필요하다. 이 기구가 중요한 이유는 부상 부위에 힘이 붙어감에 따라 하퇴의 발차기 운동을 하고자 하는 의욕이 더 생기도록 해 주기 때문이다. 이것은 스포츠를 좋아하는 사람들이 선물로 받거나 아니면 구입해 놓고도 자주 사용하지 않는 용품들 가운데 하나이므로 주위에서 빌려 쓰는 것이 실용적이다.

구입장소 : 스포츠 용품점 및 스킨스쿠버 장비 전문점, 서핑(파도 타기) 장비 전문점.

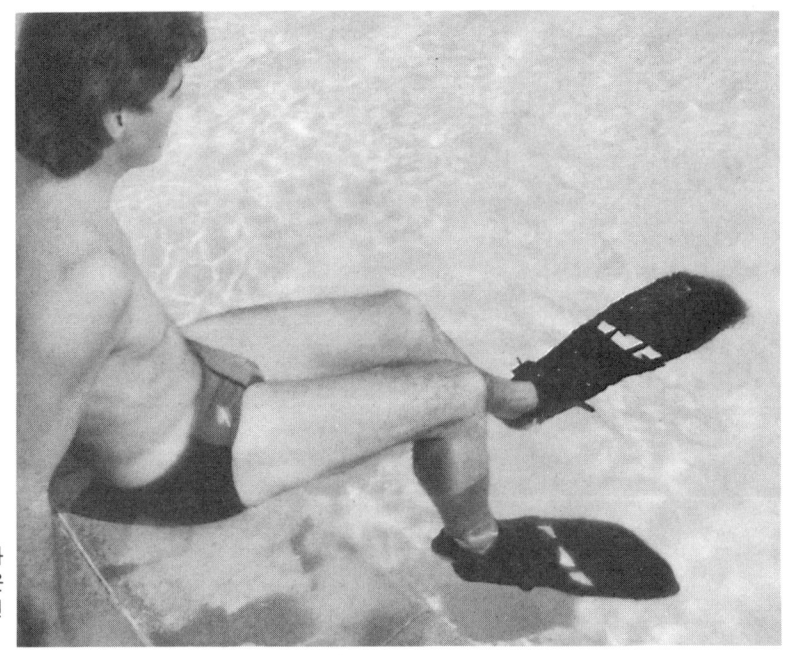

스트레치를 할 때 물갈퀴를 사용하면 발목 운동을 더욱 촉진시킨다.

8. 스노컬과 마스크

이 기구들은 등에 부상을 입은 상태에서 자유형을 할 경우에만 필요하다. 마스크와 스노컬을 착용하게 되면 고개나 척추를 돌리지 않고도 숨을 쉴 수가 있다.

구입장소 : 스포츠 용품점 및 스킨스쿠버 장비 전문점.

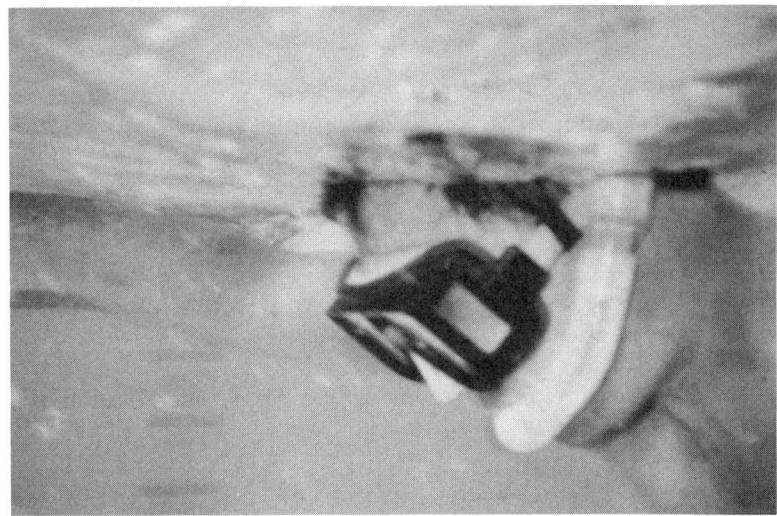

자유형 수영을 할 때 스노컬과 마스크를 착용하면 척추를 돌리지 않고도 호흡을 할 수 있다.

역자의 말

　이제 또 한권의 책이 세상으로 나오게 되어 기쁘기도 하지만 한편으로 두려움이 앞서는 것은 어쩔 수 없는 일인가 보다. 언제나 까다로운 독자들이 있으므로.

　처음 이 책을 번역해 달라는 부탁을 받았을 때 나는 기꺼이 그러겠노라고 하였다. 문장이 평이하고·군데군데 그림도 들어 있는 데다 분량도 적어서 어차피 모르는 단어는 사전 좀 찾아 보면 되겠지 하는 마음으로 시작하였으나, 나는 곧 후회하고 말았다. 이 책은 사전을 좀 찾아 보는 정도가 아니라 역자는 아예 사전, 그것도 의학 사전을 뒤지느라 시간을 다 보내야 했기 때문이었다. 게다가 처음엔 단순히 스포츠 관련 서적 정도로만 알았던 이 책이 실제 번역에 들어가 보니 준 의학 서적이었다.

　결국 나는 용어와 개념에 대한 이해를 위해 의학 사전뿐만 아니라 기초 해부학 책을 먼저 살펴 보아야 했으며, 스포츠 의학에 대한 기초 지식도 필요하여 관련 서적도 사 보아야만 했다. 이렇듯 고통스러운 번역 작업은 8개월이라는 유배기간을 나에게 선물하였다.

　한편, 나 자신도 잘 몰랐던 수중 운동이 그간 국내 매스컴에 몇 차례나 보도되었고, 지난 해에는 미국에서 이 방면의 전문가가 초청되어 시범회도 가지면서 일반에 소개되어 현재는 운동 선수들뿐만 아니라 일반인들도 수중 운동이 부상 치료에 크게 효과적이라는 사실에 눈떠 가고 있는 듯하다.

　아무튼 우리나라에서 이 분야로는 처음 출간되는 이 책이 부족하나마 스포츠 관련 부상으로 고통받고 있는 여러 사람들에게 자그마한 보탬이라도 되었으면 하는 것이 문외한의 번역자로서 바라는 바이며, 그간 여러 가지 배려와 격려를 아끼지 않은 가족들에게 감사의 마음을 전하고 싶다.

옮긴이 ● 박 종 석

1960년 경남 창녕에서 태어나 경남 중 · 혜광고등학교를 거쳐
1986년 동아대학교 영어영문학과를 졸업하였다.
현재, 흥화 공업주식회사 해외 사업부 과장으로 재직 중이다.
저서로 「우리가 배운 영어 그들이 쓰는 영어」(1996, 동도원)가 있고,
번역서로 시집 「지금은 멀리 헤어져 있지만 사랑은 우리를 하나되게
하네」(1992, 오늘의 책)가 있다.

수중 운동으로 부상을 치료한다

로버트 G. 왓킨스, 빌 블러, 패트리셔 라브록 共著
박종석 옮김

발행처 / 동도원
발행인 / 백운철

등록번호 / 제21-493호
등록일자 / 1993. 10. 6

1판 1쇄 인쇄 / 1996. 6. 20
1판 1쇄 발행 / 1996. 6. 25

서울시 서초구 서초3동 1580-15 화성빌딩 105호 우편번호 137-073
전화번호 585-2658, 팩시밀리 585-2659
ⓒ 도서출판 동도원, 1996 Printed in Korea

값 8,600원

ISBN : 89-8152-011-9 13510

✱ 잘못된 책은 바꿔드립니다.

117

태평서적센타

중구 태평로2가 58-2
Tel. 777-7551~3
       755-8909~10
특판부755-8910
FAX. 774-3630

477-013565-0002